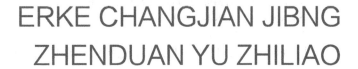

ERKE CHANGJIAN JIBNG
ZHENDUAN YU ZHILIAO

儿科常见疾病诊断与治疗

主 编 曹 娜 尹同进 牛红艳 杨玉龙 倪 征

科学技术文献出版社
SCIENTIFIC AND TECHNICAL DOCUMENTATION PRESS

·北 京·

图书在版编目（CIP）数据

儿科常见疾病诊断与治疗 / 曹娜等主编. — 北京：科学技术文献出版社, 2018.4
ISBN 978-7-5189-4370-8

Ⅰ.①儿… Ⅱ.①曹… Ⅲ.①小儿疾病—常见病—诊疗 Ⅳ.①R72

中国版本图书馆CIP数据核字(2018)第092646号

儿科常见疾病诊断与治疗

策划编辑：曹沧晔　　　责任编辑：曹沧晔　　　责任校对：赵　瑗　　　责任出版：张志平

出 版 者	科学技术文献出版社
地　　址	北京市复兴路15号　邮编　100038
编 务 部	(010) 58882938，58882087（传真）
发 行 部	(010) 58882868，58882874（传真）
邮 购 部	(010) 58882873
官方网址	www.stdp.com.cn
发 行 者	科学技术文献出版社发行　全国各地新华书店经销
印 刷 者	济南大地图文快印有限公司
版　　次	2018年4月第1版　2018年4月第1次印刷
开　　本	880×1230　1/16
字　　数	372千
印　　张	12
书　　号	ISBN 978-7-5189-4370-8
定　　价	148.00元

前　言

　　儿科学是研究胎儿至青少年时期生长发育、保健及疾病防治的一门综合性医学学科。儿童并非是缩小的成人，而是处在不断发育之中的个体，不仅正常的解剖生理具有其特点，而且在发病年龄、病因、临床表现、评估方法、诊断、治疗等方面均与成年人有很大区别。为与时俱进，特编著此书，同时也给广大临床医师提供更多专业参考书籍的选择。

　　本书主要包括儿科基础、用药特点、新生儿诊疗技术与重症监护以及儿科常见疾病的诊疗。内容丰富，资料新颖，紧扣临床，实用性强，是一本对医疗、教学和研究工作者有价值的参考书，有助于解决在儿科临床中遇到的实际问题。

　　在本书编写过程中，虽力求做到写作方式和文笔风格一致，但由于各位作者的临床经验及编书风格有所差异，加之时间仓促，篇幅有限，书中疏漏在所难免，希望广大同仁不吝赐教，使我们得以改进和提高，谢谢。

编　者
2018 年 4 月

目　录

第一章

儿科绪论

第一节 儿科学的范畴

随着科学的发展，尤其与儿科有关的边缘学科的发展，儿科学研究的范围逐渐扩大及深入。如果以年龄来分，有新生儿学、青少年（青春期）医学。如果从临床的角度以器官系统的疾病来分，包括小儿心脏病学、小儿神经病学、小儿肾脏病学、小儿血液病学、小儿胃肠道疾病学、小儿精神病学等。从小儿发育的角度考虑有发育儿科学，从研究社会与儿科有关的问题考虑有社会儿科学等。

残疾儿童是全社会关心的问题，先进的国家已建立了残疾儿科学，由神经病学、精神病学、心理学、护理学、骨科、特殊教育、语言训练、听力学、营养学等许多专科所组成，专门讨论残疾儿童的身心健康。相信今后一定会有新的与儿科学有关的边缘学科兴起，为儿童的健康服务。

（曹　娜）

第二节 小儿年龄分期

一、概述

根据小儿的解剖、生理和心理特点，一般将小儿年龄分为七个期。由于小儿生长发育为一连续过程，各期之间既有区别，又有联系，不能截然分开。了解各年龄期的特点，有利于掌握保健和医疗工作的重点。

二、年龄分期

（一）胎儿期（fetal period）

胎儿期从受精卵形成至胎儿娩出前，共40周，胎儿的周龄即胎龄。

临床上将胎儿期划分为3个阶段：①妊娠早期（first trimester of pregnancy），此期共12周，受精卵从输卵管移行到宫腔着床，细胞不断分裂增长，迅速完成各系统组织器官的形成。此期各组织器官处于形成阶段，若受到感染、放射线、化学物质或遗传等不利因素的影响可引起先天畸形甚至胎儿夭折；②妊娠中期（second trimester of pregnancy），自13周至28周（16周），此期胎儿体格生长，各器官迅速发育，功能日趋成熟。至28周时，胎儿肺泡发育基本完善，已具有气体交换功能，在此胎龄以后出生者存活希望较大；③妊娠后期（third trimester of pregnancy），自29周至40周（12周）。此期胎儿体重迅速增加，娩出后大多能够存活。做好婚前、孕前体检，普及孕前咨询，定期监测胎儿生长发育，避免接触有害物质和滥用药物，预防感染，保持良好心情是孕妇和胎儿的保健工作的重要内容。

（二）新生儿期（neonatal period）

新生儿期自胎儿娩出脐带结扎至生后28天，此期包含在婴儿期中。

新生儿期不仅发病率高，死亡率也高，占婴儿死亡率（infant mortality）的1/3~1/2，尤以新生儿早期为高。

围生期（perinatal period）：国内定义为胎龄满 28 周至出生后 7 天。此期包括了妊娠后期、分娩过程和新生儿早期 3 个阶段，是小儿经历巨大变化、生命受到威胁重要时期。围生期死亡率（perinatal mortality）是衡量一个国家和地区的卫生水平、产科和新生儿科质量的重要指标，也是评价妇幼卫生工作的一项重要指标。切实做好围生期保健工作，通过儿科和妇产科工作者协作，控制影响围生死亡率的因素，提高围生期保健水平，有利于降低围生期死亡率。

（三）婴儿期（infant period）

婴儿期自胎儿娩出脐带结扎至 1 周岁，其中包括新生儿期。

此期为小儿生长发育最迅速的时期，每日需要的总热量和蛋白质相对较高，但其消化功能尚不完善，易发生消化和营养紊乱，发生佝偻病、贫血、营养不良、腹泻等疾病。婴儿期体内来自母体的免疫抗体逐渐消失，而自身免疫系统尚未完全成熟，对疾病的抵抗力较低，易患传染病和感染性疾病。此期保健重点在提倡母乳喂养、指导合理营养和及时添加辅食、实施计划免疫和预防感染。良好生活习惯和心理卫生的培养可从此期开始。

"婴儿死亡率"是指每 1 000 名活产婴儿中在 1 岁以内的死亡人数，国际上通常以其作为衡量一个国家卫生水平的指标。中华人民共和成立之初婴儿死亡率约在 200‰，农村则更高。1959 年，婴儿死亡率已降至 70‰，至 90 年代中期，婴儿死亡率 50.2‰。2000 年我国婴儿死亡率为 32.2‰，至 2007 年，婴儿死亡率降至 15.3‰。

（四）幼儿期（toddlers age）

幼儿期自满 1 周岁至 3 周岁。体格生长速度减慢，智能发育加速。

开始会走，活动范围增大，由于缺乏对危险事物的识别能力和自身保护能力，要注意预防发生意外伤害和中毒，预防传染病，保证营养和辅食的添加，培养良好的饮食习惯和使用餐具的能力。

（五）学龄前期（preschool age）

学龄前期自满 3 周岁至 6～7 岁。

此时期体格发育进一步减慢，但智能发育增快、理解力逐渐加强，好奇、好模仿，可用语言表达自己的思维和感情。可进入幼儿园，学习简单文字、图画及歌谣。此时期小儿可塑性很强，应重视思想品德教育，培养他们爱劳动、爱卫生、爱集体、懂礼貌等优良品质。应开始重视眼和口腔卫生。仍应防范发生传染病、意外事故和中毒等。

（六）学龄期（school age）自6～7岁至青春期前

学龄期自 6～7 岁至青春期前。此期除生殖器官外各器官外形均已与成人接近，智能发育更加成熟，可接受系统的科学文化知识。此期应保证营养、体育锻炼和充足的睡眠，防止龋齿，保护视力。在学校与家庭配合下重视德、智、体、美、劳方面的教育。

（七）青春期（adolescence）

女孩从 11～12 岁开始到 17～18 岁，男孩从 13～14 岁开始到 18～20 岁，为中学学龄期。此期开始与结束年龄可相差 2～4 岁。体格生长再次加速，出现第二个高峰。生殖系统发育加速并趋于成熟，至本期结束时各系统发育已成熟，体格生长逐渐停止。各种疾病的患病率和死亡率降低，精神、行为和心理方面的问题开始增加。加强道德品质教育与生理、心理卫生知识教育，包括性知识教育和其他卫生指导，保证营养为本期保健重点。青春期高血压和肥胖可能是成年和老年期各种心血管疾病的潜在威胁，需做好防治工作。

（曹 娜）

第三节　儿科治疗方法概念

一、概述

明确了诊断以后，治疗措施是影响预后的关键。由于小儿机体代偿能力差，病情变化快，免疫功能差，疾病易于扩散到全身各系统。因此，正确、细致、全面、及时的治疗措施极为重要。根据长期从事儿科临床工作者的经验，总结出一套治疗方法，概括为一、三、五，即一个正确、全面、细致、及时的治疗计划，解决三个关键问题，五个方面的治疗措施。

二、一个正确、全面、细致、及时的治疗计划

儿科多数疾病较简单，如上呼吸道感染、腹泻病等治疗方法较简单，因此，儿科医师容易养成"头痛医头、脚痛医脚"的治疗思路和方法的简单化。但儿科也有一些危重、复杂、疑难病例，这些疾病的治疗正是考验儿科医师医疗技术水平的时候。危重病例就是一个或多个器官衰竭；复杂疑难病例就是诊断未能确定或诊断确定，而其是否并发其他脏器病变未能确定。这时需要治疗措施多且有些治疗措施有矛盾（治疗矛盾）。这时应该采取哪些治疗措施，必须有一个正确的治疗计划，这一个治疗计划必须全面考虑到以下几方面：

（1）每一个治疗措施的利弊及是否有不良反应；治疗药物相互之间是否有影响。

（2）患儿机体健康情况和对治疗的反应情况，对所用药物是否过敏。

（3）治疗必须及时，但由于疾病复杂，需要用的药物多，哪个治疗在前，哪个治疗在后，必须安排好先后次序。

（4）治疗中必须考虑到水、电解质和酸碱平衡：小儿体液平衡代偿能力差，在幼婴尤其如此，重症患儿必须从静脉输入的液体多。因此必须有一个计划，患儿每天需要输入多少液体，其中多少是等张含钠液（0.9%氯化钠或1.4%碳酸氢钠），计划好哪些药物放在哪些液体内输入，哪些药物之间有配伍禁忌，必须单独输入。根据以上几个方面，安排好一个正确、全面、细致、及时的治疗计划，并且根据患儿病情变化和药物治疗反应，及时修改治疗计划。

三、解决三个关键问题

制订患儿治疗计划时，必须注意解决以下三个关键问题：

（一）发现和解决治疗矛盾

治疗矛盾是指一个患儿要用的主要治疗药物，同时对患儿该病有不良影响。此种情况甚为常见，必须及时发现，采取必要措施。由于患儿体质不同，疾病不同，治疗矛盾也不同，因此，采用的措施也不同。

如伤寒症患儿，有明显发热和中毒症状，需使用氯霉素以控制伤寒杆菌，但在氯霉素杀死伤寒杆菌的同时，伤寒杆菌的内毒素大量释放到血液，使中毒症状加重，甚至产生感染性休克，这就是治疗矛盾。这时应加用糖皮质激素以减轻内毒素的中毒症状。

又如肺炎支原体肺炎患儿谷丙转氨酶（ALT）和谷草转氨酶（AST）升高（支原体感染引起的或患儿原来有肝炎），必须使用抗支原体药物。四环素虽对部分肺炎支原体有抑制作用，由于8岁以下应用可能引起牙齿病变而禁止使用。环丙沙星类药物虽对部分肺炎支原体有抑制作用，由于可能对骨骼生长发育有不良影响，国内也不应用。因此，只能应用大环内酯类抗生素（如阿奇霉素、红霉素、交沙霉素等）。而大环内酯类抗生素对肝功能有损害，使转氨酶更加增高，这就是治疗矛盾。对这种患儿只要转氨酶升高不很严重，可使用大环内酯类抗生素，同时使用保肝药，每周复查肝功能一次。有的患儿在肺炎支原体感染被控制的同时，转氨酶可能逐步下降，这样可继续使用大环内酯类抗生素；有些患儿转氨酶继续升高，则应停用大环内酯类抗生素。

又如频发期前收缩并房室传导阻滞，使用治疗期前收缩药物如普罗帕酮、胺碘酮、莫雷西嗪、美托洛尔等都可增加房室传导阻滞。由于期前收缩后果轻，房室传导阻滞后果严重，因此，不应使用普罗帕酮或胺碘酮，定期观察心电图变化（2~4 周一次）。

又如梅毒合并主动脉病变，治疗可使用青霉素，青霉素可杀死大量梅毒螺旋体，主动脉便很快愈合。但可能引起冠状动脉狭窄而发生心肌缺血，这就是治疗矛盾。因此，这时应先使用铋制剂 10~14 天，先缓慢、小量杀死梅毒螺旋体，这样不会造成冠状动脉口狭窄，以后再改用青霉素。

又如肺炎并脑水肿，由于患儿呕吐、进食少、尿少，有脱水、酸中毒，减轻脑水肿需用脱水剂，纠正脱水需快速补液，产生了治疗矛盾。由于脑水肿可能引起脑疝后果严重，脱水后果轻，此时应采用快脱慢补，快脱水纠正脑水肿，慢补以纠正脱水。

以上所举的病例都是一个简单的疾病，治疗矛盾容易发现，矛盾也容易解决。对一些患儿有几种疾病或一种疾病影响到几个器官，治疗矛盾发现较困难，解决矛盾也较困难。如一个 6 个月婴儿患先天性心脏病，有一个较大的室间隔缺损，直径 0.8cm，同时患有支气管肺炎（以下简称肺炎）、心力衰竭（以下简称心衰），一般的处理方法是先治疗肺炎、心衰，控制肺炎、心衰 1~3 个月后治疗室间隔缺损。但由于室间隔缺损较大，大量左向右分流，使肺充血，肺炎、心衰不易控制。先手术治疗室间隔缺损，由于患儿有肺炎、心衰，手术的危险性加大，这就是治疗矛盾。由于近年来心脏手术技术的进步，采用微创手术（小切口、短体外、不停跳），手术后监护水平提高，有些患儿（如动脉导管未闭）在肺炎、心衰时可用介入治疗，也较安全。因此，在上述情况下，用抗生素和抗心衰药物治疗 2 周不能治愈肺炎、心衰，病情反而加重，此时可考虑手术或介入治疗先天性心脏病，当先天性心脏病治愈后，肺炎、心衰就很容易控制了。我们采取这种方法已治愈十几个病例，全国各地都有这方面经验。

解决治疗矛盾的方法和步骤是：①发现矛盾；②发现主要矛盾，就是对比所发现疾病治疗矛盾中影响病情和预后的最主要的矛盾；③解决主要矛盾，兼顾次要矛盾：对主要矛盾的治疗放在第一位，如果治疗主要矛盾同时能解决次要矛盾，那是最理想了；如果不能同时解决次要矛盾，但也不加重次要矛盾，那也没有问题。如果解决主要矛盾的方法加重次要矛盾，那就需要进一步研究是否可更换治疗主要矛盾的方法，如不能更换治疗主要矛盾的方法，那么就加用治疗解决次要矛盾的方法，并加强观察次要矛盾的变化。

（二）分清主次、轻重缓急，安排好治疗次序

一个疑难、复杂、危重患儿有很多治疗措施，分清治疗措施中主要的和次要的，哪个治疗措施在前、哪个在后对治疗效果起重要作用，并且这些治疗措施的主次随病情变化而改变。临床医师必须深入了解患儿病情，安排好治疗计划。如一般病毒性心肌炎患儿发现时已处于病毒复制后期，此时病毒感染已不是发病的主要问题，而自身免疫是发病的主要病理生理，使用糖皮质激素虽可减少心肌病理损害、减轻心肌细胞坏死和凋亡，但可使病毒复制加重且病毒在心肌内停留时间延长。因此，治疗一般病毒性心肌炎主要是用抗氧化剂（如大剂量维生素 C）、中药黄芪和给心肌提供能量（如果糖二磷酸钠）。对于暴发性病毒性心肌炎，此时减轻心肌病理变化及减少心肌细胞凋亡与坏死成为疾病主要治疗措施，而减少心肌病毒浓度增高和心脏内病毒停留时间延长可留待以后解决。由于暴发性心肌炎都在病毒复制早期，此时使用静脉注射丙种球蛋白（IVIG）和黄芪以抵制病毒，也成为重要治疗措施。对于已发生心源性休克或心力衰竭时，纠正心源性休克和心力衰竭成为最主要治疗措施。总之，一个危重患儿治疗中纠正器官衰竭是最主要的治疗措施，器官衰竭中最优先要考虑的是治疗呼吸衰竭和循环衰竭。危重疾病中合理安排好优先采取的治疗措施，并且根据病情变化而调整治疗措施是治疗危重患儿的关键。

（三）根据病情变化和治疗反应随时调整计划

由于疾病轻重不同，患儿机体免疫功能不同，因而对药物治疗反应不同，发生的并发症也不同。因此，虽计划很正确，仍有可能治疗效果不好。如肺炎支原体肺炎应用大环内酯类抗生素，诊断与治疗都没有错误，但由于部分肺炎支原体对大环内酯类抗生素耐药或患儿免疫功能异常，因此，部分患儿治疗效果不好，需要修改治疗计划。又如诊断明确的川崎病患儿，使用 IVIG 治疗，有 10% 左右的患儿治疗

效果不好，称为对 IVIG 无反应性川崎病，这时也需要更改治疗计划。上面介绍两种情况都是诊断很明确的，对有些诊断不很明确的病例，治疗效果不好，更改治疗计划的可能就更大了。如支气管肺炎、化脓性脑膜炎、感染性心内膜炎等，虽诊断明确，但其病原菌不易明确，在病原菌不明确情况下制订的治疗计划就有一定盲目性，治疗效果差，更改治疗计划的可能性就更大了。

更改治疗计划的关键是掌握恰当时机，更改早了，可能把将要生效的治疗方法撤换下来；更改晚了，可能失去了最佳的治疗时机。由于病情不同，更改治疗时机不好硬性规定，因此，教科书和文选上很少明确规定，主要是依据临床医师个人的经验而定。经验来源于实践，如果只有实践，不主动总结经验，虽实践时间很长，经验也不会丰富，并且只有零碎感性认识，不形成规律，不能举一反三；如果善于总结经验，并想一想为什么，把感性认识上升到理性认识，并且发现其变化规律，形成理论，举一反三，虽实践时间不很长，也可有丰富经验。如一般细菌感染如支气管肺炎、肠炎等疾病，使用有效抗生素，一般 72 小时内可生效，因此，用抗生素治疗 3 天未见效，即可考虑更换抗生素。但对已形成脓肿的患儿，如肺脓肿、脑脓肿、肝脓肿等，由于感染部位药物不易于渗透进去，一般用有效抗生素也需要 5～7 天，因此，一般用抗生素后 7 天未见效，才考虑更换抗生素。药物治疗是儿科最主要的治疗措施，临床医师须掌握每个药物起效时间和疗效持续时间，这样才能在药物治疗无效时，正确掌握更改药物或加用药物的时间。一个患儿应用正确治疗药物而未见疗效，不要盲目立即更换药物，而应从以下几方面考虑：①诊断是否有误？②应用药物的剂量、方法是否有误？③医嘱是否正确执行？④患儿是否有免疫功能障碍？⑤患儿是否同时有其他疾病？⑥患儿是否出现并发症？仔细分析以上六方面都没有问题，才能考虑更改治疗计划。

四、五个方面的治疗措施

一个疾病的全面治疗计划应包括以下五个方面：①一般治疗；②病因治疗；③对症治疗（包括维护生命征象）；④维护内环境稳定；⑤并发症的治疗。根据以上五个方面的治疗措施，结合患儿病情，分出轻重缓急，制订出正确、全面、细致、及时的治疗计划。

（一）一般治疗

一般治疗包括休息、营养、治疗场所、心理治疗（在癔症，心理治疗是病因治疗）等几个方面。

1. 休息　患儿休息极为重要，尤其是危重患儿。休息有助于患儿体力恢复。在心衰患儿极度烦躁时可加重心衰，甚至发生猝死，此时应使用镇静剂。在危重患儿休息与营养比，休息更重要（因营养不足可以静脉内补充），因此，对重症肺炎患儿在安静入睡时，虽到了喂奶时间，也不要叫醒患儿喂奶。编者曾见一严重心衰患儿，心衰治疗后已趋于稳定，由于大便干燥，在厕所内用力大便时发生猝死。

2. 营养　全面和充足的营养是患儿康复的重要措施，尤其是慢性消耗性疾病和慢性腹泻。患儿既因进食少、消化道吸收差，又因疾病时营养物质消耗多，因此，营养不良很常见，慢性疾病营养缺少尤为普遍和严重。营养缺乏既可有营养要素普遍缺乏，也可有某几个营养要素特别缺少，如蛋白质、维生素 C、维生素 D、微量元素铁、锌和矿物质钙等。

营养物质主要通过胃肠道补充，如果缺乏严重或不能由胃肠道进入（如胃肠减压、呕吐等）也可由静脉补充。

3. 治疗场所　患儿应安置在安静、空气新鲜、温湿度适当的场所。对危重患儿应安置于重症监护室（ICU），以便于及时发现病情变化和采取抢救措施。

4. 心理治疗　在年长儿尤为重要。应注意保护性医疗制度，病情严重性和病情恶化等不利消息不应让患儿知道。心衰患儿至死神志一直很清楚，编者曾遇 8 岁扩张性心肌病患儿心衰不能控制，与其母告知病情后，其母看护患儿时流泪，患儿对其母说"我要死了，你不要难受。"心衰迅速加重，病情迅速恶化。一个危重即将死亡的患儿，应将其同屋的其他患儿搬到另一病室，一个患儿死亡对其同房的其他危重患儿是一个沉重的心理打击，对病情极为不利。

（二）病因治疗

病因治疗是疾病治疗中的关键治疗措施，应及早进行。在有些疾病病因不明确或病因虽明确但不易除去，或后果很严重，应先对症治疗，条件许可时再作病因治疗。如一个消化道出血的病例，可分为以下4种情况：①病因很明确，治疗较容易，出血不严重，如直肠息肉，立即切除直肠息肉，出血就止住了。②病因很明确，但后果很严重，先治疗后果，条件允许时再治疗病因，如梅克尔憩室炎并消化道出血，出血量很大形成出血性休克，应先纠正出血性休克，休克纠正后，切除梅克尔憩室。③病因很明确，但不易去除，应病因治疗和对症治疗同时进行，如胃溃疡并消化道出血，胃溃疡短时间不能治愈，可治疗胃溃疡药物和止血药同时使用。④病因不很明确，后果很严重，应先对症治疗，同时积极检查病因。如一患儿不明原因大量鲜红色血便，引起出血性休克，纠正休克后一周又大量便血，以后做结肠镜检查确诊为结肠大面积海绵状血管瘤，以后手术治愈。

（三）对症治疗（包括维护生命征象）

在病因治疗的同时应针对其出现的症状予以治疗，对疾病的恢复起到重要作用。如一个肺炎患儿有咳嗽、痰多、呼吸困难，在使用抗生素治疗肺炎同时使用止咳、化痰药和氧气吸入都起到一定治疗作用。但对细菌性痢疾患儿，腹泻且大便中有脓血，此时不能使用止泻药，因使用止泻药后大便次数减少，大便中痢疾杆菌及其毒素排出减少，加重了中毒症状。对症治疗必须分析症状发生的原因，选用有利于疾病的对症治疗措施。如发绀患儿，如：①发绀是由肺炎、肺水肿等因素引起，吸入氧气可使肺静脉含氧量增加，是有益的；②发绀是由右向左分流先天性心脏病引起的，如法洛四联征等，发绀是由于肺动脉的还原血不经过肺直接进入体循环，用氧气吸入是无益的，但也不是有害的；③发绀发生在大动脉转位并动脉导管未闭，发绀是由于右心室的还原血不经过肺直接进入体循环，因此，用氧气是无益的；不仅如此，高浓度氧气可促使未闭的动脉导管关闭，减少体肺循环交流，不仅无益并且是有害的。总之，对症治疗必须分析其发生机制，采取有效治疗方法。

对症治疗中维持生命征象稳定最为重要。生命征象包括心率、脉搏、血压、呼吸。如果这些征象出现异常，生命即处于垂危之中。因此，对危重患儿应对其生命征象进行监护，及时发现生命征象的异常，立即采取正确治疗措施。

（四）维护内环境稳定

内环境是指浸浴细胞的细胞外液，它是细胞直接生存的环境。内环境既能为细胞提供氧气和营养物质，又能接受和排泄代谢产物和 CO_2。因此，细胞的新陈代谢不断改变着内环境的成分和理化特性。而内环境 pH、渗透压、各种离子浓度及温度的稳定，通过神经和体液调节能实现内环境的稳定。可见内环境是在变动中实现平衡，这种变动中的稳定状态被称为稳态（homeostasis）。

由于机体新陈代谢的正常进行、生命的维持必须有稳定的内环境，内环境包括水电解质平衡、酸碱平衡、营养平衡和固定的温度。患儿有病时这些平衡被打破，造成疾病加重或发生并发症。因此，对重症患儿必须监测反映上述平衡的指标，如血液中 K^+、Na^+、Cl^-、二氧化碳总量（TCO_2）、酸碱度（pH）、渗透压（Osm）、氧分压（PaO_2）、二氧化碳分压（$PaCO_2$）、氧饱和度（SaO_2）、碱剩余（BE）等（其中 PaO_2、SaO_2 必须抽取动脉血），以及血糖、血浆蛋白等。

（五）并发症和合并症的治疗

合并症是指与主要疾病同时存在的疾病，如肺炎患儿同时有佝偻病；并发症是指主要疾病所继发的，如肺炎并发脓胸。在治疗上一般合并症不急于和主要疾病同时治疗，可等主要疾病治愈后再治疗，但如果合并症过于严重，影响主要疾病治疗，则应与主要疾病同时治疗。如支气管肺炎并佝偻病，佝偻病可在肺炎治愈后再治疗。如肺炎合并严重营养性贫血，可使患儿缺氧加重，必须同时治疗，如血红蛋白低于 60g/L，可考虑小量输血，输血量要小（<5mL/kg），速度要慢，将输完时不要用盐水冲，以免输入含钠液过多，而使心脏负担过重而诱发心衰。对于并发症必须同时治疗，如肺炎并发脓胸，一定要把脓液抽出来，一方面抽出脓液后，使肺受压减少，减轻中毒症状和呼吸困难，另一方面可做脓液细菌检查和培养，明确致病菌，有利于抗生素选用。

疾病治疗过程中要注意药物的不良反应，此虽不属于并发症，但有时后果很严重，如阿奇霉素、红霉素、异烟肼、利福平等引起的肝损害；卡那霉素、阿米卡星、庆大霉素等引起的肾、前庭神经、听神经损害；氯霉素、阿司匹林等引起的白细胞减少、血小板减少、再生不良性贫血等。必须及早发现，立即停药，并给予适当治疗措施。必须指出有些药物不良反应可延续到停药后2周，称为后续效应，如阿米卡星所致耳聋可出现在停药后2周，对此必须高度警惕。

（曹　娜）

第二章

儿科用药特点

药物是治疗儿科疾病的很重要手段，而其副反应、过敏反应和毒性作用则常会对机体产生不良影响。药物作用的结果，不仅取决于药物本身的性质，且与患者的机能状态密切相关。儿童在体格发育和器官功能成熟方面都处于不断的变化过程中，具有独特的生理特点，对药物有特殊的反应性。因此，对小儿不同年龄的药物代谢动力学和药物效应动力学的深入了解，并用以指导临床合理用药是十分必要的。在胎儿期，药物通过胎盘进入体内，故药物对胎儿的影响不但与药物本身的药理、毒理作用有关，还与母亲，胎盘-胎儿的生理状态有关。在新生儿期，生理和代谢处在迅速变化阶段，药代动力学随之发生变化。新生儿用药除考虑体重外，还应考虑胎龄和实足年龄所反映的成熟度与用药的关系，有时需采用孕周龄（post-conceptional age）来计算用药量。此外，新生儿期体液占体重的比例较大、肝脏酶系统发育不成熟、肾清除率低、血浆白蛋白含量低等均可影响药物的分布与代谢。在婴儿期，生长发育显著加快，肝脏代谢药物的主要酶系统活性已成熟；肾小球滤过率和肾血流量在6~12个月可达到成人水平。由于这一时期生长迅速，要密切注意药物通过不同的机制影响小儿的发育，如长期类固醇激素的应用可影响生长发育，中枢抑制性药物对智力有损害等。在儿童期，患儿常能主动服药，此时对药物用量的准确性和防止用药意外应引起重视。对年长儿，有时体重已接近成人，如用药量仍按每千克体重计算剂量可能会偏大，应使总剂量不超过成人用量。此外，小儿疾病大多危重而多变，选择药物需慎重、确切，更要求剂量恰当，因此必须了解小儿药物治疗的特殊性，掌握药物性能、作用机制、不良反应、适应证和禁忌证，以及精确的剂量计算和适当的用药方法。

第一节　儿科药理学的基本知识

了解药理学的基本知识对正确指导儿科用药是非常重要的。临床药理学涉及药动学（pharmacokinetics）和药效学（pharmacodynamics），以便合理用药。

一、药动学和药效学

药动学主要研究体内药物的量（或浓度）及其代谢物随时间变化的动态规律，并用一定的数学模型来阐明药物在体内的位置、数量（或浓度）和时间关系的一门学科。体内药物量的动态变化主要受药物的吸收、分布、代谢和排泄等药物体内处置过程的影响。根据体内药物浓度测定数据，得到药时曲线，推得适当数学模型，求得各项动力学参数，不仅可阐明药物在体内的动态过程，即吸收、分布和消除的规律；还可研究这些规律与药物的药理或毒性作用的关系。药物的作用取决于药物在受体部位的浓度及维持时间的长短，而受体部位的药物浓度在体内药物分布平衡时一般与血药浓度平行，因此，研究血药浓度随时间而变化的规律，获得药动学参数，在临床药物治疗上可根据这种参数制定合理给药方案，使血药浓度保持在安全有效的范围内，提高药物治疗效果。药动学对药物治疗和毒性的估计、药物剂量的选择和调整等方面均具有重大意义。

药效学主要研究药物与受体（效应器官、组织或细胞）相互作用及与各种影响因素的关系。一种药物可改变另一药物效应的发挥，而该药血浆浓度并无明显影响；不同作用性质的药物，可分别对不同受体起激动或阻断（拮抗）作用。药效学的相互作用可发生于受体部位，两种作用相同的药物联合应用时可使效应得到加强，这类相互作用称为协同或相加。作用相反的药物合用，结果使原有的效应减弱，称为拮抗。

儿科合理给药取决于对基础药动学和药效学知识的理解。与成年人用药完全不同，由于儿童发育是连续的、非线性过程，年龄因素引起的生理差异在很大程度上影响药物的吸收、分布、代谢和排泄。发育药理学（developmental pharmacology）是近年来发展较快的一门研究儿童用药的学科，其主要研究内容也强调了儿童随年龄变化而显示的用药分布、作用机制和治疗特点。因此，儿童用药必须掌握年龄的影响因素以保证药物治疗安全、有效。

药动学只有与药效学相结合时才有其临床实用价值。由于大多数药物的药理效应是可逆的，药物起效时间、强度和持续时间与体内药物量成比例，因此，以药动学为基础来预测用药后任何时间的药物浓度，并为达到特定药物浓度制定所需药物剂量的计算成为可能。根据临床药动学原理，多数药物的药理效应、毒性作用与生物体液（主要是血液）中的浓度相关性最好，而与应用剂量并不一定相关。如给药后药物立即均匀地分布于全身体液和组织中，称为一室模型。此模型简单，但符合这一情况的药物不多。假如把身体划分为两部分，药物进入体内后首先迅速地分布于血液及血流供应充分的组织，如心、肝、肾、肺等，然后再由这些部位向血流不足的组织如肌肉、脂肪、皮肤等组织转运，达到平衡，这种模型称为"二室模型"。有的药物代谢动力学需用多室模型描述。临床上使用的多数药物的动力学过程可以用一级动力学或零级动力学过程来描述，即血清浓度，或体内药物的浓度直接与应用剂量成比例，这些药物用量加倍，稳态血浓度则加倍。这一成比例的特性，结合对患者的监测，常被临床上用于调整药物的剂量；相反，某些药物如奥美拉唑、西咪替丁、水杨酸盐、茶碱、卡马西平、苯妥英钠等血液中药物浓度的变化与使用剂量不成比例，即呈非线性动力学特征。在通常情况下，这些药物在低剂量时遵循一级动力学过程，但随剂量增加由于与吸收有关的转运蛋白被饱和、血浆/组织蛋白结合过程被饱和、药物代谢酶被饱和、肾小管主动重吸收等任何过程被饱和都可以导致体内药物浓度增加，这时剂量稍有增加，常可导致血药浓度不成比例地增高，引起不良反应甚至中毒，并且由于半衰期延长，清除率明显降低，由非线性动力学而导致的血药浓度过高，可能产生严重的后果。因此，这些药物的剂量调整应特别慎重，最好在血药浓度的监测下进行。

二、表观分布容积（volume of distribution，V_d）

药物进入体内后，实际上分布于各组织器官的浓度是不同的，在进行药动学研究时引入 V_d 以描述药物在体内的分布状况。V_d 是指在药物充分分布的假设前提下，体内全部药物按血中同样浓度溶解时所需的体液总容积，它是一个比例常数，没有生理学意义，但能够反映出药物在体内分布的某些特点和程度。对于某一具体药物来说，V_d 是个确定的值。V_d 可用公式：$V_d = X/C$ 表示，X 是体内药物量，C 是血药浓度。V_d 可用于计算需达到所需血清浓度的初始或负荷剂量（loading dose，LD）。如果选择了一个特定的 CO，且已知患儿年龄的平均 V_d（常可从文献中查得），则为达到此 CO 需要的负荷剂量可通过下列方程计算：

LD（mg）= CO（mg/L）×V_d（Ukg）×患者体重（kg）

从上述方程可见体内排泄或清除药物的能力并不影响初始或负荷剂量。例如，虽然某种药物只能通过肾排泄，但对正常肾功能，或肾功能受损，甚至无功能的患者来说，初始剂量可以相同，而给药间隔则需适当调整。

三、药物吸收和生物利用度

为达到临床疗效，药物必须从给药部位被吸收入体循环，并由此分布至作用部位和排出体外；药物的吸收是指药物由用药部位进入血液循环的过程。药物的吸收和分布受一系列生物膜的阻挡，因此生物膜的转运机制与药物的体内转运密切相关，亦与周围环境有关。

生物利用度是衡量制剂疗效差异的重要指标，通常指药物制剂中主药成分进入血液循环的程度及速率，一般用百分数表示。静脉用药生物利用度为100%。生物利用度常用来描述血管外用药后吸收进入体内循环的药量与用药量的比例：可通过计算血管外用药后血药浓度，时间曲线下面积（AUC）与静脉用药后 AUC 之比，即口服 AUC/静脉 AUC 而得出。生物利用度受多种生理、病理因素的影响，例如胃、十二指肠中存在食物可降低口服药物进入体循环的速率，从而推迟药物达到高峰血清浓度的时间，但大多数口服药物的吸收总量一般不影响。评价药物生物利用度对预计药物过量和毒性症状的出现也有重要意义。

四、半衰期

药物半衰期（$t_{1/2}$）是指血或其他体液中某一药物浓度下降一半所需的时间，即体液中一半的药物被清除所需要的时间。由于 $t_{1/2}$ 在实际工作中容易计算，临床上常被用来调整用药间隔。一种药物的 $t_{1/2}$ 也可用于估计其达到稳态浓度所需的时间。当给药间隔为半衰期时，按一定剂量多次给药后，体内药物浓度达到稳态水平，经 3 个半衰期后，可达到药物稳态浓度的 87.5%，4 个半衰期后达到 93.8%，5 个半衰期后达到 96.9%，7 个半衰期后达到 99.2%。

五、清除率（clearance，Cl）

清除率指单位时间内从体内清除的表观分布容积分数，即单位时间内有多少毫升血中的药物被清除，单位为 ml/min 或 ml/（min·kg）。按清除途径的不同而有肾、肝和肺等清除率，如肾清除率仅反映单位时间内肾清除的药量。总清除率是所有清除率机制的总和，常用公式：$Cl = 0.693V_d/t_{1/2}$ 表示。在特定给药强度下清除率是决定稳态血浓度最重要的药动学参数，因此，为达到特定药物血清浓度，必须掌握该药物的体内清除率。此外，与药物排泄有关的器官功能状态如脏器的血流和完整性也可影响药物的体内清除率。

（曹　娜）

第二节　小儿药物剂量的计算

儿童用药剂量较成人更需准确。可按以下方法计算。

一、按儿童体重计算

按儿童体重计算是最常用、最基本的计算方法，可算出每日或每次需用量。每日（次）剂量 = 患儿体重（kg）×每日（次）每千克体重所需药量。将总剂量单次或分多次给予，常根据药物的半衰期、疾病的性质、药物的协同或拮抗、肝肾功能、患儿的年龄等确定。如对于半衰期长的药物，用药间隔常延长；而对于半衰期较短的药物，用药间隔缩短；半衰期极短的药物常需用静脉持续给药维持。一般感染与严重感染、中枢感染与其他感染用药剂量常不同；肝肾功能不全时药物剂量常需减少。对于新生儿或早产儿，常以生后日龄决定用药量与间隔，有时还需结合孕周龄（post - conceptional age）来计算。患儿体重应以实际测得值为准，年长儿按体重计算如已超过成人量则以成人量为上限。

二、按体表面积计算

体表面积因其与基础代谢、肾小球滤过率等生理活动的关系密切，用此法计算用药量较按年龄、体重计算更为准确、科学。小儿体表面积计算公式为：①体重 <30kg：小儿体表面积（m²）= 体重（g）×0.035 + 0.1。②体重 >30kg：小儿体表面积（m²）= ［体重（g）-30］×0.02 + 1.05。

上述用药量计算方法的准确性与体表面积计算正确与否有关。在较大体重的儿童，以体重折算体表面积的意义有限。因为随着体重增加，其体表面积的增加是非线性的，在应用时应当注意。

三、按年龄计算

对剂量幅度大、不需十分精确计算的药物，如营养类药物和非处方药等可按年龄计算，比较简单易行。

四、从成人剂量折算

小儿剂量＝成人剂量×小儿体重（kg）/50，此法仅用于未提供小儿剂量的药物。因小儿体液占体重的比例较大，用此方法所得剂量一般都偏小，故不常用。

总之，不管采用上述任何方法计算剂量，都必须与患儿具体情况相结合，才能得出比较确切的药物用量。如新生儿、小婴儿或营养不良儿因肝、肾功能较差，一般药物剂量宜偏小；用药目的、对象不同，剂量也不同；不同的剂量，其药理作用也有差异，这些都是儿科用药确定剂量应考虑的问题。

（曹　娜）

第三节　小儿药物治疗的影响因素

小儿药物治疗的特点受体液的 pH、细胞膜的通透性、药物与蛋白质的结合程度、药物在肝脏内的代谢和肾脏排泄等多种因素的影响。

一、年龄对药物胃肠道吸收的影响

血管外使用的药物在进入全身循环并分布到作用部位前，必须穿过许多生理膜从而影响其吸收率。虽然一些益生菌不被吸收，一些营养成分可通过主动转运和促进扩散（facilitated diffusion）而吸收，但大多数药物在胃肠道经过被动扩散而吸收。患者的一些重要因素可影响胃肠道吸收药物的速率和吸收量，如消化道 pH、有无胃内容物及其种类、胃排空时间、胃肠动力情况等。这些过程均与儿童的年龄因素有关，而且具有高度变异性。在口服用药时应考虑下列因素：新生儿的胃液分泌、肠蠕动和胆汁分泌功能均较婴儿或儿童低下，胃排空时间较短；婴儿和儿童胃液分泌、肠蠕动和胆汁分泌功能正常，胃排空时间增加。尽管这些脏器的功能、容量有一个逐渐成熟过程，新生儿与小婴儿对大多数口服用药的生物利用度还是很好的。因此，不论什么时间，如有可能均应首选口服途径。口服法是最常用的给药方法，幼儿一般用液体制剂如糖浆剂、合剂、冲剂等较合适，也可将药片捣碎后加糖水吞服，年长儿可用片剂、药丸或胶囊剂。小婴儿喂药时最好将小儿抱起或头略抬高，以免呛咳将药吐出。病情需要时可采用鼻饲给药。

二、肌内注射和经皮给药及影响因素

除口服外，另一种血管外用药途径是肌内注射。肌内注射法一般比口服法奏效快，对有明显呕吐等胃肠道用药不耐受者尤其适用。肌内注射的药物一般应当是水溶性、生理性 pH，以防沉淀并减少及减慢注射部位药物的吸收，避免吸收不规则。药物的脂溶性有利于药物向毛细血管扩散，为确保吸收入体循环，应保证有适当的局部血液灌流。在重危患儿，由于心输出量下降和呼吸道疾病，局部灌注不良，可影响药物的吸收。但肌内注射药物对小儿刺激大，常引起局部疼痛，肌内注射次数过多还可造成硬结，以及注射部位不当会引起局部臀肌挛缩、影响下肢功能等，临床应考虑这些问题。

皮肤是各种治疗药物和环境化学物质吸收的另一种重要器官。一种药物经皮肤吸收量直接与皮肤水化程度相关，而与角化层的厚度呈负相关。足月新生儿的皮肤作为一种功能性屏障虽比早产儿皮肤更有效，但其体表面积和体重之比比成人大 3 倍。因此，同样一种药物经皮肤应用，吸收入体循环的药物量（生物利用度），在新生儿比成人大三倍。如皮肤灌注良好，表面用药可成为新生儿用药的一种重要途径。皮肤外用药以软膏为多，也可用水剂、混悬剂、粉剂、贴剂或贴片等。要注意小儿用手抓摸药物，误经皮肤或入眼、口吸收引起意外。

三、静脉给药及影响因素

静脉给药是肠道外给药的最常用方法，能迅速达到有效血药浓度，对半衰期短的药物（如血管活性药物）可进行较灵活的剂量调节。尤其适用于需迅速给药、昏迷或呕吐不能服药、消化道疾病不易吸收药物的病情严重的患儿。一般认为静脉给药迅速、完全，但并不一定恰当。静脉输入有效剂量所需时间取决于若干因素：静脉输入液体速度、药物注入的系统无效腔、药物稀释容量、静脉输液系统对药物的吸附等。由于大多数标准静脉输液系统包括延伸管都是为成人设计的，长度较长且容量较大，因此，相对来说，无效腔较大。如婴儿、儿童输液速度较慢，可引起明显的输入滞后。可采取几个步骤来减少婴儿、儿童的静脉给药问题，包括：标准化并记录总给药时间；记录用于输液管道和静脉给药的液体的容量与成分；间歇静脉注射药物的稀释和输注容量标准化；避免将输液管与其他同时输注但不同速度的液体混合连接；优先使用较大内径的静脉内置管；将液体挂在相对特定高度；应用低容量延伸管等。

四、其他方法

新生儿应用肺表面活性物质需通过气管内给药。小儿雾化吸入药物在临床较常用。灌肠法小儿采用不多，可用缓释栓剂。含剂、漱剂则很少采用。

（曹　娜）

第四节　小儿药物体内过程和治疗特点

一、药物吸收特点

小儿生长发育和成熟的变化使药物的生物利用度出现相应的变化。儿童成熟变化对药物吸收的影响程度取决于给药途径，并与所用药物的剂型有关。婴儿和年长儿大多数使用的液体剂型都是溶液剂，也有一些是混悬剂。一般来说，口服剂型生物利用度高低的顺序为：溶液剂＞混悬液＞颗粒剂＞胶囊剂＞片剂＞包衣片。药物静脉注射或滴注时，由于直接进入体循环，所以没有吸收过程。新生儿和婴幼儿心率较快，血液循环比成人快，静脉给药能更快地进入全身循环。肌内注射、皮下注射等血管外给药时，药物在吸收部位扩散，进入周围毛细血管或淋巴管，再进入血液循环。新生儿、婴幼儿因肌肉组织相对较少，低于年长儿，更低于成人，故肌内注射或皮下注射给药吸收不恒定。

二、药物分布

在选择起始负荷剂量或确定一种理想的药物剂量方案以达到要求的靶组织浓度时，需要了解药物的V_d。一些药物的V_d在早产儿和足月儿之间或新生儿与婴儿、儿童、成人之间存在明显差异。这些差异与年龄因素相关，如体内水的含量与分布、蛋白结合特征、血流动力学因素（如心输出量、局部血流、膜通透性等）。体内水分的含量和分布的差异是不同年龄组之间V_d差异的主要原因。

药物与循环血浆蛋白结合的程度直接影响药物的分布特征。只有游离的药物才可能从血管内分布至其他体液和组织，并与受体结合、发挥作用。药物蛋白结合率显著影响V_d清除率和药理效应的强度，这种结合能力与年龄相关，表现在与血浆蛋白水平和相应结合位点的数量、亲和力常数、病理生理状况、内源性物质竞争结合血浆蛋白的存在与否相关。

白蛋白、α_1酸性糖蛋白是血浆中重要的药物结合蛋白质。这些蛋白质的浓度受年龄、营养状况和疾病的影响。碱性药物和中性药物主要与α_1酸性糖蛋白、脂蛋白结合，而大多数酸性药物主要与白蛋白结合。婴儿期人血白蛋白、总蛋白浓度均较低，至10～12个月达成人水平。α_1酸性糖蛋白也有类似的成熟过程，新生儿血浆中的浓度比母体血浆约低3倍，在12个月龄达到与成人相应的水平。

除年龄外，一些内源性物质存在于血浆中，可与血浆蛋白结合，并竞争药物结合位点。在新生儿时期，游离脂肪酸、胆红素等可竞争白蛋白结合位点，并影响游离与结合型药物浓度之间的平衡，可产生严重后果。临床上如药物蛋白结合率 >80% ~90%、药物清除率有限而 V_d 又较小时（常 <0.15L/kg），发生蛋白结合位点的竞争替换，可导致游离血药浓度过高而引起不良反应。对早产儿和新生儿用药前先评价药物与胆红素竞争蛋白结合位点的能力，对预防胆红素脑病有一定的意义。

三、药物代谢

一旦药物分子存在于体内，就已开始清除。药物的清除率常用一些药动学参数描述，如清除率（clearance）或总清除率（body clearance）。药物的总清除率涉及体内所有清除机制。药物代谢的主要器官是肝脏，肾、小肠、肺、肾上腺、血液（磷酸酶、酯酶）和皮肤也可能代谢某些药物。生物转化使其成为极性更大的水溶性复合物，以利于药物从机体清除。虽然大多数药物的生物转化导致原药药理作用减弱或失活，但也有药物可转化成活性代谢产物或中间产物（如茶碱转化成为咖啡因）。另一方面，一些没有药理活性的原药可通过生物转化在清除前转化成为活性组分，即前体药物。

药物代谢酶通常可分为微粒体酶系和非微粒体酶系两大类，其中最重要的一族氧化酶被称为单加氧酶（monooxy - genase）或细胞色素 P450（cytochrome P450，CYP），它是一个基因超家族，由一系列同工酶组成。根据所涉及的化学反应药物代谢可分为两类：Ⅰ 相反应，主要参与氧化、还原、水解等过程；Ⅱ 相反应：结合反应，如在葡萄糖醛酸转移酶的作用下，药物或经氧化、还原、水解代谢后的产物与葡萄糖醛酸结合，使其成为水溶性代谢产物，以便排出体外。在这些氧化酶系统中，对细胞色素 P450 系统已进行了大量深入的研究。不同的 CYP 亚型在生后不同发育期表达不同。例如，CYP 2E1 活性在生后数小时内即大量增加，接着 CYP 2D6 迅速能够被测出，CYP 3A4 和 CYP 2C（CYP 2C9 和 CYP 2C19）在第一周出现，而 CYP 1A2 是肝脏最后出现的 CYP，在生后 1 ~3 个月才出现。某些药物，如卡马西平的清除取决于 CYP 3A4，儿童期此酶活性可高于成人。某些水解酶，如血液酯酶的活性在新生儿期也较低。血液酯酶对可卡因的代谢清除很重要，因而新生儿血浆酯酶活性的低下是新生儿可卡因代谢缓慢的原因。由于代谢产物的排泄在早产和足月儿相对较慢，对大婴儿、儿童或成人临床上并不重要的代谢产物积蓄现象在早产和足月儿就可能发生。如茶碱N - 甲基化成为咖啡因，后者在成人较易经代谢或通过肾脏排泄，但在早产儿因肝酶不成熟，不易使其代谢；同时肾脏排泄又较缓慢，结果易引起咖啡因明显蓄积和毒性反应。

临床上可通过了解药物体内过程来设计个体化给药方案。如早产儿、新生儿用常规剂量（每 24h 75 ~100mg/kg）氯霉素可引起致死性灰婴综合征，当调整剂量至每 24h 15 ~50mg/kg 以代偿肝葡萄糖醛酸转移酶活性不足，则可取得较好的临床效果，避免毒性作用的产生。

儿童代谢药物的最终能力可能受遗传调节，如肝脏的 UGT1A1 基因突变可引起药物代谢减慢，药物遗传倾向性可能为药物中毒高危患者提出重要的线索。

四、药物排泄

每个单位时间内肾小球滤过的药物量取决于肾小球的滤过率、肾血流量和血浆蛋白结合率。药物滤过量与蛋白结合率呈负相关，只有游离药物可能由肾小球滤过和排泄，肾血流量变异很大，出生时平均 12mL/min，5 ~12 月龄时达成人水平。足月婴儿 GFR 出生时为2 ~4mL/min，2 ~3d 时增加至 8 ~20mL/min，3 ~5 月龄时达成人水平。在 34 周胎龄前，肾小球滤过明显低下并增加缓慢。

（曹　娜）

第五节　儿科药物选择

选择用药的主要依据是小儿年龄、病种和病情，同时要考虑小儿对药物的特殊反应和药物的远期影响。

一、抗生素

小儿容易患感染性疾病，故常用抗生素等抗感染药物。儿科工作者既要掌握抗生素的药理作用和适应证，更要重视其有害的一面。长期抗生素应用容易引起菌群失衡、体内微生态紊乱，引起真菌或耐药菌感染，造成医疗资源浪费及不良反应增加。

二、肾上腺皮质激素

肾上腺皮质激素具有抗炎、免疫抑制、抗过敏等效应，以及对心血管、血液、神经及内分泌系统的作用。短疗程常用于过敏性疾病、重症感染性疾病等；长疗程则用于治疗肾病综合征、血液病、自身免疫性疾病等。儿童在使用肾上腺皮质激素中必须重视的不良反应有：①短期大量用药可掩盖病情，诱发和加重溃疡病，故诊断未明确时不用。②较长期使用可抑制骨骼生长，影响水、电解质、蛋白质、脂肪代谢，引起血压增高和库欣综合征、肾上腺萎缩等。③可降低免疫力使病灶扩散。④水痘患儿在激素应用后可出现出血性水痘或细菌感染，导致病情加重或死亡，故禁用。

（曹　娜）

第六节　其他方面

一、药物相互作用

如果同一患者应用两种或两种以上药物，其药动学和药效学特征可能因其相互作用而改变。药物之间可通过若干不同机制发生相互作用，可根据体外药物相互作用、药动学和药效学分类。这些相互作用可能造成难以预料的临床效果或毒性反应。体外药物相互作用包括两种药物在注射针筒、输液管或肠道外液体制剂等应用前混合时被灭活。

如果一种药物的分布特性（吸收、分布、代谢、排泄或结合）受另一种影响，可发生药动学相互作用。这种相互作用可影响一个或多个方面，一种药物可能会减少吸收速率，但不减少总吸收量，或一种药物可竞争蛋白结合位点，但同时可延缓其从体内的排泄。如果两种药物竞争同一代谢位点，可发生代谢性药物间相互作用。

药物也可在药效学方面相互作用，竞争同一受体或同一生理系统，因而改变对药物治疗的反应。因儿科临床上产生药物相互作用的药物种类及数量及其不断增加，在多种药物同时应用时，应认真地评价它们的相互作用存在与否及其可能性，使药物达到最佳疗效，同时避免不良反应。

二、人乳中的药物

几乎所有药物在母亲应用后均可不同程度地分泌到乳汁中，并被乳婴摄取。一般来说，哺乳期应尽可能少用药，一些药物已被报道可对乳婴产生不良影响。但是，要求乳母停止一切需要的用药是不可能的或不合适的，如果对乳婴接受药物的剂量，或对婴儿可能的影响有疑问，可采母乳标本进行分析。

三、儿科处方

儿童因其处于不断的生长发育之中，与成人相比存在更多的不可预见因素影响药物的体内过程，因此，对儿科患者进行药物治疗时，不能简单地把儿童当成"缩微版"的成人，医师开具处方时必须确定使用最适合的药物、选择的剂量、给药间隔和给药途径正确，并注意药物的不良反应和相互作用。由于儿科患者可能无法准确描述身体不适，因此，需要医师具备更多的知识以正确地评价患者接受治疗的有效性与安全性，例如经验性的"两个三原则"指医师应当了解所使用药物的三种常见的不良反应和三种严重的不良反应，新开具一种药物时要知道该药物相互作用的发生率和严重程度等。

四、依从性

诸如口味、气味、颜色、黏稠度、给药间隔、不良反应、疗程、价格、患者或父母的受教育程度以及与医师、药师的交流效果等因素均可能影响患者对治疗方案的依从性。所谓治疗方案的依从性已越来越受到了儿科医生的重视，这与现代医学模式从生物－医学模式向生物－社会－心理模式转变有关。儿科医生在开出处方时，不但要考虑药物本身的疗效，还应考虑该治疗方案是否能被家长或患儿接受或实施。许多患者常不能持久服药，或故意或由于处方原因不服药，而且患者在家时并不按推荐治疗方案执行。儿童对治疗方案的依从性受其父母影响，只能通过教育其家人使其认识有关儿童疾病的本质、处方药物的作用及按医嘱执行的重要性，才可能最大限度地提高依从性。常常只有在使其家人详细了解了治疗的重要性，而且治疗对日常作息（尤其是睡眠习惯）影响轻微情况下，才会使依从性有所改善。

（曹　娜）

第三章

新生儿常用急救诊疗措施与操作技术

第一节　酸碱平衡紊乱的程序化诊断方法

一、使用说明

（1）本诊断方法看上去比较复杂，这是由于酸碱失衡类型的复杂性所决定的。虽然有些酸碱失衡类型不太常见，却必须提供诊断方法，有备无患。因此，对于本诊断方法要全面掌握，按需选用。实际上复杂的酸碱失衡只要五步，简单的酸碱失衡只要两步，都可得出诊断。

（2）本诊断方法将诊断流程表格化，便于在判断过程中上下诊断步骤之间的走向查找和对位，加快诊断速度。为了上述目的，有的表比较大，例如三联酸碱失衡的表。但是该表虽然包括四组，每组又分四项，实际上每个组的四项的诊断方法基本上相同，简明易懂，熟悉后应用也很方便。

（3）诊断指标是进行酸碱失衡诊断的基础工具。其中的每一个计算指标犹如一只显影镜，可以把隐藏在检测指标后面的某种酸碱失衡显现出来。对于计算指标的构成、原理、用途和判断标准必须透彻了解和牢牢记住，才能随意选用。以后的各诊断步骤都是计算指标的具体应用，相对简单。

（4）诊断步骤要一个步骤一个步骤地熟悉，当了解和记住一个步骤之后（包括选用指标、判断标准和走向），再进行下一步，不要急于求成。熟记才能灵活运用，才能加快诊断速度。

（5）在混合型呼吸性和代谢性酸碱失衡中，呼吸性酸碱失衡都只有一种，而代谢性酸碱失衡却可以是1种、2种或3种。因此，把这两方面加在一起就是2种（2联）、3种（3联）或4种（4联）酸碱失衡。对于混合型呼吸性和代谢性酸碱失衡的诊断方法除了预计代偿范围之外，与代谢性酸碱失衡的诊断方法相同，是诊断该混合型酸碱失衡的重点和诀窍。在基本掌握各个步骤的判断方法之后，请比较和体会关于代谢性酸碱失衡的三个步骤（第四步、第五步和第六步）和混合型呼吸性和代谢性酸碱失衡的两个步骤（第七步、和第八步），以加深理解。

（6）掌握血液酸碱度变化的命名方法。

在基本掌握每个诊断步骤之后，再用血气检测报告单进行实际演练。遇到尚未熟记之处，翻阅本诊断方法作为辅助。慢慢地就可以独立诊断，同时也提高了理解和评价其他酸碱失衡诊断方法的能力。

二、酸碱平衡紊乱的诊断方法

可概括分为传统诊断方法和物理化学诊断方法。

（1）传统诊断方法

1）基于缓冲碱（buffer base，BB）或碱剩余（base excess，BE）的诊断方法：酸碱失衡的可诊断类型较少。

2）基于 Henderson - Hasselbalch 公式［表示 pH，HCO_3^- 和 $PaCO_2$（H_2CO_3）三者之间动态变化的相互关系］和阴离子间隙（AG）的方法：酸碱失衡的可诊断类型较上法增多。采用了计算单纯型酸碱失衡预计代偿范围的指标，对于区分单纯型和二联酸碱失衡的量化诊断的效果很好。由于阴离子间隙

（AG）主要是由人血白蛋白构成的，而且白蛋白与 HCO_3^- 呈负相关。当人血白蛋白降低时，AG 等值降低（$\triangle Alb\downarrow = \triangle AG\downarrow$）（AG 被掩盖），$HCO_3^-$ 等值升高（$\triangle Alb\downarrow = \triangle HCO_3^-\uparrow$），即低白蛋白代谢性碱中毒（代碱）。因此人血白蛋白对于代谢性酸碱失衡具有重要影响，而且在危重患者中低白蛋白血症的发生率很高（成人患者占 49%，小儿患者入院时占 57%，24 小时占 76%），值得重视。但是本诊断方法没有采用人血白蛋白指标，对于伴发低白蛋白血症的患者不能诊断低白蛋白代碱、混合型低白蛋白代碱和正常白蛋白代碱（低氯代碱）、高 AG 被完全掩盖的高 AG 代谢性酸中毒（代酸）。而且目前临床所采用的计算单纯型酸碱失衡预计代偿范围的公式和计算指标的判断标准（例如 $\triangle AG\uparrow$ 与 $\triangle HCO_3^-\downarrow$ 的差值）并不完全相同。

（2）物理化学诊断方法（Stewart，Fencle 和 Figge 方法）：本方法与传统诊断方法主要是概念上的差异，采用的诊断指标也不同。该方法主要是用于诊断代谢性酸碱失衡。由于采用了人血白蛋白、强离子差（strong ion difference，SID）和强离子间隙（strong ion gap，SIG）（可以显示未测定酸是否增多）等指标，解决了传统诊断方法的上述不足，增加了代谢性酸碱失衡的可诊断类型。但是没有采用计算单纯型酸碱失衡预计代偿范围的指标，对于区分单纯型和二联酸碱失衡的量化诊断方面较为不足，而且所需的检测指标较多，计算指标的计算繁杂费时，不便于临床应用。

近年来，由于在酸碱平衡的生理和酸碱平衡紊乱方面取得了巨大的进展，提高了在健康和疾病情况下调节血液 pH 的重要机制的认识。发现通过简单的数学计算即可将酸碱失衡的物理化学诊断方法和传统的诊断方法的某些计算指标互相交换。近来 Kellum 报道把 SBE 和 AG 结合选用的物理化学诊断方法的计算指标综合地进行诊断的尝试。

（3）本诊断方法是对基于 Henderson-Hasselbalch 公式和 AG 的诊断方法（酸碱平衡紊乱诊断的七步法）的改良。保留了单纯型酸碱失衡预计代偿范围的指标及其对于区分单纯型和二联酸碱失衡的量化诊断的优点，并对计算预计代偿范围的公式进行了比较分析和优选。采用了人血白蛋白指标和根据低白蛋白校正的 AG 指标（AGcorr，Figge 等 1998），并增加了编者推导出来的 2 个计算指标：① 根据低白蛋白校正的 HCO_3^-（HCO_3^-corr）；② $\triangle AAcorr\uparrow$ 与 $\triangle HCO_3^-$corr$\downarrow$ 的差值。诊断所需的检测指标较少，计算指标的计算简便。改良了诊断框架、逻辑性和各步骤的判断方法。凡是物理化学方法所能诊断的代谢性酸碱失衡的类型都可以诊断。扩展了主要酸碱失衡、代谢性酸碱失衡和三联酸碱失衡的可诊断类型，并且可以诊断四联酸碱失衡。可诊断的酸碱失衡类型近 50 种。

本诊断方法采用编写电脑诊断软件流程图的方式，并将诊断流程表格化。便于在判断过程中，上下诊断步骤之间走向的查找和对位，加快诊断速度。一个步骤一个表格，列出可供上一步骤下行判断时进行查找和对位的各个项，并提供继续判断的方法。每完成一个判断步骤之后，根据其判断结果决定是否继续往下判断和下行到哪一步骤的哪一项，直到得出最后诊断。

三、诊断指标

诊断指标是探索、显露和确证存在某种酸碱失衡的重要工具。

1. 临床指标　病史、临床表现和治疗情况，可提供存在酸碱失衡的线索。

2. 化验指标　血清电解质和血气标本应同时采集和检测。由于体液的电中性用 mEq/L 表示，各诊断指标均采用后者（1 价电解质 mmol/L = mEq/L），其正常参考值如下：

（1）血清电解质：Na^+ 140（130~150）mEq/L，Cl^- 102（98~106）mEq/L。

白蛋白（Alb）43（35~50）g/L × 0.25* = 11（9~13）mEq/L。

其中：* 将白蛋白 g/L 转换为 mEq/L 的系数

（2）血气：pH 7.40（7.35~7.45），HCO_3^-（实际 HCO_3^-）24（22~26）mEq/L，$PaCO_2$ 40（35~45）mmHg。

3. 计算指标　计算指标犹如显影镜，可以把隐藏在检测指标后面的某种酸碱失衡显现出来和得出诊断。因此了解酸碱失衡诊断方法，首先要熟练掌握计算指标。了解每一个计算指标的构成、原理、用途和判断标准。

（1）阴离子间隙（anlongap，AG）：为判定高 AG 代酸的指标。根据体液电中性的原则，阳离子总数与阴离子总数相等，各为 155mEq/L。阳离子包括 Na^+，K^+，Ca^{2+}，Mg^{2+}。阴离子包括 Cl^-、HCO_3^-、SO_4^{2-}、HPO_4^{2-}。主要阳离子 Na^+ 占阳离子的 90%，其余为 K^+，Ca^{2+} 和 Mg^{2+}。主要阴离子 Cl^- 和 HCO_3^- 共占阴离子的 84%，其余为蛋白（主要是白蛋白）、SO_4^{2-} 和 HPO_4^{2-}、有机酸根如酮酸、乳酸等。AG 是指血清中检测的阳离子总数与阴离子总数的差值。由于 Ca^{2+} 和 Mg^{2+} 的正常浓度很低，即或在病理状态下，变化也很小，对 AG 的影响很轻微。其计算公式过去简化为：

$$AG = (Na^+ + K^+) - (Cl^- + HCO_3^-) = 16 (12 \sim 20) \, mEq/L$$

但是血清中钾离子的正常浓度也较低，即或在病理状态下，变化范围也很小，对 AG 的影响很轻微。再简化为：

$$AG = Na^+ - (Cl^- + HCO_3^-) = 12 (8 \sim 16) \, mEq/L$$

Na^+ 为检测的阳离子，K^+、Ca^{2+}、Mg^{2+} 为未检测的阳离子（unmeasured cation，UC）。Cl^- 和 HCO_3^- 为检测的阴离子，蛋白（主要是白蛋白），SO_4^{2-}，HPO_4^{2-}，有机酸根如酮酸和乳酸等为未检测的阴离子（unmeasured anion，UA），由于阳离子总数与阴离子总数相等

$$Na^+ + UC = (Cl^- + HCO_3^-) + UA$$

$$\therefore Na^+ - (Cl^- + HCO_3^-) = UA - UC$$

$$\therefore AG = Na^+ - (Cl^- + HCO_3^-) = UA - UC$$

在 AG 的计算公式中，AG 等于 Na^+ 减去 $(Cl^- + HCO_3^-)$。值得注意的是：

1）$[Cl^-]$ 的变化并不影响 AG 的计算结果。因为当 $[Cl^-]$ 增高（高氯代酸）时，$[HCO_3^-]$ 等值降低；$[Cl^-]$ 降低（低氯代碱）时，$[HCO_3^-]$ 等值增高，故 $Cl^- + HCO_3^-$ 之和不变。

2）当未检测的阴离子（UA）增高时，例如严重脱水使白蛋白增高；肾衰竭使磷酸和硫酸增高（无机酸增高），或糖尿病酮症时酮酸增高，缺氧时乳酸增高（都是有机酸增高），都使 $[HCO_3^-]$ 等值降低。虽然 $[Cl^-]$ 仍维持原值不变，$Cl^- + HCO_3^-$ 之和仍然等值降低。

（2）校正的阴离子间隙（AG corrected for low albumin，AGcorr）：AG 是由白蛋白和有机酸及无机酸（后两者统用 XA^- 表示）构成的。AG 正常值为 12（8 ~ 16）mEq/L。白蛋白为 42.5（35 ~ 50）g/L 即 10.6（9 ~ 12.5）mEq/L，约占 AG 均值的 90%。AG 值决定于 XA^- 和白蛋白各自变化的严重程度、相对优势和净结果。因此，白蛋白降低（增高）时，AG 等值降低（增高）。而且当白蛋白降低（增高）时，由于 $[XA^-]$ 的不同变化，AG 亦可降低、正常或增高。此外，人血白蛋白与 $[HCO_3^-]$ 呈负相关。若人血白蛋白降低则 HCO_3^- 等值增高（$\triangle Alb \downarrow = \triangle HCO_3^- \uparrow$），导致低 Alb 代碱。若人血白蛋白增高则 HCO_3^- 等值降低（$\triangle Alb \uparrow = \triangle AG \uparrow = \triangle HCO_3^- \downarrow$），导致高 Alb 代碱。应用该指标可以鉴别和判断以下异常：

1）白蛋白正常 + AG 增高：不存在白蛋白异常的影响，提示 XA^- 增高（$\triangle AG \uparrow = \triangle XA^- \uparrow$），为 XA^- 增高所致的高 AG 代酸。通过临床诊断的疾病可以推测增高的酸的种类。例如呼吸衰竭缺氧为乳酸，糖尿病酸中毒为酮酸，肾衰竭为磷酸和硫酸。

2）白蛋白降低 + AG 降低：白蛋白降低时，HCO_3^- 等值增高，导致低白蛋白性代碱。而 AG 等值降低（AG 被掩盖）（$\triangle AG \downarrow = \triangle Alb \downarrow$）。对于白蛋白降低，而 AG 降低或正常者，必须进一步判断是否合并 XA^- 增高所致的高 AG 代酸。本指标采用还原法把 AG 检测值 mEq/L 加上 $\triangle Alb$ 降低值 mEq/L，得出若无低白蛋白血症（人血白蛋白正常）时的 AG 值即校正的阴离子间隙 mEq/L 进行判断。

$$AGcorr \, mEq/L = AG \text{测定值} + [0.25 \times (43 - \text{人血白蛋白测定值 g/L})]$$

若 $AGcorr \leqslant 16mEq/L$ 仅为低 Alb 性代碱。$AGcorr > 16mEq/L$ 为低 Alb 性代碱合并 XA^- 增高所致的高 AG 代酸。

3）白蛋白增高 + AG 增高：高白蛋白血症很少见，偶见于严重脱水和血浓缩的患者，没有列入本诊断方法，仅在这里简单介绍。白蛋白增高则 AG 随之增高，为白蛋白增高所致的高 AG 代酸。需进一步判断是否合并 XA^- 增高所致的高 AG 代酸。本指标采用还原法把 AG 检测值 mEq/L 减去 $\triangle Alb$ 增高值

mEq/L，得出若无高白蛋白血症（人血白蛋白正常）时的 AG 值即校正的阴离子间隙 mEq/L 进行判断。

AGcorr mEq/L = AG 测定值 − ［0.25 ×（人血白蛋白测定值 −43g/L）］

若 AGcorr ≤ 16mEq/L 仅为高 Alb 性代酸。AGcorr > 16mEq/L 为高 Alb 性代酸合并 XA⁻ 增高所致的高 AG 代酸。

（3）校正的 HCO_3^-（HCO_3^- corrected for low albumin，HCO_3^- corr）：当低白蛋白血症时，白蛋白降低，HCO_3^- 等值增高（△Alb↓ = △HCO_3^-↑），为低白蛋白所致的代碱。当 AG ≤ 16mEq/L 和 AGcorr ≤ 16mEq/L，即不存在高 AG 代酸时（不存在高 AG 代酸对 HCO_3^- 的影响）的条件下，采用还原法把 HCO_3^- 检测值减去△Alb 降低值 mEq/L，得出若无低白蛋白血症（人血白蛋白正常）时的 HCO_3^- 值即校正的 HCO_3^- mEq/L。用于判断低 Alb 性代碱是否合并正常 Alb 代碱（即低氯代碱）。

HCO_3^- corr mEq/L = HCO_3^- 测定值 − ［0.25 ×（43 − 人血白蛋白测定值）g/L］

若 HCO_3^- corr = 22 ~ 26mEq/L 仅为低 Alb 性代碱。HCO_3^- corr > 26mEq/L 低 Alb 性代碱合并正常 Alb 代碱（即低氯代碱）。

（4）潜在 HCO_3^-：当混合型呼吸性酸中毒（呼酸）［呼吸性碱中毒（呼碱）］和高 AG 代酸时，由于高 AG 代酸时［AG］增高使［HCO_3^-］等值降低（△AG↑ = △HCO_3^-↓），不能反映合并高 AG 代酸之前的［HCO_3^-］。采用还原法把［HCO_3^-］检测值加上△AG 增高值 mEq、L，得出若无高 AG 代酸（不存在高 AG 代酸）时的 HCO_3^- 值即潜在 HCO_3^- mEq/L。

潜在 HCO_3^- = HCO_3^- 检测值 + △AG↑

其中：△AG 下 = AG 检测值 −12mEq/L 当呼酸（呼碱）合并高 AG 代酸时，用潜在 HCO_3^- 与呼酸（呼碱）预计代偿范围进行比较，可判断呼酸（呼碱）和高 AG 代酸是否合并代碱或正常 AG 代酸（即高氯代酸）。

（5）血清氯和校正的血清氯（Cl⁻ corrected for blood dilution/concentration，Cl⁻ corr）：当血液稀释或浓缩（血清 Na⁺ 降低或升高）时，血清 Cl⁻ 随之发生变化，必须再计算校正的血清氯，得出若不存在血液稀释或浓缩（无血清 Na⁺ 降低或升高）时的血清 Cl⁻ 值。应用血清氯和校正的血清氯判断正常 AG 代酸（即高氯代酸）和正常白蛋白代碱（即低氯代碱）。

Cl⁻ corr = Cl⁻ 测定值 × Na⁺ 正常均值/Na⁺ 测定值

本文判断正常 AG 代酸（即高氯代酸）和正常白蛋白代碱（即低氯代碱）分别用［AG］和［白蛋白］，比较方便。血清氯和校正的血清氯可作为旁证指标。

（6）△AG↑与△HCO_3^-↓的差值：△HCO_3^-↓为 HCO_3^- 的降低离均差 = 24 − 患者［HCO_3^-］（mEq/L）。当高 AG 代酸时，若白蛋白正常（35 ~ 50g/L），HCO_3^- 将与 AG 增高值呈等值降低（△AG↑ = △HCO_3^-↓）。如果①△AG↑↑ > △HCO_3^-↓，提示还存在使 HCO_3^- 升高也就是使 HCO_3^- 少降低的因素即低氯代碱。②△AG↑ < △HCO_3^-↓↓，提示还存在使 HCO_3^- 进一步降低的因素即高氯代酸。但是 AG 和 HCO_3^- 都有正常范围，AG 的标准差是 ±4mEq/L，HCO_3^- 是 ±2mEq/L，当一方为正常低值，另一方为正常高值，则正常情况下两者之间的差值可达 6mEq/L。因此有人提出以差值 >6mEq/L 作为判断标准，但是这种极端的情况少见，漏诊率会增高。我们采用 >5mEq/L 作为判断标准。

1）（△AG↑↑ − △HCO_3^-↓）>5mEq/L，为高 AG 代酸合并正常 Alb 代碱（即低氯代碱）的指标。

2）（△HCO_3^-↓↓ − △AG↑）>5mEq/L，为高 AG 代酸合并正常 AG 代酸（即高氯代酸）的指标。

△HCO_3^-↓为 HCO_3^- 的降低离均差 = 24 − 患者 HCO_3^- mEq/L。

（7）△AGcorr 与△HCO_3^- corr 的差值：若白蛋白降低（<35g/L）和 AG 增高或 AG ≤ 16mEq/L 而 AGcorr > 16mEq/L 即低白蛋白代碱和高 AG 代酸，需进一步判断是否还合并正常白蛋白代碱（即低氯代碱）或正常 AG 代酸（即高氯代酸）。采用还原法用△AGcorr 和△HCO_3^- corr 替代上述"（6）"的△AG 和△HCO_3^-，即不存在低白蛋白血症（白蛋白正常）时的△AG 与△HCO_3^-，进行判断。

1）（△AGcorr↑↑ − △HCO_3^- corr↓）>5mEq/L，为高 AG 代酸、低 Alb 代碱和正常 Alb 代碱（即低氯代碱）。

2) （$\triangle HCO_3^-$ corr↓↓ - $\triangle$ AGcorr↑）>5mEq/L，为低 Alb 代碱、高 AG 代酸和正常 AG 代酸（即高氯代酸）。

（8）单纯型酸碱失衡（代酸、代碱、急慢性呼酸、急慢性呼碱）的预计代偿范围值：在酸碱平衡紊乱（酸碱失衡）的诊断过程中，计算单纯型酸碱失衡的预计代偿范围值并与患者的 HCO_3^- 或 $PaCO_2$ 进行比较是区分和诊断单纯型或两联酸碱失衡的基本方法。

为避免因轻微的小数差异而判定为异常，对于上述各种诊断指标均四舍五入，除 pH 保留两位小数外，其他指标（包括计算出来的单纯型酸碱失衡的预计代偿范围值）均取整数。

四、判断酸碱失衡的准备工作

（1）将患者的病程、电解质和血气检测值填入酸碱失衡诊断计算单中（见表3-1）。

表3-1 酸碱平衡紊乱诊断计算单

病程	Na^+	Cl^-	Cl^- corr	HCO_3^-	HCO_3^- corr
天	130~150mEq/L	98~106mEq/L	同左	22~26mEq/L	同左
小时	140mEq/L	102mEq/L		24mEq7L	
检测值					
四舍五入值					
是否正常·					
离均差（△）↑↓					

病程	白蛋白	白蛋白	AG	AGcorr	$PaCO_2$	pH
天	35~50g/L	9~13mEq/L	8~16mEq/L	同左	35~45mmHg	7.35~7.45
小时	43g/L	12mEq/L	12mEq/L		40mmHg	7.40
检测值						
四舍五入值						
是否正常						
离均差（△）↑↓						

注：·为了简便，本行可用符号表示：= 为正常，↑为增高，↓为降低。

然后诊断计算：

（2）将电解质和血气指标进行四舍五入，取整数和指定的小数位数。

（3）判断各项指标是否在正常范围内，如有异常则计算离均差值（△值）=测得值与正常均值的差值，并以↑、↓表示增高或降低（例如 AG 的正常均值为12mEq/L，30mEq/L 为△AG 18mEq/L↑。HCO_3^- 的正常均值为24mEq/L，10mEq/L 为△HCO_3^- 14mEq/L↓），以便在指标间进行比较和计算预计代偿范围值。但是血气正常并不能除外酸碱失衡，还需全面观察其他指标才能确定。

（4）若存在低白蛋白血症，计算 AGcorr 和 HCO_3^- corr。

五、诊断步骤

包括八步，在诊断过程中，不必从第一步依次进行到第八步。从第二步开始，在完成每一步判断后，都要根据该结果决定是否继续进行下一步和选择以后的哪一步。

混合型呼吸性和代谢性酸碱失衡时，前者只有一种，后者则可有一种、两种或三种。因此判断该混合型酸碱失衡的关键是判断代谢性酸碱失衡的种类和数目。由于混合型呼吸性和代谢性酸碱失衡时，$PaCO_2$ 和 HCO_3^- 都是原发性变化，因此判断其中的代谢性酸碱失衡的方法与判断代酸性质、代碱性质和代酸（代碱）合并代碱（代酸）的方法基本相同。

在多数诊断步骤的表格下方附有示意的框图。该图中的各个列形态地显示血气和电解质的变化，以及它们之间的动态变化关系。在框图的下方用文字简要说明其变化特点。表格则提供进行判断的方法。

（一）第一步：探索存在酸碱失衡的线索

了解病史、临床表现和治疗情况可提供存在酸碱失衡的线索，但是酸碱失衡的诊断有其自身规律和程序，即或临床表现不明显，若怀疑是否存在酸碱失衡，亦可监测血气和电解质，进行酸碱失衡的判断。反过来根据酸碱失衡的各种可能的病因，也有助于临床发现疾病和临床诊断。

（二）第二步：判定主要的（占优势的）酸碱失衡

单纯型酸碱失衡包括代酸、代碱、呼酸或呼碱，都只存在一种酸碱失衡，它是唯一起作用的即主要的酸碱失衡。混合型酸碱失衡同时存在两种或两种以上酸碱失衡。它们各自的严重程度、酸化和碱化的相加和（或）相消作用不同，血气只能反映其综合作用的相对优势和净结果。占优势的酸碱失衡对血气的影响最大，它就是主要酸碱失衡。当根据患者血气和电解质的检测值进行酸碱失衡诊断时，必须首先判定主要酸碱失衡作为起始步骤，然后根据需要再进行其他判断步骤，直到得出最后诊断。

主要酸碱失衡的判断是基于 Henderson – Hasselbalch 公式所表示的 pH、HCO_3^- 和 H_2CO_3（$PaCO_2$）三者间的动态变化关系。pH、HCO_3^- 和 H_2CO_3（$PaCO_2$）的变化特点是判断主要酸碱失衡的依据。

判断主要酸碱失衡的过程：①观察 pH 是否正常和变化方向，以推测［HCO_3^-］／H_2CO_3 比值的变化。②观察 HCO_3^- 和 $PaCO_2$ 两者的变化方向，并比较两者变化方向的异同。③比较 HCO_3^- 和 $PaCO_2$ 两者的变化方向与 pH 变化方向的异同。

值得注意的是，在判断主要酸碱失衡时，为了方便，常用 HCO_3^- 和 $PaCO_2$ 检测值的变化方向，例如同向变化或反向变化，没有提示酸化或碱化。实际上检测值的变化方向所反映的却是酸化或碱化。因此，只凭检测值的变化还不能判断是哪种酸碱失衡。还需要了解 HCO_3^- 和 $PaCO_2$ 检测值变化的实质意义，即趋向酸化或碱化（pH 和 HCO_3^- 都是增高为碱化，降低为酸化。$PaCO_2$ 增高为酸化，降低为碱化）。并观察两者各自趋向酸化或碱化的变化方向与 pH 的变酸（降低，<7.40）或变碱（升高，>7.40）的变化方向是同向或反向，才能确定。

从 Henderson – Hasselbalch 公式可知：HCO_3^- 降低（升高）是趋向酸化（碱化），若与 pH 的变酸（降低，<7.40）或变碱（升高，>7.40）的变化方向是同向，为代酸（代碱）；$PaCO_2$（$PaCO_2 \times 0.03 = H_2CO_3$）升高（降低）是趋向酸化（碱化），若与 pH 的变酸（降低，<7.40）或变碱（升高，>7.40）的变化方向是同向，为呼酸（呼碱）。

如果 HCO_3^- 和 $PaCO_2$ 两者的检测值呈同向变化（一方为酸化，另一方为碱化，即酸化与碱化呈反向变化），为一种酸碱失衡。再观察 HCO_3^- 和 $PaCO_2$ 各自酸化或碱化的变化方向与 pH 的酸化或碱化的变化方向是同向或反向。

例如：pH <7.40，HCO_3^- 和 $PaCO_2$ 同向降低，HCO_3^- 降低为趋向酸化，与 pH 降低（变酸）的变化方向为同向，提示为代酸。而 $PaCO_2$ 降低为趋向碱化，与 pH 降低（变酸）的变化方向为反向，属于继发性呼吸代偿。

如果 HCO_3^- 和 $PaCO_2$ 检测值的一方异常，另一方正常（当升不升，或当降不降），提示继发性代偿发生障碍；或两者呈反方向变化（当升反降，或当降反升），都是两联（两种）主要酸碱失衡。

在混合型酸碱失衡中，混合型代酸（高 AG 代酸和正常 AG 代酸）或混合型高 AG 代酸和代碱，都只使 HCO_3^- 发生原发性变化，而 $PaCO_2$ 的继发性代偿变化不受影响。其他类型的混合型酸碱失衡的［HCO_3^-］和 $PaCO_2$ 都发生原发性变化，使继发性代偿作用发生障碍。因而［HCO_3^-］与 $PaCO_2$ 变化值之间的关系是原发性变化。

1. pH 呈不同的变化，HCO_3^- 和（或）$PaCO_2$ 异常　根据 pH 的变化可分为以下三种情况：

（1）pH <7.40：提示［HCO_3^-］／［H_2CO_3］比值 <20/1，为酸中毒。［HCO_3^-］降低或 $PaCO_2$ 升高分别为代酸或呼酸。若［HCO_3^-］降低，而 $PaCO_2$ 正常或升高；或 $PaCO_2$ 升高，而［HCO_3^-］正常或降低，为代酸和呼酸。

（2）pH >7.40：提示［HCO_3^-］／H_2CO_3 比值 >20/1，为碱中毒。［HCO_3^-］升高或 $PaCO_2$ 降低分别为代碱或呼碱。若［HCO_3^-］升高，而 $PaCO_2$ 正常或降低；或 $PaCO_2$ 降低，而［HCO_3^-］正常或升

高，为代碱和呼碱。

在上述（1）和（2）情况下，若［HCO₃⁻］和PaCO₂呈同向变化，仅能判断为一种主要酸碱失衡。但是仍有可能是两联酸碱失衡。其［HCO₃⁻］和PaCO₂虽呈同向变化，却都是由原发性变化所引起的。在判断主要酸碱失衡的阶段并不能区分，需要进行到下一步骤，通过计算预计代偿范围值并与患者的PaCO₂（H₂CO₃）进行比较来确定。

（3）pH = 7.40：提示HCO₃⁻/H₂CO₃ = 20/1，而HCO₃⁻和PaCO₂异常，为混合型酸碱失衡，其酸化作用大致相当于碱化作用。因为除了在高原生活 >2周的慢性呼碱外，单纯型酸碱失衡的继发性代偿均不能使pH恢复到正常（7.40）。

根据患者的pH、HCO₃⁻和PaCO₂的变化情况，选择下述相应的判定组进行判断，见表3-2。

判断二联主要酸碱失衡可以省略进入第三步，加速诊断进程。经过对照观察，判断二联主要酸碱失衡与第三步这两种判断方法所得出的结果相同。但是二联主要酸碱失衡只能在上述条件下进行判断，并不能完全取代第三步。

表3-2 判定主要酸碱失衡

pH 7.40 (7.35~7.45)	［HCO₃⁻］/ ［H₂CO₃］ 20/1	HCO₃⁻ (mmol/L) 24 (22~25)	PaCO₂ (mmHg) 40 (35~45)	主要酸碱失衡▲	继续走向
<7.40 提示	<20/1	<22	<40	代酸	第3步
		>24	>45	呼酸	同上
		<22	≥40	代酸和呼酸	第4步
		≤24	>45	呼酸和代酸	同上
>7.40 提示	>20/1	>26	>40	代酸	第3步
		<24	<35	呼酸	第3步
		>26	≤40	代酸和呼酸	第5步
		≥24	<35	呼酸和代酸	同上
>7.40 提示	=20/1	>26	>45	代酸和呼酸	第5步
				呼酸和代酸	同上
		<22	<35	代酸和呼酸·	第4步
				（呼酸·和代酸）	第4步
		<22	<35	慢呼酸··	第4步

注：·不在高原生活，而且病程 <2周；

··高原生活 >2周，通气过度，患者无其他疾病和导致代酸的病因；

▲①呼酸或呼碱：根据病程 ≤6或 >12小时将所有的呼酸或呼碱分为急性或慢性。病程为6~12小时者，暂按急性处理，迄病程超过12小时后，再复查血气；

②呼酸（呼碱）和代酸，或呼酸（呼碱）和代碱，同上根据病程分为急、慢性呼酸（呼碱）和代酸或呼酸（呼碱）和代碱。然后都再走向下一诊断步骤，见表3-2。

2. pH、HCO₃⁻和PaCO₂均正常（血气完全正常） 根据AG、人血白蛋白和AGcorr进行判断，见表3-3。pH、HCO₃⁻和PaCO₂均正常时，二联主要酸碱失衡诊断，见图3-1。

表3-3 pH、HCO₃⁻和PaCO₂均正常时判断主要酸碱失衡

（1）白蛋白 = 35~50g/L（正常）

①AG >16mmol/L──→高AG代酸和正常白蛋白代碱（= 低氯代碱）

AG = Na⁺ -（HCO₃⁻ + Cl⁻），AG↑而HCO₃⁻正常，提示Cl⁻必低，为高AG代酸和低氯代碱

②AG ≤16mmol/L（正常）──→无酸碱失衡

（2）白蛋白 <35g/L ——→低白蛋白代碱→①或②

　　①AG >16mmol/L ——→高 AG 代酸、低白蛋白代碱和正常白蛋白代碱

　　②AG≤16mEq/L→AGcorr >16mEq/L ——→低白蛋白代碱和高 AG 代酸

若 AGcorr≤16mEq/L ——→低白蛋白代碱和正常 AG 代酸（即高 Cl 代酸）

（1）和（2）都是碱化作用 = 酸化作用

　　（1）白蛋白正常（35～50g/L）和 AG >16mEq/L：白蛋白正常而 AG >16mEq/L 提示体内的酸增加（高 AG 代酸），应等于 HCO₃⁻ 降低的 mEq/L。现在 AC 升高，而［HCO₃⁻］正常，提示存在使［HCO₃⁻］不降低（维持正常）的其他因素即低氯代碱。旁证：潜在［HCO₃⁻］（=［HCO₃⁻］+△AG↑）>26mEq/L。表示如果不存在高 AG 代酸时的［HCO₃⁻］>26mEq/L。为高 AG 代酸和正常白蛋白代碱（即低氯代碱）。

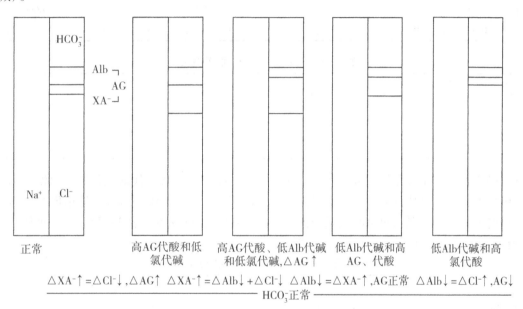

图 3-1　pH、HCO₃⁻ 和 PaCO₂ 均正常时，二联主要酸碱失衡

　　（2）白蛋白降低（<35g/L）和 AG 增高（>16mEq/L）：提示△AG↑↑ >△白蛋白↓，人血白蛋白的降低仅部分地掩盖高 AG（△AG↑↑ - △白蛋白↓ = △AG↑），故 AG 增高。在此情况下，HCO₃⁻ 应等值降低（△HCO₃⁻↓ = △AG↑）。本例的 HCO₃⁻ 却正常，表明尚存在使 HCO₃⁻ 增高（即使之不降低）的其他因素，就是正常白蛋白代碱（即低氯代碱）。为高 AG 代酸、低白蛋白代碱和正常白蛋白代碱。

　　（3）白蛋白降低（<35g/L），AG≤16mEq/L，AGcorr >16mEq/L：提示高 AG 被低白蛋白完全掩盖（△AG↑ = △白蛋白↓），故 AG 正常，［HCO₃⁻］也正常。但 AG（AGcorr）>16mEq/L，表明若不存在白蛋白降低（白蛋白正常）时的 AG >16mEq/L，证实存在高 AG 代酸。为低白蛋白代碱和高 AG 代酸。若 AGcorr≤16mEq/L，除外高 AG 代酸。表明尚存在使 HCO₃⁻ 降低（使之不增高）的其他因素，就是高氯代酸。为白蛋白代碱和正常 AG 代酸（即高 Cl 代酸）都是碱化作用≈酸化作用。

　　（4）AG≤16mEq/L→白蛋白正常（35～50g/L）：无酸碱失衡。

（三）第三步：判断单纯型或二联酸碱失衡

　　将代酸、代碱（或呼酸、呼碱）患者的△HCO₃⁻（或△PaCO₂）用表 3-4 的公式计算单纯型酸碱失衡的预计代偿范围值，再将患者的 PaCO₂（或 HCO₃⁻）与之比较即可诊断（见表 3-5）。在发病一定时间后，继发性 HCO₃⁻ 或 PaCO₂ 的变化超过或未达到预计代偿范围，或虽在该范围内若超过代偿限值，

均为二联酸碱失衡。但在一定时间之前，虽未达到代偿范围，可能尚未发挥到一定的代偿作用，不可误为混合型酸碱失衡，应过一段时间后再复查。

表 3-4　单纯型酸碱失衡的预计代偿应达范围

主要酸碱失衡	预计代偿应达范围	代偿所需时间	代偿限值
代酸	$PaCO_2 = 40 - (1 \sim 1.4) \times \Delta HCO_3^- \downarrow$	12 ~ 24 小时	10mmHg
代碱	$PaCO_2 = 40 + (0.4 \sim 0.9) \times \Delta HCO_3^- \uparrow$	12 ~ 24 小时	55mmHg
呼酸			
急性	$HCO_3^- = 24 + (0.025 \sim 0.175) \times \Delta PaCO_2 \uparrow$	数分钟至 6 小时	32mmol/L
慢性	$HCO_3^- = 24 + (0.25 \sim 0.55) \times \Delta PaCO_2 \uparrow$	>12 小时（3 ~ 4 天达充分代偿）	45mmol/L
呼碱			
急性	$HCO_3^- = 24 - (0.2 \sim 0.25) \times \Delta PaCO_2 \downarrow$	数分钟至 6 小时	18mmol/L
慢性	$HCO_3^- = 24 - (0.4 \sim 0.5) \times \Delta PaCO_2 \downarrow$	>12 小时（2 ~ 3 天达充分代偿）	12mmol/L

表 3-5　判定单纯型或二联酸碱失衡

主要酸碱失衡	$PaCO_2$	诊断	主要酸碱失衡	HCO_3^-	诊断
代酸或代碱	在预计代偿范围内	单纯型	呼酸或呼碱	在预计代偿范围内	单纯型
	> 预计代偿范围高值	合并呼酸		< 预计代偿范围低值	合并代酸
	< 预计代偿范围低值	合并呼碱		> 预计代偿范围高值	合并代碱

二联酸碱失衡在本步骤是指呼酸或呼碱合并一种代谢性酸碱失衡（代酸或代碱）。此外，还有二联代谢性酸碱失衡：①一种代酸合并另一种代酸（高 AG 代酸和正常 AG 代酸），见第四步（表 3-6）。②一种代碱合并另一种代碱（低 Alb 代碱和正常 Alb 代碱），见第五步（表 3-7）。③一种代酸（代碱）合并一种代碱（代酸），见第六步（见表 3-8）。

表 3-6　代谢性酸中毒的分类

1. 单纯型代酸
（1）AG > 16mmol/L ——→ 高 AG 代酸 ——→ 1）或 2）
1）Alb = 35 ~ 50g/L（正常）
①ΔAG↑ < ΔHCO_3^-↓↓ ——→（ΔHCO_3^-↓↓ - AG↑）> 5mmol/L ——→ 高 AG 代酸和正常 AG 代酸
若 ≤5mmol/L ——→ 高 AG 代酸
②ΔAG↑↑ > ΔHCO_3^- ——→ 高 AG 代酸 ——→ 第六步（表 3-8：1 组）
2）Alb < 35g/L ——→ 高 AG 代酸 ——→ 第六步（表 3-8：1 组）
（2）AC ≤ 16mmol/L ——→ Alb = 35 ~ 50g/L（正常）——→ 正常 AG 代酸（= 高 Cl 代酸）
若 Alb < 35g/L ——→ 正常 AG 代酸 ——→ 第六步（表 3-8：1 组）
2. 混合型呼酸（呼碱）和代酸［或代酸和呼酸（呼碱）］根据 AG 和血浆白蛋白进行判断
（1）AG ≤ 16mmol/L ——→ Alb = 35 ~ 50g/L ——→ 呼酸（呼碱）和正常 AG 代酸［或正常 AG 代酸和呼酸（呼碱）］——→ 第七步（表 3-9：4 组）
（2）AG > 16mmol/L ——→ 呼酸（呼碱）和高 AG 代酸［或高 AG 代酸和呼酸（呼碱）］——→ 第七步（表 3-9：3 组）

（1）计算单纯型酸碱失衡的预计代偿范围。

（2）区分单纯型或二联酸碱失衡。

①单纯型代酸→第四步；③呼酸（呼碱）和代酸→第四步；判断代酸性质

②单纯型代碱→第五步；④呼酸（呼碱）和代碱→第五步。判断代碱性质

（四）第四步：判断代谢性酸中毒的性质

首先根据 AG、人血白蛋白和 △AG↑与 △HCO_3^-↓变化值间的关系判断代酸的性质：高 AG 代酸、正常 AG 代酸、混合型高 AG 或正常 AG 代酸，见表 3-6。判断混合型高 AG 代酸和正常 AG 代酸所用

方法的解释见诊断指标（图 3 – 2）。怀疑合并代碱者继续下行判断。呼酸（呼碱）合并的代酸性质只判断到是高 AG 代酸或正常 AG 代酸，继续下行判断。

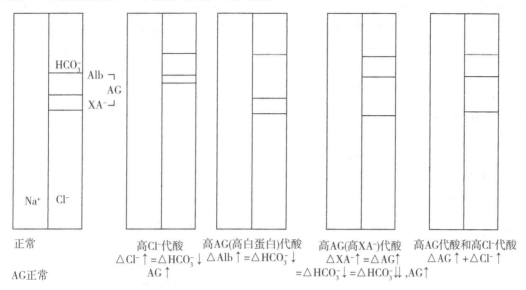

图 3 – 2　混合型高 AG 代酸和正常 AG 代酸

（五）第五步：判断代谢性碱中毒的性质

首先根据人血白蛋白和 HCO_3^- corr 判断代碱的性质：正常 Alb 代碱、低 Alb 代碱或混合型低 Alb 代碱和正常 Alb 代碱，见表 3 – 7。判断混合型低 Alb 代碱和正常 Alb 代碱所用判断方法的解释见诊断指标（图 3 – 3）。怀疑合并代酸者继续下行判断。呼酸（呼碱）合并的代碱性质只判断到是低白蛋白代碱或正常白蛋白代碱（即低氯代碱），继续下行判断。

表 3 – 7　判断代谢性碱中毒的性质

1. 单纯型代碱
　（1）Alb = 35 ~ 50g/L（正常）——→正常 Alb 代碱（即低氯代碱）——→第六步（表 3 – 8：2 组）
　（2）Alb < 35g/L
　　　①AG ≤ 16 AGcorr ≤ 16mmol/L ——→ HCO_3^- corr ≤ 26mmol/L ——→低 Alb 代碱
　　　（无高 AG 代酸）　　　　　若 HCO_3^- corr > 26mmol/L ——→低 Alb 代碱和正常 Alb 代碱
　　　②AG > 16 或 AG ≤ 16 ——→AGcorr > 16mmol/L ——→低 Alb 代碱——→第六步（表 3 – 8：2 组）
　　　　　　　　　　　　　　　（合并高 AG 代酸）

2. 混合型呼酸（呼碱）和代碱〔代碱和呼酸（呼碱）〕
　（1）Alb = 35 ~ 50g/L（正常）——→呼酸（呼碱）和正常 Alb 代碱〔正常 Alb 代碱和呼酸（呼碱）〕
　　　　　　　　　　　　　　　　——→第七步（表 3 – 9：1 组）
　（2）Alb < 35/L→呼酸（或呼碱）和低 Alb 代碱〔低 Alb 代碱和呼酸（或呼碱）〕
　　　　　　　　　　　　　　　　——→第七步（表 3 – 9：2 组）

（六）第六步：判断代酸合并代碱或代碱合并代酸

合并存在二种或三种代谢性酸碱失衡即二联或三联代谢性酸碱失衡（图 3 – 4）。包括：①高 AG 代酸和正常 Alb 代碱（低氯代碱），高 AG 代酸和低 Alb 代碱，高 AG 代酸、低 Alb 代碱和正常 Alb 代碱，高 AG 代酸、正常 AG 代酸（即高氯代酸）和低 Alb 代碱；②正常 AG 代酸和低 Alb 代碱；③正常 Alb 代碱和高 AG 代酸，低 Alb 代碱和高 AG 代酸，低 Alb 代碱、正常 Alb 代碱和高 AG 代酸。

由于酸化和碱化的相消作用的相对优势及其净结果的不同，HCO_3^- 可正常、增高或降低。继而 $PaCO_2$ 发生继发性代偿变化，pH 随之相应变化，见表 3 – 8。

表 3－8　判断代酸合并代碱或代碱合并代酸

酸碱失衡	判断	诊断
第1组　代谢性酸中毒		
1. 高 AG 代酸	(1) Alb = 35 ~ 50g/L（正常）→ΔAG↑↑ > ΔHCO$_3^-$↓ →（ΔAG↑↑ - ΔHCO$_3^-$↓）> 5mmol/L 若≤5mmol/L	+ 正常 Alb 代碱（即低氯代碱） 原诊断
	(2) Alb < 35g/L ①ΔAGcorr↑↑ > ΔHCO$_3^-$corr↓ —— （ΔAGcorr↑↑ - ΔHCO$_3^-$corr↓）> 5mmol/L ②ΔAGcorr↑ < ΔHCO$_3^-$corr↑↑ —— （ΔHCO$_3^-$corr↓↓ - ΔAGcorr↑）> 5mmol/L 若①或②≤5mmol/L	+ 低 Alb 代碱→①或② + 低 Alb 代碱和正常 Alb 代碱 + 低 Alb 代碱和正常 AG 代酸 原诊断
2. 正常 AG 代酸	AG≤16mmol/L ——→Alb < 35g/L ——→AGcorr > 16mmol/L 若 AGcorr≤16mmol/L	为低 Alb 代碱和高 AG 代酸（即高 Cl 代酸） + 低 Alb 代碱
第2组　代谢性碱中毒		
1.·正常 Alb 代碱（即低 Cl 代碱）	①AG > 16mmol/L ②AG≤16mmol/L	+ 高 AG 代酸 原诊断
2. 低 Alb 代碱	①AG > 16mmol/L ②AG≤16mmol/L ——→AGcorr > 16mmol/L	+ 高 AG 伐酸 ——→3 + 高 AG 代酸 ——→3
3. 低 Alb 代碱和高 AG 代酸	ΔAGcorr↑↑ > ΔHCO$_3^-$ corr↑↑ ——→ （ΔAGcorr↑↑ - ΔHCO$_3^-$corr↓）> 5mmol/L 若≤5mmol/L	+ 正常 Alb 代碱 原诊断

注：·正常 AG 代酸（即高 Cl 代酸）和·正常 Alb 代碱（即低 Cl 代碱）分别使 [Cl$^-$] 呈相反方向变化，（正常 AG 代酸→ [Cl$^-$]↑，正常 Alb 代碱→ [Cl$^-$]↓）。若两者同时存在，用血清电解质和血气难以诊断。

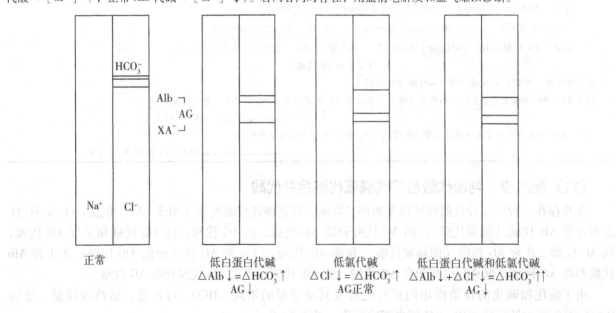

图 3－3　混合型低 Alb 代碱和正常 Alb 代碱

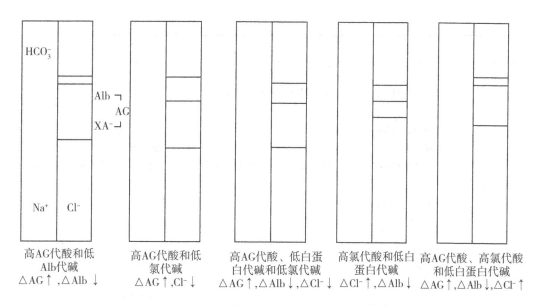

图 3-4　二联或三联代谢性酸碱失衡

（七）第七步：判定三联酸碱失衡

即呼酸或呼碱合并两种代谢性酸碱失衡，包括三类：①呼酸（呼碱）、高 AG 代酸和正常 Alb 代碱（低氯代碱）或低 Alb 代碱；②呼酸（呼碱）、正常 AG 代酸和低 Alb 代碱；③呼酸（呼碱）、高 AG 代酸和正常 AG 代酸。按主要酸碱失衡排序，两联酸碱失衡可有 16 种（见表 3-9）：①1~4：用 AG 判断；②5~8：用 AG 和 AGcor 判断；③9、11 和 12：将潜在 HCO$_3^-$ 与呼酸（呼碱）的预计代偿范围值比较进行判断；④10：高 AG 代酸和呼酸，其 PaCO$_2$≤45mmHg 者，不可能计算呼酸的预计代偿范围，根据人血白蛋白和△AG↑与△HCO$_3^-$↓变化值间的关系进行判断；⑤13~16：用 AG、人血白蛋白和 AG-corr 进行判断。

表 3-9　判断三联酸碱失衡

二联酸碱失衡	判断	诊断
第 1 组		
1. 呼酸和正常 Alb 代碱（即低氯代碱）	AG>16mmol/L	+高 AG 代酸
	若 AG≤16mmol/L	原诊断
2. 正常 Alb 代碱和代酸	同上	同上
3. 呼碱和正常 Alb 代碱	同上	同上
4. 正常 Alb 代碱和呼碱	同上	同上
第 2 组		
5. 呼酸和低 Alb 代碱	①AG>16mmol/L	+高 AG 代酸──→表 3-10：2 组
	②AG≤16mmol/L──→AGcorr>16mmol/L	+高 AG 代酸──→表 3-10：2 组
	若：AGcorr≤16mmol/L──→HCO$_3^-$corr>26mmol/L	+正常 AG 代碱（即低氯代碱）
	若 HCO$_3^-$corr<26mmol/L	原诊断
6. 低 Alb 代碱和呼酸	同上	同上
7. 呼碱和低 Alb 代碱	同上	同上
8. 低 Alb 代碱和呼碱	同上	同上

二联酸碱失衡	判断	诊断
第3组		
9. 呼酸和高 AG 代酸	(1) 潜在 HCO$_3^-$ > 呼酸（11，12 为呼碱）的预计代偿 范围高值——①或② ①Alb = 35 ~ 50g/L（正常） ②Alb < 35g/L (2) 潜在 HCO$_3^-$ < 呼酸（11；12 为呼碱）的预计代偿 范围低值 若（1）或（2）潜在 HCO$_3^-$ 在呼酸（11；12 为呼碱） 的预计代偿范围内	+ 正常 Alb 代碱 + 低 Alb 代碱——表3-10：2 组 + 正常 AG 代酸——表3-10：1 组 原诊断
10. 高 AG 代酸和呼酸	(1) Alb = 35 ~ 50g/L（正常） ①ΔAG↑↑ > ΔHCO$_3^-$ ——（ΔAG↑↑ - ΔHCO$_3^-$ ↓） > 5mmol/L ②ΔAG↑ < ΔHCO$_3^-$ ↓↓——（ΔHCO$_3^-$ ↓↓ - ΔAG↑） > 5mmol/L 若①或②≤5mmol/L (2) Alb < 35g/L	+ 正常 Alb 代碱 + 正常 AG 代酸 原诊断 + 低 Alb 代碱——表3-10：2 组
11. 呼碱和高 AG 代酸	同9	同9
12. 高 AG 代酸和呼碱	同9	同9
第4组		
13. 呼酸和正常 AG 代酸	(1) AG ≤ 16mmol/L ——Alb < 35g/L ——AGcorr ≤ 16mmol/L (2) AG ≤ 16mmol/L ——Alb < 35g/L ——AGcorr > 16mmol]/L 若（1）或（2）Alb = 35 ~ 50g/L	+ 低 Alb 代碱 呼酸、低 Alb 代碱和高 AG 代酸——表3-10： 2 组 原诊断
14. 正常 AG 代酸和呼酸	同上	同上
15. 呼碱和正常 AG 代酸	同上	同上
16. 正常 AG 代酸和呼碱	同上	同上

注：混合型呼酸和低 Alb 代碱时，PaGO$_2$ 和 ［HCO$_3^-$］ 都是原发性变化。AGcorr 和 HCO$_3^-$ corr 表示若不存在低白蛋白（白蛋白正常）时的 AG 和 HCO$_3^-$。AGcorr≤16，提示 AG 正常，除外高 AG 代酸。［HCO$_3^-$］ 没有受到 AG 变化的影响。HCO$_3^-$ corr > 26mEq/L 表示不存在低白蛋白（白蛋白正常）时 ［HCO$_3^-$］ 仍然高于正常，提示除出了低 Alb 代碱之外还存在使 ［HCO$_3^-$］ 增高的因素即低氯 - 代（即正常 Alb 代碱）。

由于是程序化的诊断方法，从第二步到第六步，酸碱失衡的诊断都是按各步骤得出诊断的先后进行排序。为了简化和统一命名，便于在下行步骤的表中查找，在完成本步骤的判断后，按临床惯用的排序方式书写诊断。规定如下：呼酸（呼碱）、代酸（高 AG 代酸、正常 AG 代酸或高 AG 和正常 AG 代酸）和代碱（低白蛋白代碱、正常白蛋白代碱或低白蛋白和正常白蛋白代碱）。第八步同此。

（八）第八步：判定四联酸碱失衡（表3-10）

即呼酸或呼碱合并三种代谢性酸碱失衡，包括两类：①呼酸（呼碱）、高 AG 代酸、正常 AG 代酸和低 Alb 代碱。②呼酸（呼碱）、高 AG 代酸、低 Alb 代碱和正常 Alb 代碱（低氯代碱）（或正常 AG 代酸。进入本阶段的三联酸碱失衡有4 种，用人血白蛋白或 ΔAGcorr↑ 与 ΔHCO$_3^-$ corr↓ 变化值间的关系进行判断。

表3-10 判断四联酸碱失衡

三联酸碱失衡	判断	诊断
第1组		
1. 呼酸，高 AG 代酸和正常 AG 代酸	Alb < 35g/L 若 Alb = 35 ~ 50g/L	+ 低 Alb 碱 原诊断
2. 呼碱，高 AG 代酸和正常 AG 代酸	同上	同上
第2组		
1. 呼酸，高 AG 代酸和低 Allb 代碱	(1) $\Delta AGcorr \uparrow \uparrow > \Delta HCO_3^- corr \downarrow \longrightarrow$ ($\Delta AGcorr$ $\uparrow \uparrow - \Delta HCO_3^- coor \downarrow$) > 5mmol/L (2) $\Delta AGcorr \uparrow < \Delta HCO_3^- corr \downarrow \downarrow \longrightarrow$ ($\Delta HCO_3^- corr$ $\downarrow \downarrow - \Delta AGcorr \uparrow$) > 5mmol/L 若 (1) 或 (2) ≤5mmol/L	+ 正常 Alb 代碱 + 正常 AG 代酸 原诊断
2. 呼碱，高 AG 代酸和低 Alb 代碱	同上	同上

六、酸碱失衡的血液酸碱度变化的命名

在完成各种类型酸碱失衡的判断后，都需要根据血液 pH 进行血液酸碱度变化的命名（表3-11）。

表3-11 根据血液 pH 进行血液酸碱度变化的命名

1. 单纯型酸中毒（碱中毒）
(1) pH < 7.35 (> 7.45) ——部分代偿性 + 原诊断名
(2) pH7.35 ~ 7.45 ——完全代偿性 + 原诊断名
2. 混合型酸碱失衡（包括二、三或四联）
(1) 酸中毒 + 酸中毒 ①pH < 7.35→原诊断名，酸血症 ②pH7.35 ~ 7.45→原诊断名，pH 正常
(2) 碱中毒 + 碱中毒 ①pH > 7.45→原诊断名，碱血症 ②pH7.35 ~ 7.45→原诊断名，pH 正常
(3) 酸中毒 + 碱中毒 ①pH < 7.35→原诊断名，酸血症 ②pH > 7.45→原诊断名，碱血症
③pH7.35 ~ 7.45→原诊断名，pH 正常

由于混合型高 AG 代酸和正常代谢性酸碱失衡，AG 代酸、混合型高 AG 代酸和代碱或正常 AG 代酸和低 Alb 代碱时继发性呼吸代偿功能并无障碍，因此它们的血液酸碱变化的命名方式与单纯型相同。

（曹 娜）

第二节 新生儿液体疗法

新生儿的生理状态及某些疾病与婴幼儿有所不同，液体应用广泛，体液的总量、分布及肾功能均有其特殊性，尤其极低出生体重儿，如补液不当往往会导致症状性动脉导管开放、充血性心力衰竭、支气管肺发育不良（BPD）及脑室内出血等，故临床医师必须掌握正确的液体治疗。

（一）新生儿体液特点

1. 液体总量、分布及生后体液的变化 新生儿液体总量多，妊娠周龄越小所占比例越多，其中细胞外液占体液中的比例亦越大，如足月儿总体液占78%，细胞外液占总体液的45%；而28周龄者总体液占84%，细胞外液则占57%。

生后发生利尿排出体内较多水分故有体重下降现象，足月儿可损失体重的5% ~ 10%，早产儿可损失体重的15%，生后第57天时降至最低，10天后逐渐上升至出生体重，妊娠周数越小者体重下降越多（表3-12），需恢复至出生体重的时间越长。小于胎龄儿细胞外液较少，生后体重下降可不明显。

表 3 - 12　不同妊娠周数体重下降百分率

妊娠周数	体重下降（%）	妊娠周数	体重下降（%）
26	15~20	34	8~10
30	10~15	38	5~10

2. 生后水丢失途径

（1）肾：随着胎龄增加肾功能渐趋成熟，新生儿尤其极低出生体重儿肾功能不成熟表现在：①肾小球滤过率低；②近及远端肾小管对钠重吸收差；③浓缩及稀释功能较差，尤其浓缩功能；④肾对碳酸氢钠、氢、钾离子分泌少。

早产儿在进行液体治疗时短期内不能接受过多水分，因肾脏浓缩功能差，对水、钠的重吸收差容易造成液体不足及血清钠偏低，早产儿每天每公斤体重所需液体及钠量均需略多于足月儿。人乳喂养者溶质量较少，平均尿量每小时 2.5mL/kg。

（2）肾外丢失

1）不显性失水（insensible water loss，IWL）：早产儿由于体表面积大，皮肤薄，角质层发育不完善，不显性失水量多。<1 000g者每小时平均丢失约 2.7mL/kg，1 000~1 500g者每小时平均丢失为 1.7~2.3mL/kg，1 500~2 500g者每小时平均丢失为 1~1.7mL/kg，>2 500g者每小时平均丢失为 0.7mL/kg。环境温度高于中性环境温度时IWL增多，当>35℃时IWL可增高 3 倍。用光疗及开放式辐射床时各可增加 IWL 50% 左右，多活动多哭吵时可增加至 70%，湿化吸氧及用热罩时各可减少约 30%。

2）其他途径丢失：如创口渗液、腹泻时大便丢失、胃肠引流液、造瘘液、腹腔渗液及胸腔引流液丢失等。

（二）维持液及电解质需要量

1. 维持液需要量　维持液是补充正常体液消耗和生长所需量，正常情况下包括不显性失水、尿及大便三部分。新生儿每天实际所需液量与妊娠周数、出生体重、生后日龄、环境温度及湿度、婴儿活动度、光疗及辐射床等因素有关，给液时必须将上述因素计算在内。生后 2 周内所需的液量见表 3 - 13。

表 3 - 13　不同出生体重儿生后 2 周内所需液量

出生体重（g）	第 1~2 天 [ml/（kg·d）]	第 3~14 天 [ml/（kg·d）]
750~1 000	100	130~150
1 001~1 250	90	120~150
1 251~1 500	90	110~140
1 501~2 500	80	100~120
>2 500	70	80~100

2. 电解质　电解质主要通过尿液排泄，生后第 1 天尿少，电解质排出不多，所给液体可不含电解质，第 2 天开始需钠量：足月儿 2~3mmoL/（kg·d），早产儿（<32 周）2~5mmol（kg·d），需钾量均为 2~3mmol/（kg·d）。新生儿并不需要常规补钙，除非有明显的低钙症状。

（三）液体疗法时的监测及注意点

1. 监测　进行液体治疗时除定期作体格检查以评估有无液体过多（眼睑周围水肿）及液体不足（黏膜干燥、眶部凹陷等）表现外，尚需监测以下项目。

（1）体重变化：反映体内总液量，每天固定时间、空腹、裸体测体重至少 1 次。

（2）计算每天的总进出量（极低出生体重儿及水、电解质有失衡倾向者，必要时每 8 小时计算一次），正常情况下每小时尿量为 1~3mL/kg。

（3）皮肤黏膜变化：新生儿皮肤弹性、前囟凹陷及黏膜湿润度不一定能敏感提示水或电解质失衡现象。

（4）心血管症状：心动过速示细胞外液过量或血容量过少，毛细血管再充盈时间延长提示心输出量减少或血管收缩，血压改变常提示心搏出量降低。

2. 实验室检查

（1）血清电解质：每天至少 1 次（测定血 K^+、Na^+），为制订液体治疗计划时参考。早产儿血钠常偏低，根据不同临床情况有时需测 Cl^-、Ca^{2+}、K^+ 等。

（2）尿比重：每天 1 次，最好维持在 1.008 ~ 1.012。

（3）血液酸碱平衡监测：血液 pH、HCO_3^-、BE 及 $PaCO_2$ 等，可间接反映血管内容量情况，当容量不足、组织灌流差时常出现代谢性酸中毒。

（4）血细胞比容：可作为液体治疗的参考，液量不足时有血细胞比容上升现象。

（5）血糖及尿糖：尤其对低出生体重儿可作为调整输糖速率之用。

（6）血浆渗透压：可反映细胞外液的张力，新生儿正常值为 270 ~ 90mOsm/L，出生 1 周后可用下列公式计算：

$$血浆渗透压 = 2 \times Na^+ + \frac{血葡萄糖}{18} + \frac{BUN}{2.8}$$

此处 Na^+ 以 mmol/L 计算，BUN（尿素氮）及葡萄糖以 mg/dl 计算。

3. 注意点

（1）静脉补液速度：不同临床情况补液速度应不同，必须用输液泵在一定时间内按一定速度输入，脱水、休克者必须按一定速度重建容量，维持液应在 24 小时内匀速输入，短期内给液过多会引起动脉导管开放、心力衰竭及肺水肿。

（2）葡萄糖液的应用：生后第 1 天的足月儿用 10% 葡萄糖液，早产儿无低血糖时葡萄糖输入速率应每分钟 4 ~ 6mg/kg，给糖浓度过高、速度过快除引起高血糖外，更因肾糖阈低易发生糖利尿而造成脱水。

（3）碱性液的应用：新生儿感染或脱水时，常因进入液量及热卡不足而产生代谢性酸中毒，当 pH <7.2，BE > -8mmol/L 时需以碳酸氢钠纠正，不用 5% 碳酸氢钠直接静脉推注，需稀释后输入，每分钟速度不超过 1mmol/L。极低出生体重儿最好稀释至等渗液后，于 30 分钟慢速静脉输入，速度过快或浓度太高会因渗透压波动而导致脑室内出血。

（4）热卡供应：短期内采用静脉补液时，如置于中性环境温度中，每天至少供给 210 ~ 250kj/kg 的基础热卡，如液量已足而热卡不足时，机体将动用蛋白质补充不足之热卡，此时体重的下降并非液量不足而是蛋白质被消耗之故。

（四）几种特殊情况的液体治疗

1. 极低出生体重儿液体治疗中需注意的问题

（1）出生后因利尿所引起的变化：出生后第 2 ~ 3 天（利尿期）以及生后第 4 ~ 5 天（利尿后期），利尿较多时水丢失多偶见高钠血症，治疗时必须定期监测血清钠。

（2）糖耐受性差：在静脉输糖时应注，意浓度及速度并监测血糖，一般糖浓度为 5% ~ 10%，速度（无低血糖时）为 4 ~ 6mg/（kg·min）。

（3）非少尿性高血钾：出生后的 1 ~ 2 天可因肾小球滤过率较低及 $Na^+ - K^+ - ATP$ 酶活力低等因素，可导致 K^+ 自细胞内向细胞外转移。

（4）晚发性低钠血症：常发生于生后 6 ~ 8 周，因生长迅速肾小管功能不成熟对滤过 Na^+ 重吸收不良所致。

2. 呼吸窘迫综合征 呼吸窘迫综合征患儿在低氧、酸中毒状态下，肾血流减少，肾小球滤过率降低，当采用正压通气或并发气胸时抗利尿激素分泌增加导致水分滞留，每天的维持液量应适当减少，待生后第 2 ~ 3 天利尿开始临床症状好转后液量才可增加至 120mL/（kg·d），但一般不超过 150mL/（kg·d）。给液过多，动脉导管开放的机会增加，并可并发坏死性小肠结肠炎或支气管肺发育不良（BPD）。因患儿常同时存在呼吸及代谢性酸中毒，如以代谢性酸中毒为主时，必须补以碱性溶液纠正酸中毒，所需碳酸氢钠量（mmol/L）＝－BE×体重（kg）×0.5，为避免因渗透压的迅速变化引起脑室内出血，其速度及浓度均需按上述原则补入。呼吸窘迫综合征患儿的利尿期较生理性利尿略迟，近年来多不主张在少尿期内用呋塞米治疗，因呋塞米可能会增加前列腺素 E_2 的分泌而促使动脉导管开放。

3. 围生期窒息　围生期窒息患儿常有脑、心、肾的缺氧、缺血性损害，严重病例有急性肾小管坏死、肾衰竭及心搏出量降低，并因常有抗利尿激素分泌过多的水滞留现象，故应限制液体入量，过去认为生后第 1 天仅补不显性失水及尿量，使细胞外液容量缩减。目前推荐第 1 天总液量为 60mL/kg，第 2 天根据尿量可增加液体至 60 ~ 80mL/kg，第 3 天如尿量正常即可给生理维持量。窒息后血糖短期上升后即迅速下降；为减少脑损害应监测血糖，使血糖维持在正常水平，有明显代谢性酸中毒时应予以纠正。严重窒息有急性肾衰竭者，应按肾衰竭原则补液，仅补不显性失水（IWL）＋前一天尿量，少尿期不给含钾液（除非血钾 <3.5mmol/L），少尿期后出现多尿而体重下降，需重新调整液体入量及电解质量。

4. 腹泻脱水的液体治疗　原则与儿科患儿相同，每日总液量应包括累积损失、生理维持及继续丢失三部分。累积损失量应根据脱水所致的临床症状及体重损失计算，体重损失占原有体重 5% 时为轻度脱水，约丢失 50mL/kg；占原有体重 10% 为中度脱水，约丢失 100mL/kg；占原有体重 15% 为重度脱水，约丢失 150mL/kg。生理维持量以每天 100mL/kg 计算。新生儿因肾浓缩功能差，腹泻时短期内即可发展成严重脱水，故中、重度脱水应迅速静脉内重建容量。扩容液中如不含碱性液时，常因血液中碳酸氢盐的稀释有时反而有酸中毒加重现象，故扩容液中常需加入适量碱性溶液。

新生儿腹泻脱水者，不主张口服补液，提倡静脉补液。液体选择：严重血容量不足休克时，应先以 20mL/kg 等渗晶体液 30 分钟扩容，扩容液可重复应用至脉搏、灌流情况好转。必要时在晶体液扩容后可用胶体液 10mL/kg，此后根据血清钠值选择溶液性质（包括累积损失量及生理维持量）（表 3 - 14）。补液速度：等渗及低渗性脱水时，除扩容液外，其余液体（扣除扩容液后的累积损失量及生理维持量）于 24 小时内均匀输入。前 8 小时的继续丢失量应在后 8 小时内补入。高渗性脱水时，第 1 个 24 小时内仅补累积损失量的 1/2 及生理维持量，第 2 个 24 小时内补完全部累积量。

表 3 - 14　脱水时溶液的选择

测得的血清 Na^+ 值（mmol/L） >150	130 ~ 150	120 ~ 130	< 120
补充溶液中的含钠量（mmol/L） 30 ~ 40	50 ~ 60	70 ~ 80	80 ~ 100
1/5 ~ 1/4 张液	1/3 张液	1/2 张液	2/3 张液
Na^+ = 31 ~ 38	Na^+ = 56	Na^+ = 77	Na^+ = 100

5. 幽门肥大性狭窄　因反复呕吐，可导致水、电解质的丢失，严重幽门梗阻者除脱水外有低血氯、低血钾及代谢性碱中毒。碱中毒时临床可表现为淡漠、低通气，某些婴儿可出现手足搐搦。静脉补液时应根据血电解质测定及时补充氯、钾的丢失，补液开始即可应用 5% 葡萄糖盐水。手术前患儿需禁食，纠正脱水、酸碱及电解质失衡后才可行手术或腹腔镜治疗。

6. 抗利尿激素不适当分泌综合征（SIADH）　特征为低钠血症，细胞外液不减少，尿钠 >20mmol/L。产生因素有：①中枢感染、脑外伤、颅内出血等，使下丘脑抗利尿激素分泌增多；②肺炎、气胸或机械通气时，因自肺回流入左房的血量减少，反射性的使 ADH 分泌增多，此外肺部感染本身可使 ADH 分泌增加；③高应激状态使血浆 ADH 分泌增多。治疗应限制入液量（当血 Na^+ <120mmol/L 且有神经系统症状时），亦可用呋塞米 1mg/kg 静脉注入，每 8 ~ 12 小时 1 次，并可同时用 3% NaCl 1 ~ 3mL/kg，同时监测血钠，当 Na^+ >120mmol/L、神经系统症状好转后限制入量即可。

7. 败血症休克与 NEC 时的液体治疗　败血症及 NEC 可发展至休克，由于内毒素对心脏的抑制，血管活性物质如 NO、血清素、前列腺素、组织胺等的释放，导致周围血管阻力降低，血液重新分配致相对性低血容量；又因炎症、毛细血管渗漏液体可漏至间质、肠壁、腹膜腔及小肠腔内，当病情进展至 DIC 时有血小板减少，皮肤、黏膜、肠腔出血并可造成严重休克。治疗首先应给予容量复苏，先快速推注 10mL/kg 等渗晶体液（10 ~ 20 分钟），以后可重复应用至组织灌注改善（1 小时内可用至 60mL/kg），尿量逐渐增加，意识反应好转为止。治疗过程中最好监测 CVP 使维持于 5 ~ 8mmHg，开始扩容时不用白蛋白，新鲜冷冻血浆仅用于凝血功能异常时。

8. 慢性肺部疾病时的液体治疗　慢性肺部疾病开始时应适当限制液体摄入，避免容量过多致肺部情况恶化，维持每小时排尿量 >1mL/kg，维持血钠水平于 140 ~ 145mmol/L 即可。因慢性肺部疾病时常有肺液滞留，利尿可不同程度减轻肺间质液及支气管周围液，可使呼吸窘迫症状好转、肺顺应性改善及气道阻力下降，使用利尿剂 1 周时往往作用最大。由于利尿剂的应用常会导致低血钾、低血氯甚至代谢性碱中毒，当 pH >7.45 时可能会导致神经性低通气，治疗中应注意血气及电解质的监测，必要时减少利尿剂用量及增加钾摄入，以后为满足生长需要热量，每天每公斤可用 130 ~ 150mL 的液量。

9. 先天性肾上腺皮质增生症　因缺乏 21 - 羟化酶，醛固酮不足致肾严重失钠，典型患儿常有脱水、严重低血钠及高钾血症，并伴有代谢性酸中毒等。生后 1 ~ 3 周时常出现失盐危象，治疗需根据脱水程度及电解质失衡情况进行补液，可用较多的生理盐水，必要时可补3% 氯化钠，使血钠上升至 125mmol/L。当血钾 >7mmol/L 时可用葡萄糖 0.5g/kg 及胰岛素 0.1U/kg，酸中毒时用碳酸氢钠 1 ~ 2mmol/kg，补液及补钠常需较长时间，待电解质失衡情况好转后即用盐皮质激素替代治疗，如用盐皮质激素不能恢复肾上腺皮质功能时可加用糖皮质激素。

（曹　娜）

第三节　新生儿换血疗法

换血疗法主要用于去除体内过高的非结合胆红素，使其下降至安全水平，此外亦可纠正贫血、治疗严重败血症及药物中毒等。

一、适应证

1. 去除积聚在血液中不能用其他方法消除的毒素（其他方法如利尿、透析或螯合剂）
（1）异常升高的代谢产物如胆红素、氨、氨基酸等。考虑换血的胆红素水平见表 3 - 15。
（2）药物过量。
（3）细菌毒素。

表 3 - 15　新生儿提示换血的胆红素水平（μmol/L）

	<1 000g	1 000 ~ 1 500g	1 500 ~ 2 500g	>2 500g
健康儿	171（10）	239（14）	307（18）	342（20）
高危儿	171（10）	205（12）	274（16）	307（18）

注：表中括号中的单位为 mg/dl。

2. 调整血红蛋白水平
（1）正常容量或高容量性严重贫血。
（2）红细胞增多症。
3. 调整抗体 - 抗原水平
（1）移除同族免疫抗体及附有抗体的红细胞。
（2）移除来自母体的自身免疫抗体。
（3）使严重败血症患儿增加免疫抗体。
4. 治疗凝血缺陷病　尤其当以单一成分输血不能纠正时。
5. 提高血液对氧的释放能力　氧合受严重影响的疾病而以胎儿血红蛋白占优势者，需以增加 2, 3 - 二磷酸甘油酯来逆转组织低氧。

二、禁忌证

凡影响换血时放置插管的因素如脐疝、脐炎、脐膨出、坏死性小肠、结肠炎及腹膜炎等。

三、物品准备

（1）辐射加温床、体温表、心肺监护仪、血压监测仪、复苏器及药品等。

（2）婴儿约束带、胃管、吸引装置。

（3）放置脐动、静脉插管的全套消毒设备（8Fr或5Fr的脐血管插管1~2根或前端3cm处开有2~3个交错小孔的硅橡胶管、能锁三通接头3个、血管钳3把、持针钳1把、蚊式钳2把、手术刀、缝针、丝线、结扎线及消毒布巾等）。

（4）静脉测压装置。

（5）换血用器皿：无菌输血点滴瓶1个、滤血漏斗2个、20mL注射器20~30副、放置废血用容器1个及静脉输液接管等。

（6）1U/ml肝素、0.9%盐水溶液、5%葡萄糖注射液及10%葡萄糖酸钙注射液等。

（7）注射器及采血玻璃管若干。

（8）换血用血制品。

四、血制品准备

1. 换血用血制品选择

（1）Rh血型不合时血型选择原则为Rh系统与母同型，ABO系统与婴儿同型血（表3-16）。

（2）ABO溶血病用O型红细胞与AB型血浆等份混悬液（或O型血其抗A抗B效价<1：32）。

（3）其他疾病：如Coombs试验阴性的高胆红素血症、败血症等用Rh及ABO血型均与婴儿相同的全血。

表3-16　Rh血型不合换血的血型选择

血型		换血的血型	换血用血液
母	子		
A	A	O型Rh（-）	全血
O	O	O型Rh（-）	全血
O	A	O型Rh（-）	红细胞+AB型血浆
O	B	O型Rh（-）	红细胞+AB型血浆
AB	A	A型Rh（-）	全血
AB	B	B型Rh（-）	全血

2. 确定换血所需血量　根据不同疾病确定换入血量。

（1）双倍量换血：用于血型不合所致高胆红素血症，所需血量=2×80mL×体重（kg），Rh血型不合有严重贫血时需先以浓缩红细胞作部分换血，待患儿稳定后再以全血换血。

（2）单倍量换血：用于凝血缺陷病、败血症等。

（3）部分换血：用于红细胞增多症及贫血。贫血换血时所需浓缩红细胞量计算公式：

$$= \frac{婴儿总血量 \times [要求Hb（g/L）-测得Hb（g/L）]}{浓缩红细胞Hb（g/L）-测得Hb（g/L）}$$

婴儿总血量=80mL×体重（kg），浓缩红细胞=220g/L（22g/dl）。

3. 抗凝剂

（1）肝素抗凝血：每100mL中加肝素3~4mg，换血结束时需按换入血中所含肝素量的1/2用鱼精蛋白中和，肝素血的贮存不能超过24小时。

（2）枸橼酸抗凝血：每100mL中含葡萄糖2.45g，因葡萄糖含量较高，刺激胰岛素分泌后会造成反应性低血糖，换血用血最好为新鲜血，一般不用超过3天的库血。

4. 献血员应经血库筛选　同族免疫溶血病时献血员应与母血清及婴儿血作交叉配合。

五、注意

（1）开始换血前必须稳定患儿，换血后必须密切监护，换血过程中必须详细记录每次进、出血量及液量，并记录生命体征及尿量。

（2）换血不能仓促进行，速度太快会影响效果及导致严重并发症，患儿不稳定时应停止或减慢换血速度。

（3）换血过程中当抽血不顺利时首先应检查插管位置及有无堵塞，切忌用力推注液体或血液。

（4）操作暂停时应将插管中血液以肝素生理盐水冲洗干净。

（5）用钙剂前应先用肝素生理盐水冲洗插管或自另外静脉通路输入钙剂。

六、术前准备

（1）禁食一次，抽出胃内容物，肌注苯巴比妥钠 10mg/kg，置患儿于辐射保温床上约束四肢。

（2）高胆红素血症，无心力衰竭者换血前 1 小时用白蛋白 1g/kg 静脉慢注。Rh 溶血病有严重贫血时应先以浓缩红细胞作部分换血，待血色素上升至 120g/L 以上时再行双倍量全血换血。

（3）以碘酒、乙醇常规消毒腹部皮肤，脐凹褶处必须彻底消毒。

七、换血步骤

对于新生儿，通常采用脐静脉和（或）外周静脉进行换血。脐静脉是新生儿生后数日内进行插管的血管通路。如换血时（双管同步法）需脐动脉插管，则脐动脉只是用于抽血，对于极低出生体重儿可能需通过桡动脉抽血。同时也可以采用双管外周通路同时换血法。

1. 单管交替换血法

（1）作脐静脉插管：以 8Fr 脐插管或顶端具小孔之硅橡胶管，可直接自脐带断端插入（脐静脉位于断面的 12 点钟处），亦可在脐上 1cm 处作皮肤横切口分离出脐静脉后插入（脐静脉人脐轮后位于正中线）插管进腹壁后呈 60°角向上，进入 5～6cm 处能顺利抽得血液即可（不能将插管管顶置于肝或门静脉）。

（2）脐插管与血液通路连接：以大字形五通活塞与脐插管相连最佳，抽血与注血可同时进行，既方便又省时，如无大字形五通开关时亦可用 2 个或 3 个三通开关与脐插管及换血瓶相连。先将 3 个三通开关串联，第 1 个三通接脐静脉插管，作为抽出患儿血液用，第 2 个三通接装有肝素生理盐水注射器作为推注肝素用，第 3 个三通接换入血源，作为抽取换入血用。

（3）测脐静脉压：正常为 4～8cmH$_2$O（0.39～0.78kPa），每换 100mL 血应测脐静脉压一次，根据压力调整进、出血量，压力 >8cmH$_2$O（0.78kPa）示血量过多，宜多抽少进，压力低时宜多进少抽，一般出入量差应 <20mL。

（4）换血速度：一般以 2～4mL/（kg·min）速度匀速进行，开始以每次 10mL 等量换血，以后每次 20mL 等量换血，双倍量换血总时间不少于 1.5 小时。极低出生体重儿每次进、出血量应更少，速度应更慢。

（5）换血始、末的血标本应测胆红素、Hb、血细胞比容、血糖，必要时测血钙及电解质。

（6）换血过程中如有激惹、心电图改变等低钙症状时，应补入 10% 葡萄糖酸钙 1～2mL/kg，静脉慢注。

（7）换血结束压迫脐静脉缝合皮肤切口以免出血。

2. 双管同步换血法　需要两条血管通路，同时连续地抽血。通常采用脐动脉用于抽血，脐静脉用于输血；或用脐静脉抽血，同时由外周静脉输入血液。抽出血与输入血几乎等量。双管同步法具有血流动力学变化小，以及消除了由单管交替换血时易存在的无效腔等优点，理论上较单管换血更有效。

八、换血后注意

（1）换血后每隔半小时测生命体征 1 次，共 4 次，以后改每 2 小时测 1 次，共 4 次，注意心功能情况。

（2）换血后的4小时内每隔1~2小时测血糖一次，以及时发现低血糖。

（3）胆红素血症换血后应每4小时测血清胆红素，当其复跳至342μmol/L（20mg/dl）以上时，考虑再次换血。

（4）术后3~5天每隔1~2天验血常规1次，当Hb＜100g/L时需输入与换入血型相同的浓缩红细胞。

（5）注意切口感染及出血。

（6）情况稳定，换血后8小时开始喂奶。

九、换血并发症

1. 血制品所致并发症　传播感染，如乙型肝炎、巨细胞病毒感染、人免疫缺陷病毒感染（AIDS）、梅毒及细菌等，输血所致的溶血样反应及移植物抗宿主反应等。

2. 心血管并发症　换血过程中偶可发生心律失常或心搏停止，进入血量过多会导致心力衰竭，换血时不慎大量空气进入血循环时因气栓心搏可突然停止。

3. 代谢及电解质失衡　低血糖、低血钙、低血镁、高血钾及酸中毒。

4. 与技术操作及插管有关的并发症　肠道缺血所致的坏死性小肠炎、肠穿孔、门脉气栓、肝坏死等。

（尹同进）

第四节　新生儿动脉穿刺

（一）适应证

（1）获动脉血气标本。

（2）无法获得静脉血及毛细血管血标本时。

（二）禁忌证

（1）凝血缺陷病。

（2）四肢循环不良者。

（3）局部有感染时。

（4）桡动脉或足背动脉侧支循环不良者，股动脉一般不作动脉穿刺采血用。

（三）注意

（1）选用最细针头，尽量减少血管壁损伤。

（2）避免垂直穿透双侧动脉壁。

（3）操作结束必须按压至完全止血。

（4）穿刺结束后需检查穿刺动脉远端之循环情况（包括皮肤色泽 - 脉搏、毛细血管充盈时间等），应注意有无供血不良现象。

（5）穿刺动脉选择：一般采用周围动脉，首选桡动脉，其次为颞动脉、足背动脉及胫后动脉，仅在急诊情况下最后考虑肱动脉。

（四）材料

23~25号静脉穿刺针（或最细头皮针），1mL抽血针筒，消毒皮肤物品及干棉球。

（五）穿刺要点

（1）穿刺方向应直接对向血流。

（2）浅表动脉采取15°~25°角，针头斜面向上刺入。

（3）深部动脉采取45°角，针头斜面向下刺入。

（4）穿入皮肤后应以最小损伤刺入动脉。

（5）首次穿刺失败需重复穿刺时，应更换新针及重新消毒。

（六）桡动脉穿刺术（图3-5）

（1）做 Allen 试验。

（2）手掌向上，伸展腕部，勿过度伸展以免动脉受压。

（3）消毒皮肤。

（4）于手腕横纹线上针头对向桡动脉血流方向，与皮肤呈45°角，针头斜面向上刺入，极低体重儿以15°～25°角斜面向下刺入，进针至遇骨阻力或血液回出。当穿刺针完全插入仍未见回血时慢慢退出针头至皮下重新进针至血液回出。

（5）收集血标本后，移除针头压迫止血，检查穿刺远端循环灌流。

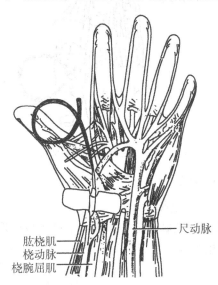

尺动脉

肱桡肌
桡动脉
桡腕屈肌

图3-5　桡动脉穿刺部位

（七）颞动脉穿刺（图3-6）

（1）耳屏前触及颞动脉搏动（可选择前或顶支）。

（2）消毒局部皮肤。

（3）针与皮肤呈15°～25°角，针头朝向动脉血流方向刺入。

（4）其他步骤与桡动脉穿刺相同。

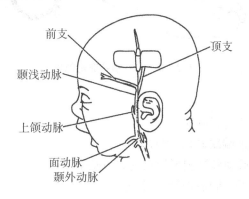

前支
顶支
颞浅动脉
上颌动脉
面动脉
颞外动脉

图3-6　颞动脉穿刺部位

（八）足背动脉穿刺（图 3 - 7）

（1）于足背部（足背伸蹋长肌与伸趾长肌肌腱间）触及足背动脉搏动之最强点。

（2）针与皮肤呈 15°～25°角，针头朝向动脉血流，斜面向下刺入皮肤取血。

（3）其他步骤与桡动脉穿刺相同。

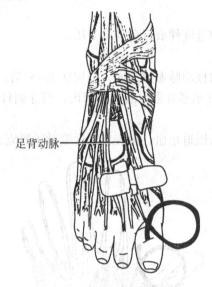

足背动脉

图 3 - 7　足背动脉穿刺部位

（九）胫后动脉穿刺（图 3 - 8）

（1）于跟腱及内踝间触及胫后动脉之搏动。

（2）针与皮肤呈 45°角，针头朝向动脉血流，斜面向上刺入皮肤取血。

（3）其余步骤与桡动脉穿刺相同。

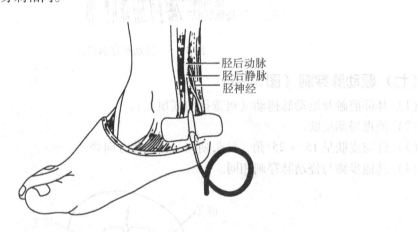

胫后动脉
胫后静脉
胫神经

图 3 - 8　胫后动脉穿刺部位

（十）并发症

（1）止血不良或损伤动脉壁引起血肿。

（2）缺血（动脉痉挛引起远端缺血）、血栓。

（3）感染：骨髓炎，尤其股动脉穿刺可导致髋关节感染。

（4）神经损伤（如正中神经、胫后神经、股神经）。

（尹同进）

第五节 脐动、静脉插管

（一）脐动脉插管

1. 适应证

（1）需要频繁监测动脉血气者。

（2）需要持续监测中心动脉血压者。

（3）外周静脉输液有困难时作为维持输液用。

（4）快速换血用。

（5）血管造影用。

2. 禁忌证

（1）下肢或臀部有局部供血障碍症状时。

（2）腹膜炎。

（3）坏死性小肠、结肠炎。

（4）脐炎。

（5）脐膨出。

3. 器械 脐动脉导管 1 根（体重小于 1.5kg 用 3.5Fr，大于 1.5kg 用 5Fr），蚊式钳 2 把，直血管钳 2 把，有齿镊 2 把，直眼科镊、弯眼科镊各 1 把，手术刀及刀柄 1 把；外科剪及虹膜剪各 1 把，三通开关（或 T 字形接管）1 个，缝针，持针器，0～2 号缝线，扎脐绳（用以止血），消毒布巾，消毒皮肤用品，输液泵，肝素生理盐水液。

4. 操作步骤

（1）测量脐至肩距离以估计插管深度（图 3 −9），将测得之长度再加 1.5～2cm，以免插管太浅。

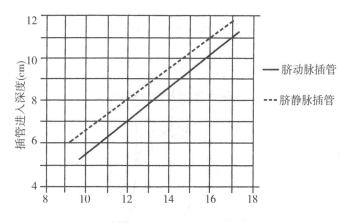

图 3 −9 肩、脐距离

（2）按外科手术要求洗手、戴口罩、穿手术衣，常规消毒脐及周围皮肤，尤其脐凹皱褶处，铺巾。

（3）脐插管准备：脐血管导管之尾端开口处接三通开关（或 T 字形接管），再接充满肝素生理盐水（5U/ml）之注射器，将肝素生理盐水液注入并充满导管，确保管内无气泡后关闭三通开关。

（4）将扎脐绳松扎于脐根部，以便出血时拉紧止血，于离脐根部 1～1.5cm 处切断脐残端，显露 2 根脐动脉（位于"4"及"8"点钟处，管壁厚、管腔小约大头针帽大小）及 1 根脐静脉（位于"12"点钟处，管壁薄、管腔大）。

（5）助手用两把血管钳将脐带边缘夹住，术者选择一根脐动脉，用直眼科镊的 1 支插入脐动脉内，另一支夹住脐带边缘，将弯眼科钳的两支并拢一起插入脐动脉口内，然后分开钳的两支扩大脐动脉管腔，助手即将脐插管插入动脉内，插管送入时应与腹壁垂直，略向下方，在通过 2cm（腹壁处）及 5～7cm（膀胱水平处）常有阻力，但轻轻用力即能顺利进入。

（6）插入预定深度后，开放三通开关，如立即有血液回流则证实导管已入脐动脉，可将血注回冲净后关上三通开关；如无回血，导管可能插入血管壁假窦道中；如抽吸后回血不畅则表明位置不当，应适当调整，如无回血则不能推注任何液体。

（7）用床边 X 线确定插管位置（图 3 – 10）：按上述方法插入导管，管顶应位于 $L_3 \sim L_4$ 间，称低位插管，目前较常采用；高位插管为将管顶置于 $T_8 \sim T_{10}$ 间，由于并发症难以发现，目前已较少采用。如插管太深可根据 X 线所示拔出所需长度，插管太浅则不能再行插入，以免感染。

（8）固定脐插管：先用缝线将插管固定于脐带组织（不缝及皮肤），再以胶布搭桥固定（图 3 – 11）。

（9）连接输液装置：关闭三通开关侧端，另一端与输液管相连，以每小时 1 ~ 2mL 速度用输液泵持续泵入 1U/ml 的肝素生理盐水维持液以保持导管通畅。

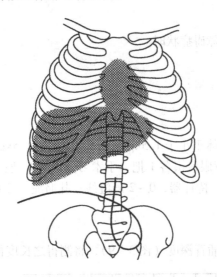

图 3 – 10　脐动脉插管位置

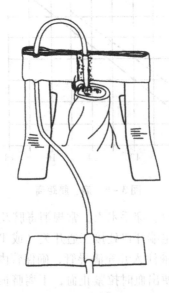

图 3 – 11　脐动脉插管固定法

5. 插管中的常见问题

（1）切断脐残端时出血：可用扎脐绳拉紧止血，如脐动脉出血可用手将脐及周围组织捏紧止血，如脐静脉出血可用手指按压脐根上方腹壁止血。

（2）血管壁可因用力过度而撕断，故操作应轻柔。

（3）插管进入假窦道（动脉壁与周围组织间）时无回血，应拔出插管重新插入。

（4）插管误入脐静脉：插入脐动脉内时回血压力高，自动流出有搏动。入脐静脉回血慢，常需抽吸流出，X线片观察插管走向可鉴别。

6. 并发症

（1）失血：应注意将各接头拧紧。

（2）插管时或插管后动脉痉挛影响肢体血供，可见一侧下肢发白。应将插管退出并热敷对侧下肢达到反射性的解除痉挛作用。

（3）血栓、气栓及栓塞：可引起肾栓塞、肠系膜血管栓塞导致肠坏死等，但往往不易及时发现，故操作过程必须确保无空气及血凝块进入。

（4）感染：操作及采血均需遵循无菌原则，输液管道及三通等24小时更换1次。

（5）低血糖：如脐插管位于 L_3 以上且作为持续输注葡萄糖液时，因胰岛对局部输入的糖液反应后，分泌过多胰岛素而引起低血糖。

7. 拔管　当不需要频繁血气监测或血压监测时，或因出现并发症如血栓、栓塞、坏死性小肠炎、腹膜炎或脐周有感染时，应立即拔除脐插管。

方法：先去除缝线及固定胶布，开放三通开关同时逐渐拔出插管，当拔至插管只剩3cm时，若无血液流出亦不见血液搏动，则等待3～5分钟后（待动脉痉挛收缩后）拔除插管，全过程需5～10分钟。

（二）脐静脉插管

1. 适应证

（1）产房内紧急情况下给药、输液及抽血标本用。

（2）作中心静脉压监测。

（3）换血。

2. 禁忌证　同脐动脉插管。

3. 器械　同脐动脉插管，小于3.5kg者用5Fr脐血管插管，大于3.5kg者采用8Fr脐血管插管。

4. 注意

（1）导管前端不能置于肝脏血管、门静脉及卵圆孔处，而应置于静脉导管或下腔静脉处（X线约位于膈上1cm）（图3-12）。

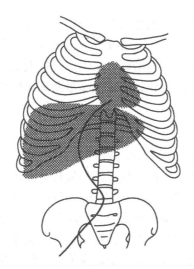

图3-12　脐静脉插管位置

（2）换血时，导管仅需插至顺利抽得血液即可（一般为5～6cm处），换血前最好以X线检查导管位置，当导管前端位于门静脉或肝静脉分支处时不能换血。

（3）在换血过程中如遇抽血不畅不能再次推入导管。

（4）导管前端不在下腔静脉时，不能输高渗液。

（5）为避免空气进入导管，导管内应充满液体，导管之尾端应连好三通开关及输液装置。

（6）当经脐静脉输注高营养液时则不能同时测中心静脉压。

5. 操作技术

（1）测肩、脐距离确定导管插入深度后再加上 1.5~2cm（为腹壁及脐残端长度）。

（2）按常规消毒脐周围皮肤、铺巾（同脐动脉插管）。

（3）脐插管准备：将脐血管导管之尾端连接三通开关，再连 5mL 注射器，将 5U/ml 肝素生理盐水液充满导管及三通开关，检查无空气后关闭三通。

（4）找出脐静脉，轻轻将虹膜钳插入静脉，扩开管腔，插管前应去净管腔内凝血块。

（5）将导管插入脐静脉，当导管进入腹壁与水平面呈 60°角的位置时，向头侧推进。若导管进入门脉系统或嵌在肝静脉时常有阻力，这时可拔出导管 2cm 轻轻转动重新慢慢推入。导管通过静脉导管后即进入下腔静脉。

（6）X 线定位确定导管位置。

（7）固定脐静脉插管（与脐动脉插管相同）。

6. 并发症

（1）感染、败血症。

（2）血栓、栓塞。

（3）导管位置不良：位于心脏时可产生心脏穿孔、心包填塞、心律不齐等；当导管位于门脉系统可发生坏死性小肠炎、肠穿孔、肝实质穿破、肝坏死（因肝静脉栓塞或高渗液进入肝组织）等。

（尹同进）

第六节　新生儿复苏

一、一般原则

每次分娩时应有一名熟悉新生儿复苏技术的人员在场。所有高危婴儿分娩时应有熟练的专职新生儿科医师在场。

对复苏者有如下高标准要求：①掌握围生期生理知识及复苏原则；②掌握所需技术；③明确了解团队其他成员的职责，以便精确预测每人在特定情况下做出的反应。美国儿科学会/美国心脏协会的新生儿复苏项目对每位实施复苏的医护人员进行培训，以确保每个人能够正确熟练地进行复苏操作。新生儿复苏项目提供了达到极高复苏成功率的途径，并且能够帮助临床医师更快地辨别那些需要特殊处理的特殊病例。

（一）围生生理学

出生时复苏目的是帮助新生儿出生后立即完成呼吸的循环转换：肺扩张，肺液清除，建立有效的气体交换，终止右向左分流。这些生理变化的关键时期是最初的几次呼吸，能够使肺扩张、提高肺泡及动脉中的氧分压，使氧分压从胎儿时期的约 3.3kPa（25mmHg）提高到 6.7~9.3kPa（50~70mmHg）。并伴有：①降低肺血管阻力；②降低通过动脉导管的右向左分流；③增加肺静脉血向左心房回流；④提高左心房压力；⑤阻断通过卵圆孔的右向左分流。最终结果是从胎儿循环模式转换为新生儿循环模式。

分娩时一些情况可能影响胎儿进行这种必要的转换能力。组织灌注和氧合状态不良最终导致心功能不全，但是胎儿对低氧的最初反应是呼吸暂停。即使是相对较短时间的缺氧即可导致原发性呼吸暂停，适当的刺激和吸氧通常可使胎儿快速从这种状态中恢复。如果持续缺氧，胎儿会出现不规则喘息并进入继发性呼吸暂停。这一状态可出现在分娩前较长时期或分娩前后，此时出生的婴儿需要辅助通气及吸氧。

（二）复苏目标

（1）减少即时热量丢失，通过擦干、保暖降低新生儿氧耗。

（2）建立正常呼吸及肺扩张，清理上呼吸道及必要时进行正压通气。

（3）提高动脉氧分压，通过充分肺泡通气。不提倡常规吸氧，但吸氧在某些情况下是必须的。

（4）维持足够的心输出量。

二、复苏准备

预测一个新生儿出生时可能需要复苏而做好充分准备是复苏成功的关键。据估计 10% 的新生儿出生时须要一些辅助才能建立正常的呼吸。

（一）高危分娩的围生情况

理想的做法是，产科医师应在分娩前通知儿科医师。儿科医师再回顾产科病史及导致高危分娩的因素，并为预测到的可能出现的特殊情况做好准备。如果时间允许，应与其父母讨论这一可能出现的情况。出现以下产前和产时情况分娩时应有复苏团队在场。

1. 胎儿窘迫证据

（1）严重胎心率异常，如持续心动过缓。

（2）头皮血 pH≤7.20。

（3）异常胎心率模式。

2. 胎儿疾病或潜在严重情况的证据

（1）羊水胎粪污染及其他可能的胎儿异常证据。

（2）早产（<36 周），过期产（>42 周），预测低体重（<2.0kg），巨大儿（>4.5kg）。

（3）产前诊断严重的先天畸形。

（4）胎儿水肿。

（5）多胎妊娠。

（6）脐带脱垂。

（7）胎盘早剥。

3. 产程和分娩情况

（1）明显阴道出血。

（2）异常胎先露。

（3）产程延长、异常产程或难产。

（4）可疑艰难产子。

（二）情况评估

以下情况无须专门儿科医师复苏小组在场，但应有具备评估和初步治疗能力的人员在现场进行评估分类。

1. 新生儿情况

（1）未预测到的先天畸形。

（2）呼吸窘迫。

（3）未能预测到的新生儿窒息，如 5min Apgar 评分 <6 分。

2. 母体情况

（1）母体感染症状：①母体发热。②破膜超过 24h。③羊水异味。④性传播疾病病史。

（2）母体疾病或其他情况：①糖尿病。②无胎儿水肿证据的 Rh 血型不合或其他同种免疫问题。③慢性高血压或妊娠高血压疾病。④肾脏、内分泌、肺或心脏疾病。⑤滥用乙醇或其他物质。

（三）必须设备

必须具备并能正常应用。每一间产房都应具备以下设备。

（1）配有热辐射器的操作床或操作台。必须在分娩前打开热射床并检查其状态是否正常。还应有对极低体重儿额外加热的加热灯。

（2）氧源（100%，纯氧），有可调节的气流表及足够长的氧气管，可加湿、加温最好。早产儿（<32孕周）应有脉搏血氧饱和度测定仪及能够提供可调节的空气－氧气混合气体的系统。

（3）复苏气囊通过可调节阀门的麻醉气囊或连接储气罐的自动充气气囊。气囊大小应适合新生儿（通常是750mL），并可输送纯氧。

（4）面罩大小适合即将出生的新生儿。

（5）吸痰器。

（6）带有新生儿或早产儿听诊器头的听诊器。

（7）急救箱。

1）配有0号、1号喉镜片的喉镜。

2）备用电池。

3）直径一致的气管插管（内径2.5mm、3.0mm、3.5mm）各2套。

4）药物包括肾上腺素（1∶10 000）、碳酸氢钠、钠洛酮、生理盐水。

5）脐插管盘，有3.5号、5号插管。

6）注射器（1.0mL、3.0mL、5.0mL、10.0mL、20mL、0mL），针头（18～25号），T形接头，三通接头。

7）如果产房距新生儿监护室距离较远，应有电池电源的转运暖箱及便携氧气。

8）在产房使用持续心肺功能监测设备有困难，因很难有效安置监测导线。脉搏测氧仪能够提供氧饱和度及心率状态，并且容易使用，早产儿可应用。

9）呼气末CO_2监测仪/指示仪可证实插管后气管插管的位置是否正确。

（四）设备准备

到产房后，检查转运暖箱是否插上电源、加热，是否有充足的氧气。专家应向产科医师、麻醉师、母亲（如果她清醒）、父亲（如果在场）做自我介绍。在了解病史或当时情况后，应采取以下措施。

（1）确认辐射热床开启，有干燥温暖的毯子。

（2）打开氧气或空气－氧气混合气体，调节气流在5～8L/min。

（3）检查复苏气囊阀门控制情况及是否有充分气流。确定有合适的面罩。

（4）确定喉镜光源明亮，有合适的喉镜片（足月儿使用1号片，早产儿使用0号片，极低体重儿使用00号片）。

（5）拿出适当的气管插管（足月儿3.5mm，体重>1 250g早产儿3.0mm，更小的婴儿2.5mm）。NRP推荐较大婴儿使用4.0mm，但很少用到。插管应有13cm长。可使用气管插管导丝，应使尖端距气管插管远端至少0.5cm。

（6）如果临床情况提示要更进一步复苏，可能需要以下措施。

1）使用脐插管进行静脉穿刺。

2）准备1∶10 000肾上腺素、碳酸氢钠、生理盐水冲管并用于扩容。

3）检查是否备有其他可能用到的药物，并准备使用。

（五）隔离防护

在产房接触血液或其他胎儿体液是不可避免的。必须戴帽子口罩、护目镜或眼镜、手套、不透水的手术衣，直至剪断脐带，将婴儿擦干并包裹好。

三、新生儿复苏

复苏团队应知道麻醉类型及持续时间，母体失血量，新发现的问题如脐绕颈或羊水粪染，见图3－13。

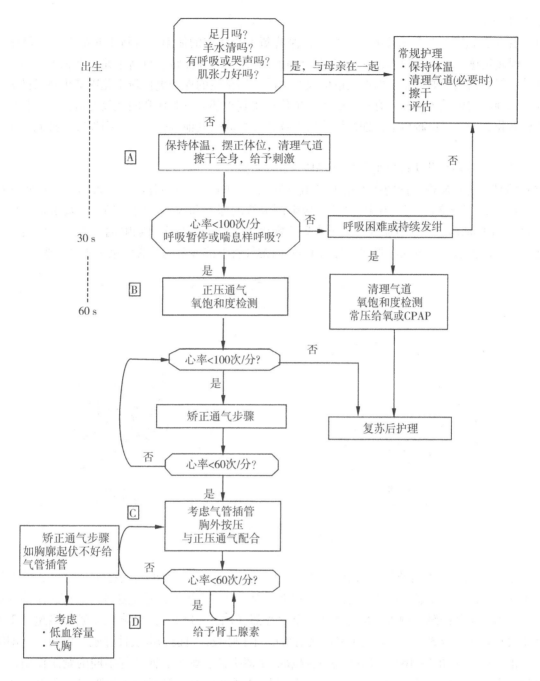

图 3-13　新生儿复苏流程

分娩后即时处理,开始评估、决定、行动(复苏),复苏方案包括 ABCDE 5 个步骤。A(air way)尽量吸净呼吸道黏液,建立通畅的呼吸道;B(breathing)建立呼吸,增加通气,保证供氧;C(circulation)建立正常循环,保证足够心脏搏出量;D(drug)药物治疗;E(evaluation 及 environment)评估,监护,保暖,减少氧耗。该法强调 ABCDE 这 5 个步骤严格的顺序性,不能颠倒,前 3 项最为重要,其中 A 是根本。大多数窒息新生儿只用 A 清理呼吸道和触觉刺激,即可啼哭和正常呼吸,如果经过 A 处理后无呼吸或呼吸不充分,心率 <100 次/分,再用 B 正压通气给氧,少数患儿心率仍 <60 次/分,还须要 C 胸外心脏按压,可达到满意复苏,仅少数患儿须要 D 用药,E 评估则贯穿于 ABCD 每个步骤执行的前后,根据评估结果做出下一步所要执行的操作。

1. 快速评估　出生后立即用几秒钟的时间快速评估 4 项指标:①足月吗? ②羊水清吗? ③有哭声或呼吸吗? ④肌张力好吗? 以上 4 项有 1 项为"否",则进行初步复苏。

2. 初步复苏

（1）保暖：这是复苏最重要的措施之一，保持新生儿适应的体温，对新生儿的存活与健康成长至关重要。保暖措施：擦干与包裹，保持室温，治疗、护理时必须保暖。将新生儿放在辐射保暖台上或因地制宜采取保暖措施，如擦干后的湿毛巾应及时去除，用预热的毯子裹住新生儿以减少热量散失等。对于体重 <1 500g 的极低体重儿，有条件的医疗单位可将其头部以下躯体和四肢放在清洁的塑料袋内，或盖上塑料薄膜置于辐射保暖台上，摆好体位后继续初级复苏的其他步骤。因会引发呼吸抑制，也要避免高温。

（2）体位：置新生儿头轻度仰伸位（鼻吸气位），见图 3 - 14。

（3）清理气道：肩娩出前助产者用手挤出新生儿口、咽、鼻中的分泌物。娩出后，用吸球或吸管（12F 或 14F）清理分泌物，先口咽后鼻腔。应限制吸管的深度和吸引时间（10s），吸引器负压不宜超过 13.3kPa（100mmHg）。对有胎粪污染羊水患儿娩出后，应迅速吸净口咽喉内羊水并立即给予气管插管，进行气管内吸引，力争在呼吸建立之前 1min 内把气管下部残余的胎粪污染羊水全部吸除。

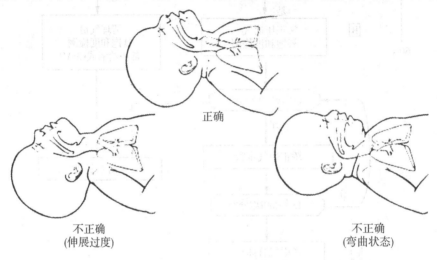

正确

不正确
(伸展过度)

不正确
(弯曲状态)

图 3 - 14 新生儿复苏体位

（4）触觉刺激：出生后的各种刺激，均可反射性地引起呼吸。娩出后的擦干和对口、鼻腔的吸引对许多正常婴儿或轻度窒息儿已能恢复或建立呼吸，但窒息较重患儿经过上述处理可能仍不能立即出现呼吸，则应给予附加的触觉刺激，拍打足底或摩擦背部（图 3 - 15）。注意触觉刺激不能超过 2 次，如果经过 2 次触觉刺激或 30s 后患儿仍不能出现有效的自主呼吸，可能为继发性呼吸暂停，应立即给予面罩或气囊正压通气（图 3 - 16）。其他的触觉刺激如摩擦头部、躯干、四肢等不同的刺激作用，可以增加呼吸频率和加深呼吸深度，对呼吸浅弱的患儿可增进呼吸功能，但不能达到激起窒息患儿呼吸的作用。注意刺激新生儿时，要避免太用力的方法，因为这样不能帮助引起呼吸，还可能伤害新生儿。不能使用的刺激方法包括用力拍背、用力将大腿搬向腹部、应用热敷或冷敷、向新生儿面部或身体吹冷的氧气、挤压肋骨、摇动新生儿、给新生儿洗冷水浴或热水浴等。

3. 建立呼吸，增加通气，保证供氧　新生儿经过清理呼吸道及触觉刺激等初始复苏后仍无自主呼吸，或虽有自主呼吸，但不充分，心率仍低于 100 次/分者，均应立即应用复苏气囊和面罩或气管插管正压通气给氧，以建立和改善呼吸。正压通气的指征：呼吸暂停或喘息样呼吸；心率 <100 次/分。

经 30s 充分正压通气后，如有自主呼吸，且心率 >100 次/分，可逐步减少并停止正压通气。如自主呼吸不充分，或心率 <100 次/分，须继续用气囊面罩或气管插管施行正压通气，并检查及矫正通气步骤。如心率 <60 次/分，气管插管正压通气并开始胸外按压。

气囊面罩正压通气：通气压力需要 2.0 ～ 2.5kPa（20 ～ 25cmH$_2$O），少数病情严重的患儿可用 2 ～ 3 次 3.0 ～ 4.0kPa（30 ～ 40cmH$_2$O）。频率 40 ～ 60 次（按压 30 次/min）。有效的正压通气应显示心率迅速增加，由心率、胸廓起伏、呼吸音和血氧饱和度评价。如正压通气达不到有效通气，须检查面罩和面部之间的密闭性，是否有气道阻塞（可调整头位，清除分泌物，使新生儿口张开）或气囊是否漏气。面罩型号正好封住口鼻，但不能盖住眼睛或超过下颌。通气效果的评估及措施，如果面罩封闭良好，气道通畅，送气压力和胸动适当，持续正压通气给氧 15～30s 后观察反应。有效指标：①心率稳定在 100 次/分以上，接近正常或正常；②出现自主呼吸，呼吸频率和深度达到正常；③肤色好转至粉红色。在有效通气下，心率最先恢复，心输出量及含氧量随之增加，肤色好转，随后出现自主呼吸。如果心率在 60～100 次/分，应检查肺充气和复苏方法是否适当，并进行必要的调整。若心率 <60 次/分，应立即进行心脏按压，按压频率 120 次/分，每进行正压通气 1 次，按压 3 次，若心率 <60 次/min 继续复苏气囊通气和心脏按压，加用药物治疗，并进行监护。

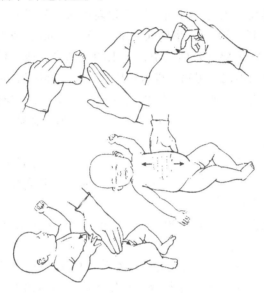

图 3-15　触觉刺激

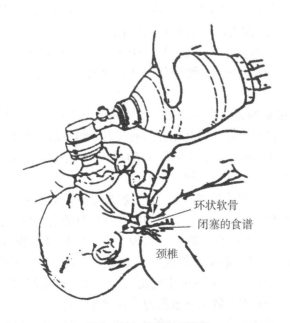

图 3-16　气囊正压通气

给氧原则：产后新生儿呼吸已稳定，$SaO_2 \geqslant 85\%$ 不应给氧，如心率 >100 次/min，但表现为持续中枢性发绀，且明显加重，持续 $SaO_2 <85\%$ 应给氧维持 SaO_2 在 88%～93%。给氧的一般方法采用面罩法和头罩法较好。面罩法给氧受面罩边缘与面部之间空隙的影响，空隙小时，吸入浓度可达 60%～80%，

空隙大时仅 40% 左右。给氧时尽量给予低流量（5L/min 及以上）的氧，使 FiO_2 在 0.4 ~ 0.5 以下，为防止体热丧失和呼吸道黏膜干燥，应加湿及适当加温（31 ~ 33℃），同时也要避免高流量 10L/min，因为空气对流可引起新生儿丢失大量的热量。同时监测血气值，调整吸入氧浓度或决定是否继续给氧，目前提倡对轻度窒息儿只给室内空气。复苏用氧推荐：建议县级以上医疗单位创造条件在产房添置空气 – 氧气混合仪及脉搏氧饱和仪。无论足月儿或早产儿均在氧饱和仪的监测指导下进行。足月儿可以用空气进行复苏，早产儿用 30% ~ 40% 的氧，用空气 – 氧气混合仪根据氧饱和度调整氧浓度，使氧饱和度达到目标值，如暂时无空气 – 氧混合仪可用接上氧源的自动充气式气囊去除储氧袋（氧浓度 40%）进行正压通气。如果有效通气 90s 心率不增加或氧饱和度增加不满意，应当考虑把氧浓度提高到 100%。

气管插管指征：①须要延长正压通气时间，气囊和面罩通气效果不佳，②应用气囊和面罩正压通气，胸部不抬起，或正压通气 15 ~ 30s，心率仍低于 80 ~ 100 次/min，或 1min 内仍无自主呼吸。③胸外按压时或需要气管内注药时。④须要气管内吸引，羊水胎粪污染，或有胎粪自声门涌出，或吸入血液等，应立即气管插管，清除呼吸道内分泌物，进行正压通气。⑤疑诊膈疝，先天性膈疝由于腹部器官移入胸腔压迫心肺，应用气管插管正压通气，可防止气体进入胃肠，影响肺扩张。

4. 建立正常循环，保证足够的心搏出量　新生儿窒息引起低氧血症早期对心脏的影响是功能性的，可以通过增快心率以增加心输出量以提高对组织供氧，当窒息缺氧继续，心率下降，心肌收缩力低下，心脏泵血功能低下，不能维持生命所需的最低循环血量，应立即进行胸外按压，以增加对重要生命器官的血液供应量。胸外按压维持正常心搏量的 30% ~ 40%，与此同时必须应用正压通气给氧，保证循环血量进行氧合及排除 CO_2，改善通换气功能。

指征：窒息患儿应用纯氧正压通气 15 ~ 30s，心率仍低于 60 次/min 或在 60 ~ 80 次/min 之间不再增加。

方法：有双指按压法和拇指按压法。按压部位都在胸骨的下 1/3。按压频率 120 次/min（每按压 3 次，间断给予加压给氧 1 次，每 2s 完成一个循环，按压者应大声喊出 1——2——3——吸……），按压深度约为 1.5cm，然后放松，使心脏充分充盈，如果按压有效可摸到股动脉搏动。注意在按压之前应建立有效的通气。拇指法（推荐使用）：2 个拇指并排放在乳头连线下方的胸骨上。当新生儿过小或复苏者的手过大时，2 个拇指可以重叠放置，其余 4 指托患儿背后。双手环绕患儿胸部。双指法：将一只手的中指和环指放在乳头连线下方的胸骨上，另一只手托住患儿的背部。当心率达到 60 次/min 以上停止胸外按压；如果心率仍低于 60 次/min，继续胸外按压，可经静脉、骨髓腔、脐或气管途径给予肾上腺素。

5. 药物治疗　如果对有症状的新生儿不断进行评估并做出迅速反应，复苏过程中很少给药。心动过缓通常继发于肺膨胀不全和低氧血症。因此充分的通气对于纠正缓慢的心率是最重要的。在 100% 纯氧进行充分的通气和胸外按压下 30s 以上心率仍低于 60 次/min 或无反应或心脏停搏，应给予药物。给药途径：脐静脉、外周静脉和气管内注射 3 种。

（1）肾上腺素：具有 α – 肾上腺能受体和 β – 肾上腺能受体激动作用。对于心搏骤停和 α – 受体激动作用引起血管收缩作用更重要。血管收缩可以增加胸外按压时的灌注压，将氧气运送到心脏和脑。肾上腺素还可以增强心肌收缩力，刺激自主收缩，增加心率。应用肾上腺素 1/10 000 肾上腺素 0.1 ~ 0.3mL/kg（0.01 ~ 0.03mg/kg），快速静脉注射或气管内滴注。如果心率仍小于 100 次/min，可能存在容量不足或代谢性酸中毒，根据病情可每 5min 重复给药；如果给药后 30s 内，心率 ≥100 次/min，提示有效。因为气管内给药途径效果有限，肾上腺素仍为首选静脉给药。

（2）扩容剂：有急性失血病史和伴有血容量低下患儿，窒息复苏后应给予扩容剂治疗；常用制剂有全血、血浆、5% 白蛋白溶液或其他血浆代用品、生理盐水溶液等；扩容剂的剂量为每次 10mL/kg，5 ~ 10min 内重复给药；如果血容量低下的表现持续存在，如血压持续低下应加用多巴胺等改善循环治疗。

（3）纳洛酮：在过去 4h 内母亲有麻醉剂应用史患儿，与之前的麻醉镇痛药竞争阿片类受体。出生时有呼吸抑制表现，应快速给予纳洛酮0.1mg/kg，静脉注射或气管内注射，观察心率和呼吸，如再次出现呼吸抑制表现，可重复用药。

6. 复苏注意事项

（1）快速评估复苏指标。

（2）快速按步骤复苏和熟练掌握复苏技术。

（3）把握好复苏药物的应用：忌用中枢呼吸兴奋剂；不用高渗葡萄糖；建议静脉应用纳洛酮；不适合应用肾上腺皮质激素；慎用 $NaHCO_3$。

（4）防治并发症。

7. 复苏后监护　每一个还未达到稳定或复苏后的新生儿都须要持续的监测、护理和恰当的诊断性评估。复苏后半部的监测包括以下几点：监测心率、呼吸频率、血压、体温、吸氧浓度和动脉血氧饱和度，做血气分析；判定血糖水平和对低血糖进行治疗；动态监测血糖和血钙水平；拍胸片 X 射线片来评估肺的扩张情况、气管插管和脐静脉导管的位置，明确心搏骤停的潜在病因，或检查是否存在并发症，如气胸；通过扩容或应用血管加压剂治疗低血压；治疗可能存在的感染或惊厥；建立静脉通道，给予合理的液体治疗；记录观察的情况和相应的处理；将新生儿转运到更有条件的地方（如新生儿监护病房）进一步护理。转运过程须要接受过新生儿复苏培训的一组人员来完成。

四、特殊情况

（一）胎粪吸入

产科医师应在生产过程中快速对任何羊水胎粪污染的婴儿进行评估。不推荐对所有胎粪污染的婴儿常规吸痰，但当有大量羊水或分泌物时，在胎头娩出后、开始呼吸前应使用球形吸痰器清理口咽。应立即评估新生儿是否有活力，如有力的呼吸、良好的肌张力及心率 >100 次/min。尽管存在羊水粪染，对有活力婴儿的处理应同正常婴儿一样。如果在场的产科医师和儿科医师均认为婴儿有活力，就不必在出生后将婴儿从其母亲身边带走。如果婴儿无活力（无呼吸或哭声，且肌张力低下，且心率 <100 次/min），应立即气管插管吸出胎粪，最好在第一次呼吸前进行。在许多情况下即使婴儿已经有了喘息，直接气管插管吸痰仍能吸出一些胎粪（图 3 - 17）。吸痰可通过连接气管插管和吸痰器的连接管进行（图 3 - 18）。复苏人员应避免使用可能被血或阴道分泌物污染的吸痰方法。

对最初呼吸抑制的婴儿，应在产房及新生儿重症监护病房全程监护，并充分吸氧，防止出现低氧血症。

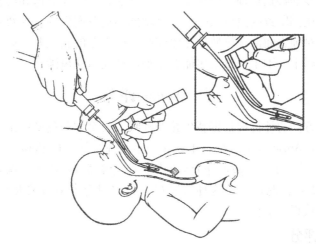

图 3 - 17　气管胎粪吸引

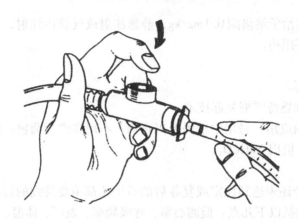

图 3-18 胎粪吸引管

（二）休克

某些婴儿在产房表现出苍白、休克。休克可源于大量产时失血，由于胎盘分离、胎－母输血、胎盘处脐带撕裂、前置胎盘或血管、剖宫产时切开前壁胎盘、难产时腹腔内脏破裂（如肝、脾）所致。也可由败血症或低氧血症酸中毒所致的血管舒张、血管张力降低引起。这些新生儿表现为：苍白，心动过速（>180 次/min），呼吸急促，低血压伴毛细血管灌注不良，脉搏微弱。

如为不明原因的急性失血，在开始呼吸支持后可能需立即输入 O 型浓缩红细胞、0.5% 白蛋白。可通过脐插管给予 20mL/kg。如临床症状无改善，应进一步查找失血原因，并继续使用更有力的血液或胶体扩容剂。应记住，产时急性失血分娩后即时血细胞比容可能正常。

除急性大量失血外，无须急用血液替代品，使用晶体溶液即可达到稳定状态。盐溶液是首选。如果之后需要血液替代品，晶体液为从血库获得适合的产品赢得了时间。

除非极其危急情况且无其他治疗方法可用，否则不推荐从胎盘自体输血。

（三）气漏

如果在经过充分有效通气、胸外按压、使用药物后，婴儿情况仍未改善，应考虑气漏综合征的可能。气胸（单侧或双侧）、心包积气可通过透视或诊断性胸穿来除外。

（四）早产

早产儿在产房需要更多的特别护理，包括空气－氧气混合气体及氧饱和度监测，防止因较薄的皮肤和较高的体表面积或体重比例所致的热量丢失。呼吸功能不充分所致的呼吸暂停更易发生于低胎龄的婴儿，并应提供支持治疗。对肺表面活性物质缺乏致肺脏顺应性差的新生儿，第一次及之后的呼吸时须提高通气压力。在早产的原因中，围生期感染更能够增加早产儿窒息风险。

五、Apgar 评分

对复苏的效果和复苏方法的评价应根据新生儿的呼吸、心率和肤色来做出。产后应常规行 Apgar 评分并记录于新生儿表格上。Apgar 评分包括新生儿 5 项客观体征评分的总和，项分 0、1、2 分。一般记录出生后 1min、5min 的评分。如果 Apgar 评分 ≤6 分，应每隔 5min 评估一次直至评分 >6 分（表 3-17）。Apgar 评 10 分提示婴儿情况良好。这种情况很少见，因为大多数婴儿会存在不同程度的手足发绀。评分如果准确，可以获得以下信息。

（一）1min Apgar 评分

这一评分通常与脐血 pH 有关，为产时窒息的指标。与预后无关。0~4 分新生儿与 7 分以上新生儿相比，存在明显的低 pH，高 PaCO$_2$，低缓冲碱。极低出生体重儿新生儿评分低不一定代表严重窒息。50% 胎龄 25~26 周并且 Apgar 评分 0~3 分的新生儿脐血 pH >7.25，因此极低出生体重儿新生儿评分低不能认为其有严重窒息。但是，对于这些新生儿要给予积极的复苏，相对于那些评分低又伴有酸中毒的新生儿，他们对复苏的反应快且较少使用有创手段。

表3-17　新生儿 Apgar 评分标准

体征	0分	1分	2分
皮肤颜色	青紫或苍白	躯干红四肢紫	全身红
心率（次/min）	无	<100 次/min	>100 次/min
弹足底或插鼻管后反应	无反应	有皱眉动作	哭，喷嚏
肌张力	松弛	四肢略屈曲	四肢活动
呼吸	无	慢，不规则	正常，哭声响

（二）1min 以上 Apgar 评分

反应新生儿变化情况及复苏效果。持续低 Apgar 评分提示需要进一步抢救及对新生儿产生较严重的损伤。评估复苏是否有效，最常见的问题是肺膨胀及通气不良。复苏过程中持续低 Apgar 评分时，要检查面罩是否扣紧、插管位置是否正确以及是否有足够的吸气压力。

长时间的严重缺氧（如：Apgar 评分为3分）可能对神经系统产生影响。许多新生儿长时间缺氧（>15min）通常会出现神经系统并发症。但是许多新生儿长期随访出现神经系统异常如脑瘫患儿在出生时无缺氧及低 Apgar 评分史。

六、进展

新生儿复苏不断研究新的设备以期达到最好的复苏效果。

（一）喉罩

合适的喉罩可对新生儿产生有效通气。在许多医院中，可以在气管口放置一个喉罩，以保证稳定的气流，而不需要插管。此装置可广泛用于足月儿，但也有报道可用于小早产儿。但是，喉罩对小早产儿及胎粪吸入综合征患儿的有效性还没有定论。

（二）T-组合复苏器

T-组合复苏器是人工操作、压力限定、气体驱动的复苏装置。这个装置可以通过设定气流量（峰压和末压）很好地进行人工通气，并且很简单地控制呼吸频率。这种装置最重要的用途是在需要呼吸支持的早产儿转运而没有呼吸机时。

（三）空气复苏

NRP 目前仍推荐在新生儿复苏时使用氧气，但是证据显示空气复苏也同样有效而且更安全。动物研究没有显示纯氧及混合氧对新生兔复苏更有效，并且高氧可致死亡率提高及神经系统损伤。对足月儿研究显示，空气复苏和氧气复苏在生后恢复到正常心率的时间相同，且1min 和 5minApgar 评分相似。除了在氧气复苏组有高二氧化碳潴留外，两组中血气分析正常的比例相同。在氧气复苏组新生儿第一声啼哭时间延长，但死亡率相同。随着更好地了解生后氧饱和度变化、更多地积累空气复苏资料，很可能产房中由100% 纯氧复苏会被空气复苏及混合氧复苏代替。

（四）保守或停止复苏

复苏意味着婴儿可获得更好的生存率，减少严重疾病发生率，包括胎龄25周或胎龄更大些的新生儿。对那些不可能存活或并发症概率非常高的新生儿来讲，父母的意愿可指导复苏力度。

如果连续10min 以上的侵入性复苏后仍没有生命体征出现，可考虑停止复苏。

（尹同进）

第四章

新生儿重症监护

第一节　新生儿重症监护的特点

一、较强的人员配置

除了训练有素的医护人员对患者直接观察监护外，尚配有各种先进监护装置，用系列电子设备仪器对患儿生命体征、体内生化状态、血氧、二氧化碳等进行持续或系统的监护，并集中了现代化精密治疗仪器以便采取及时相应的治疗措施，对患者全身各脏器功能进行特别的护理，尽快使患者转危为安或防止突然死亡。

医疗工作由各级训练有素的专职医护人员承担，他们技术熟练、职责分明，有独立抢救应急能力，责任心强。此外，还需有各类小儿分科专家如麻醉科、小儿外科、放射科、心血管专家及呼吸治疗师等参与工作。

二、精良的医疗设备

NICU 精密仪器集中，能最有效地利用人力、物力，以便于保养、维修、延长机器使用期限。有 NICU 的三级医院常有较强的生物医学工程（biomedical engineering，BME）人员配备，使各种仪器得到及时、有效的维修和预防性保养（preventive maintenance）。

三、具有对重危新生儿的转运能力

人口稠密地区建立的区域性 NICU，承担重危新生儿的转运、接纳重危患儿；对所属地区Ⅰ、Ⅱ级医院进行业务指导及培训教育，并负责协调所属地区围生期产、儿科及护理会诊工作，保持与高危产妇集中的产科单位密切联系，以便直接参加产房内高危儿的抢救复苏工作，并将其转入 NICU。

四、进行继续教育的能力

NICU 出院患者应与地区协作网建立密切联系，向基层普及新生儿救治技术。对出院患者进行定期随访，及时干预，以减少或减轻伤残的发生和发展。NICU 专业医师又应进行跨学科技术、理论研究，以推动新生儿急诊医学的发展；能开展围生及新生儿理论实践进展的各种形式的继续教育学习班。目前，各地有省级继续教育学习班及国家级继续教育学习班可供选择，此类学习班常将理论授课与实际操作相结合，同时介绍国内外最新进展，它们在很大程度上促进了我国新生儿学科的发展。

（尹同进）

第二节　新生儿重症监护的设备和仪器配置

近年来，随着电子技术的发展，NICU 的监护设施种类及功能有了较大的发展，使新生儿的监护更

精确可靠，治疗更为有效和合理。NICU 中常用的监护电子设备及抢救治疗设备如下。

一、生命体征监护

1. 心率呼吸监护仪　是 NICU 最基本的监护设备。通过连接胸前或肢体导联，监护及显示心率、心电波形。根据心电波型尚可粗略观察心律失常类型。通过胸部阻抗随呼吸变化原理监测及显示呼吸次数（需用胸前导联）。该仪器一般可设置心率、呼吸频率过快或过慢报警，并具有呼吸暂停报警功能。所有重危患者都要持续进行心电及呼吸监护。心电监护能发现心动过速、过缓、心搏骤停及心律失常等，但不能将荧光屏上显示的心电波型作为分析心律失常及心肌缺血性损害的标准用；监护仪具有显示屏，可调节每次心跳发出声音的大小和心率高、低报警。通过心电监护可测知心率、察看心电波形，以它和患儿的脉搏比较可分辨出报警系患儿本身心率过缓或过速或由于伪差（artifact）（如导联松脱）所致。胸前导联传感器由 3 个皮肤生物电位电极组成。NICU 多采用左、右胸电极加右腋中线胸腹联合处导联电极。左 - 右胸前或左胸前 - 右腋中线胸腹联合处常是呼吸信号的采集点，两处不宜靠得太近，以免影响呼吸信号质量。心率呼吸监护仪用前需先将导电糊涂在干电极上，打开电源，调好声频讯号至清楚听到心搏，并将心电波形调至合适大小，设置好高、低报警值（常分别设在 160 次/分和 90 次/分）。应用时电极位置必须正确，导联电极必须粘贴于皮肤使不松脱。当需要了解过去一段时间内心率变化，可按趋向键，此时荧光屏上会显示 2、4、8、24 小时等时间内心率快慢变化趋向图形，也有监护仪可储存心律失常波形，供回忆分析。

目前，功能复杂的心肺监护仪常采用多个插件，可监测体温、心率、呼吸、血压、血氧饱和度、呼出气二氧化碳、潮气量、每分通气量、气道阻力、肺顺应性等。

2. 呼吸监护仪　呼吸监护仪一般监护呼吸频率、节律、呼吸幅度、呼吸暂停等。

（1）呼吸运动监护仪：监护呼吸频率及呼吸暂停用，其原理为通过阻抗法监测呼吸运动，与心电监护电极相连，从呼吸时胸腔阻抗的周期性变化测定呼吸间隔并计算出呼吸频率，然后将电讯号传送至示波器分别显示呼吸幅度、节律，并以数字显示瞬间内每分钟呼吸次数。应用时必须设好呼吸暂停报警时间，一般设于 15 ~ 20 秒。

（2）呼吸暂停监护仪：仅用作呼吸暂停发作监护。该仪器的传感器置于新生儿保暖箱的床垫下（床垫厚约 5cm），感受其呼吸脉冲信号，当呼吸暂停超过所设置的限度时，仪器发出报警。传感器必须置于能感受到患者呼吸的正确位置即患者肩胸部；体重低于 1 000g 者因呼吸运动过弱，监护仪可能测不到信号，可将传感器盖上数层布后再置于褥垫上以感受超低体重儿的微弱呼吸运动。

3. 血压监护　可采用无创或有创方法进行。传统的听诊法不适合新生儿；触诊法在血压较低时常不能获得满意结果。目前多采用电子血压计，如 Dianamap™ 血压监护仪。它同时监测脉率及血压（包括收缩压、舒张压、平均动脉压）。电子血压计配有特制大小不等袖带，以适合足月儿或早产儿。新生儿袖带宽度应为肩至肘关节长的 2/3。压力袖带包绕臂或大腿时，袖带上的箭头要正对脉搏搏动处。根据病情需要可设定时测量，亦可随时按压起始键进行测量。仪器能设收缩压、舒张压、平均动脉压及心率的报警值。测量时血压计上显示的心率数应与心电监护仪上显示的心率数相符，当患者灌注不良处于休克、收缩压与舒张压差小时，只能显示平均动脉压而不显示收缩压及舒张压。当使用不当或患者灌注不良时，仪器可显示相应的提示信息，以便做出调整进行重新测定。

创伤性直接测压法：该测压方法是将测压管直接置于被测量的系统内，如桡动脉。由监护仪中的中心处理系统、示波器及压力传感器及测压管组成。通过测压管，将被测系统（如动脉）的流体静压力传递至压力传感器。常用的石英传感器利用压电原理可将压力信号转化为电信号，输入监护仪的压力监测模块进行处理，最终显示压力波形及收缩压、舒张压、平均压读数。使用时应设定收缩压、舒张压、平均压和心率的报警范围；系统连接后应进行压力零点校正再行测量。通过该方法测定的压力较为可靠，适用于四肢明显水肿、休克等不能进行无创血压测定的新生儿。通过波形的显示可较直观、实时地反映压力的变化趋势，是危重新生儿抢救的重要监测手段之一。新生儿在脐动脉插管的情况下，采用直接测压法比较方便；也可用桡动脉。直接持续测压法的主要缺点是其具有创伤性，增加了出血、感染等机会。为保证血压及中心静脉压测定读数的准确性，应注意将压力传感器置于心脏水平位，传感器与测压装置的穿隆顶盖间无空气泡，导管通路必须通畅无空气泡及血凝块。

4. 体温监测　可测定皮肤、腋下、直肠及鼓膜温度。鼓膜温度可采用红外线方法进行测定，它能较准确地反映中心体温，是寒冷损伤时体温评估及新生儿缺氧缺血性脑损伤进行亚低温头部选择性降温治疗时的无创伤性监测手段之一。

二、氧合或通气状态的评估

1. 氧浓度分析仪　可测定吸入氧浓度，读数范围为21%～100%。测量时将探头置于头罩、呼吸机管道内以了解空－氧混合后实际吸入的氧浓度，指导治疗。

2. 经皮氧分压（$TcPO_2$）测定仪和经皮二氧化碳分压（$TcPCO_2$）测定仪　经皮血氧监护仪传感器由银制阳极、铂制阴极（Clark 电极）以及热敏电阻和加热器组成。传感器上须盖有电解质液和透过膜，加热皮肤表面（常为43～44℃），使传感器下毛细血管内血液动脉化，血中氧自皮肤透过后经膜在传感器发生反应产生电流，经处理后显示氧分压数。应用时传感器应放置在患儿体表，既避开大血管，又有良好毛细血管网的部位，如上胸部、腹部。不要贴于活动肢体，以免影响测定结果。该法为无创伤性，能持续监测、指导氧疗。

经皮二氧化碳分压监护仪由 pH 敏感的玻璃电极及银/氧化银电极组成。利用加热皮肤表面传感器（常为43～44℃），使二氧化碳自皮肤透过后经膜在传感器发生反应，经处理后显示二氧化碳分压数，进行连续监测。

经皮氧及二氧化碳分压监护仪的特点是能直接、实时反映血氧或二氧化碳分压水平，减少动脉血气分析的采血次数，指导氧疗；在新生儿持续肺动脉高压的鉴别诊断时，采用不同部位（上、下肢）的经皮血氧分压差，可评估动脉导管水平的右向左分流。其缺点是检测探头每3～4小时需更换位置一次，以免皮肤烫伤；使用前及每次更换探头时，必须进行氧及二氧化碳分压校正。目前已有将经皮氧分压（$TcPO_2$）和经皮二氧化碳分压（$TcPCO_2$）测定制成同一探头，同时相应校正的自动化程度也有提高，便于使用。

3. 脉率及血氧饱和度仪　该仪器的出现极大地方便了新生儿（尤其是极低体重儿）的监护，使临床取血检查的次数大为减少，同时减少了医源性失血、感染等发生机会。它能同时测定脉率及血氧饱和度，为无创伤性的、能精确反映体内氧合状态的监护仪。传感器由 2 个发光二极管发出特定波长的光谱，光波通过搏动的毛细血管床后到达感光二极管。由于氧合血红蛋白与还原血红蛋白对每一种波长的光波吸收量不同，根据光波吸收情况经机器内微机处理后算出（SaO_2）。常用传感器有指套式、夹子式及扁平式等种类，可置于新生儿拇指、大踇趾等位置。机器显示脉冲光柱或搏动波形，显示血氧饱和度（SaO_2）值，同时显示脉率数。使用时必须将传感器上光源极与感光极相对，切勿压绕过紧，开机后设好上下限报警值后仪器即显示脉率与 SaO_2 值。应用该仪器者应正确掌握氧分压、氧饱和度与氧离曲线的关系；各种影响氧离曲线的因素，如胎儿或成人型血红蛋白、血 pH、二氧化碳分压等都会影响特定氧分压下的血氧饱和度。在较高血氧分压时，氧离曲线变为平坦，此时的氧分压变化而导致的 SaO_2 变化较小，故该器仪不适合于高氧分压时的监护；当组织灌注不良时，测得 SaO_2 值常偏低或仪器不能捕捉到信号；当婴儿肢体过度活动时显示的 SaO_2 及心率常因干扰而不正确，故观察 SaO_2 读数应在安静状态下，当心率显示与心电监护仪所显示心率基本一致时取值。新生儿氧疗时，尤其早产儿应将 SaO_2 维持在85%～95%，此时的氧分压值在 50～70mmHg，可减少早产儿视网膜病（ROP）的发生机会。

三、中心静脉压监测

中心静脉压（CVP）与右心室前负荷、静脉血容量及右心室功能等有关。将导管自脐静脉插入至下腔静脉后，血管导管与传感器相连，再按有创动脉测压步骤操作，即能显示中心静脉压。中心静脉压检测用于休克患者，以便根据 CVP 进行补液指导。

四、创伤性颅内压监测

目的是了解在颅内出血、脑水肿、脑积水、机械通气时颅内压的急性变化及其对治疗的反应，以便临床对其急剧变化做出处理。新生儿及小婴儿在前囟门未闭时可将传感器置于前囟作无创伤性颅内压力监测。测定时，婴儿取平卧位，头应保持与床呈水平位，略加固定，剃去前囟部位头发，将传感器贴于前囟即能测得颅压读数。

五、监护仪的中央工作站

将多个床边监护仪连接于中央监护台，在护士站集中反映各监护床单位的信息，包括心率、呼吸、血压、氧饱和度、体温等，这在成人的 ICU 已有普遍的应用，近年来在部分 NICU 也采用了该技术。但应强调，在新生儿监护室，床边监护、直接观察甚为重要，而中心监护系统的作用不十分有意义。

六、体液及生化监护

如血细胞比容、血糖、血清电解质、血胆红素、渗透压及血气分析等可在 NICU 中完成。

七、其他监护室常用设备

1. 床边 X 线片机　为呼吸治疗时不可缺少的设备，对了解心、肺及腹部病情，确定气管插管和其他置管的位置，了解相关并发症，评估疗效等都有很好的作用。床边 X 线片机的功率以 200mA 为好，功率太低可因患儿移动而影响摄片质量。

2. 透光灯　常由光源及光导纤维组成，属于冷光源。主要用于诊断的照明，如在气胸时通过胸部透照可发现光的散射，做出床边的无创性诊断；也可用于桡动脉穿刺的照射，以寻找桡动脉，引导穿刺。

3. 电子磅秤　用于体重的精确测定，也用于尿布的称重以估计尿量。

4. 食道 pH 监护仪　用于胃－食管反流、呕吐及呼吸暂停的鉴别诊断。

5. 床边超声诊断仪　NICU 新生儿常因病情危重或人工呼吸机应用，需床边进行超声检查，以明确先天性畸形、颅内出血、胸腹脏器变化等形态学改变；通过多普勒方法还可了解血流动力学改变、脏器血流及肺动脉压力等以指导治疗。由于新生儿的体表较薄，采用超声仪的探头频率宜高，如 5~7MHz，以提高影像的分辨率。

6. 肺力学监护　常用于呼吸机治疗时的监测。以双相流速压力传感器连接于呼吸机管道近患者端进行持续监测气体流速、气道压力，通过电子计算机显示出肺顺应性、潮气量、气道阻力、每分通气量、无效腔气量，并能描绘出压力容量曲线。通过肺力学监测能更准确指导呼吸机参数的调节，减少肺部并发症的发生。

7. 呼气末二氧化碳监测仪　常结合人工呼吸应用，以监测患儿的通气状态。

八、新生儿重症监护的常用治疗设备

NICU 配备：具有伺服系统的辐射加温床、保暖箱；静脉输液泵；蓝光治疗设备；氧源、空气源、空气、氧气混合器；塑料头罩；胸腔内闭锁引流器及负压吸引装置；转运床；变温毯；喉镜片（0 号）、抢救复苏设备、复苏皮囊（戴面罩）、除颤器等。CPAP 装置及人工呼吸机将在相关的章节中介绍。

常用消耗品有：鼻导管，可供不同吸入氧浓度的塑料面罩，气管内插管（新生儿用插管内径为 2.5mm、3mm、3.5mm 及 4mm）；各种插管，周围动、静脉内插入管；脐动、静脉插管（分 3.5Fr、5Fr、8Fr）；喂养管（分 5Fr、8Fr）；吸痰管等。

（尹同进）

第三节 新生儿辅助机械通气

辅助机械通气是治疗呼吸衰竭的重要手段。新生儿呼吸系统代偿能力低下，当患呼吸系统疾病时极易发生呼吸衰竭，故在 NICU 中使用机械通气的频率较高。因此，新生儿急救医生应熟练、全面、准确地掌握机械通气相关的肺力学知识、气体交换方式、主要参数的作用、常用的通气模式及其临床应用。目前，有很多新类型呼吸机供新生儿选用，但持续气流、压力限定 - 时间转换型呼吸机（continuous flow，pressure - limited and time - cycled ventilator）仍是新生儿基本而常用的呼吸机类型。持续气流是指呼吸机在吸气相和呼气相均持续向其管道内送气，在吸气相，呼气阀关闭气体送入肺内，过多气体通过泄压阀排入大气；在呼气相，呼气阀开放，气体排入大气。压力限定是预调的呼吸机管道和气道内在吸气相时的最高压力，当压力超过所调定的压力时，气体即通过泄压阀排出，使呼吸机管道和气道内的最高压力等于调定压力。时间转换即根据需要直接调定吸气时间和频率，呼气时间和吸、呼比呼吸机自动计算并直接显示。该类型呼吸机可供调节的参数为吸气峰压、呼气末正压、呼吸频率、吸气时间、吸入气氧分数和气体流速。

一、机械通气相关肺力学

不论自主呼吸还是辅助机械通气，均需口和肺泡间存在一定的压力差，方能克服肺及胸壁弹性（顺应性）和气道阻力，从而完成吸气和呼气。

（一）肺顺应性

肺顺应性（compliance of lungs，CL）是指肺的弹性阻力，常以施加单位压力时肺容积改变的大小来表示，其公式为：

顺应性（$L/cm/H_2O$）＝容量（L）/压力（cmH_2O）

从公式可见，当施给一定压力时，顺应性值越大，容积变化越大。呼吸系统的总顺应性是由胸壁顺应性与肺顺应性构成，但由于新生儿胸壁弹性好，其顺应性常忽略不计，故通常肺顺应性即可代表呼吸系统的总顺应性。正常新生儿肺顺应性为 $0.003 \sim 0.006 L/cmH_2O$；呼吸窘迫综合征（respiratory distress syndrome，RDS）时肺顺应性降低，仅为 $0.0005 \sim 0.001 L/cmH_2O$，其含义为：在相同的压力下，送入其肺内的潮气量将明显减少，若获得正常的潮气量，则需要更高的压力。

（二）气道阻力

气道阻力（resistance，R）是指气道对气流的阻力。常以单位流速流动的气体所需要的压力来表示，其公式为：

气道阻力［$cmH_2O/（L \cdot sec）$］＝压力（cmH_2O）/流速（L/sec）

正常新生儿总气道阻力为 $20 \sim 40 cmH_2O/（L \cdot sec）$；气管插管时为 $50 \sim 150 cmH_2O/（L \cdot sec）$；胎粪吸入综合征（meconium aspiration syndrome，MAS）为 $100 \sim 140 cmH_2O/（L \cdot sec）$ 或更高。

（三）时间常数

时间常数（time constant，TC）是指在一定压力下，送入肺内或呼出一定量气体所需要的时间单位，取决于呼吸系统的顺应性及气道阻力，其计算公式为：

TC（sec）＝CL（L/cmH_2O）× R［$cmH_2O/（L \cdot sec）$］

由公式可见：顺应性愈差，气道阻力（包括气管插管和呼吸机管道）愈小，送入肺内气体或呼出气体愈迅速，所需时间愈短，反之亦然。正常足月儿：TC ＝ $0.005 L/cmH_2O × 30 cmH_2O/（L \cdot sec）$ ＝ $0.15 sec$；RDS 患儿：TC ＝ $0.001 L/cmH_2O × 30 cmH_2O/（L \cdot sec）$ ＝ $0.03 sec$；MAS 患儿：TC ＝ $0.003 L/cmH_2O × 120 cmH_2O/（L \cdot sec）$ ＝ $0.36 sec$；送入肺内或呼出一定量气体后剩余的潮气量与时间常数有关，其计算公式为：

$V/Vo = e^{-TC}$

式中，V：送入肺内或呼出一定量气体后剩余的潮气量；Vo：潮气量；e = 2.713 4。

以呼气时间（time of expiration，TE）为例，当 TE 为一个时间常数（TC = 1）时，根据公式 V/Vo = 0.37，V = Vo×0.37 即肺内剩余的气量为潮气量的 37%，也就是说，当 TE 为一个时间常数（TC = 1）时，可呼出潮气量的 63%；当 TE 分别为 2、3、4、5 个时间常数时，呼出气量分别为潮气量的 86%、95%、98%、99%。理论上，吸气时间、呼气时间若为 5 个时间常数，近乎全部的潮气量能进入肺内或排出体外，但临床实践中吸、呼气时间达 3~5 个时间常数即可。当吸气时间（time of inspiration，TI）短于 3~5 个时间常数时，调定压力下的潮气量不能全部送入肺内，使实际的吸气峰压（PIP）低于调定的 PIP，称为非调定的 PIP 下降，此时平均气道压力（mean airway pressure，MAP）也随之下降，故也称为非调定的 MAP 下降，其结果导致 PaO_2 降低及 $PaCO_2$ 升高；当 TE 短于 3~5 个时间常数时，即可产生非调定的呼气末正压。

（四）非调定的呼气末正压

当应用高呼吸频率（respirator rate，RR）通气时，TE 短于 3 个 TC，由于呼气时间不够，肺泡内气体不能完全排出，造成气体潴留，使肺泡内呼气末压力高于调定的呼气末正压（positive end - expiration pressure，PEEP），其高出的 PEEP 值称为非调定的呼气末正压（inadvertent positive end - expiration pressure，iPEEP）。此时功能残气量（functional residual capacity，FRC）增加，肺顺应性和潮气量降低，每分通气量及心搏量减少，PaO_2 降低及 $PaCO_2$ 升高。如果调定的 PEEP 较低，iPEEP 则可使萎陷的肺泡在呼气末恢复正常 FRC，改善氧合，这可能是对 RDS 患儿有时增加频率后氧合陡度增加的原因。当然，当产生 iPEEP 时，呼吸系统也将代偿和限制气体进一步潴留，高 FRC 使肺顺应性降低，气体潴留则使小气道开放，气道阻力下降，从而缩短相应肺泡的时间常数，在原有 TE 内，呼出比原来更多的气体，同时高 FRC 使潮气量减少，故呼出潮气量所需的时间也短，从而缓解气体潴留，达到新的平衡。这也可能是调定的 PEEP 愈高气体潴留愈少和当存在不特别严重气体潴留时肺泡并未破裂的道理所在。气管插管较细及气道分泌物增多使气道阻力增加，也是引起气体潴留的重要原因。值得注意的是呼吸机经近气道测量的 PEEP 值不能准确反映肺泡内呼气末压力。

如何发现 iPEEP，首先根据疾病的种类或肺功能监测，推断和观察 CL、R 和 TC，结合所调定的 TE 预测其可能性，肺顺应性高或气道阻力大的患儿易引起 iPEEP，可应用长 TE。气体潴留的表现为：桶状胸，胸动幅度小，呼吸音减弱；$PaCO_2$ 升高；循环障碍，如血压下降、代谢性酸中毒、中心静脉压升高等；胸片示呼气末膈肌低位；肺功能及呼气末闭合气管插管测量其食道或气道压力等方法对发现 iPEEP 也有一定帮助。有的呼吸机可通过呼气保持按钮获得 iPEEP。

（五）TC 相关的治疗策略

TC 是针对不同疾病制定机械通气策略的重要理论依据。如上所述，RDS 患儿肺顺应性小而气道阻力尚属正常，1 个 TC 仅为 0.03 秒，3 个 TC 为 0.09 秒，即使 5 个 TC 也只有 0.15 秒，因此，对 RDS 极期患儿进行机械通气时，可采用较高频率通气，而不至于产生 iPEEP；由于 RDS 以缺氧为主，增加 TI 可提高 MAP 即提高 PaO_2，而 RDS 所需 TE 很短，故理论上可应用倒置的吸、呼比即（2~4）：1，长 TI 虽可提高 PaO_2，但容易造成肺气压伤，故临床已极少应用。MAS 患儿气道阻力明显增加，肺顺应性仅略减小，1 个 TC 仅为 0.36 秒，3 个 TC 则为 1.08 秒，因此，对 MAS 应用机械通气，宜选择慢频率和长 TE，如果提高频率，则应降低 PEEP，以免造成 iPEEP；还可根据 MAS 病理改变（肺不张、肺气肿和正常肺泡同时存在）进行通气，气肿的肺泡 TC 长为慢肺泡，而正常的肺泡 TC 相对短为快肺泡，如果以正常肺泡为通气目标，可根据正常肺泡的 TC（3~5 个 TC 为 0.45~0.75 秒）确定 TI 和 TE，采用中等频率，这样既可保证快肺泡有效通气，又可使进出慢肺泡的气体量减少，避免气肿的肺泡破裂，造成气胸；若以气肿肺泡为通气目标，可根据气肿肺泡的 TC 确定 TI 和 TE，采用慢频率、长 TI 和长 TE，这样虽保证气肿肺泡的有效通气，却使正常肺泡过度通气，容易发生气胸。

二、机械通气的气体交换

机械通气的基本目的是促进有效的通气和气体交换，包括 CO_2 的及时排出和 O_2 的充分摄入，使血气结果在正常范围。

（一）CO_2 的排出

CO_2 极易从血液弥散到肺泡内，因此血中 CO_2 的排出主要取决于进出肺内的气体总量，即每分肺泡通气量，其计算公式为：

每分肺泡通气量 =（潮气量 – 无效腔量）×RR

无效腔量是指每次吸入潮气量中分布于气管内，不能进行气体交换的部分气体，因其相对恒定，故增加潮气量或 RR，可增加每分肺泡通气量，促进 CO_2 的排出，降低 $PaCO_2$，潮气量对 CO_2 的影响大于 RR。定容型呼吸机的潮气量可通过旋钮直接设置；定压型呼吸机的潮气量主要取决于肺的顺应性和吸、呼气时肺泡内的压力差。一般情况下，肺顺应性在一段时间内相对恒定，故其潮气量主要取决于吸气峰压（peak inspiration pressure，PIP）与 PEEP 的差值，差值大则潮气量大，反之则小。通气频率也是影响每分肺泡通气量的重要因素之一，在一定范围内，频率的增加可使每分肺泡通气量增加，可使 $PaCO_2$ 下降。此外，患儿在机械通气过程中自主呼吸频率的变化也是影响通气的因素。当 $PaCO_2$ 增高时，可通过增大 PIP 与 PEEP 的差值（即提高 PIP 或降低 PEEP）或调快呼吸机频率来使 $PaCO_2$ 降低，反之亦然。至于上述参数调定哪一个，需结合具体病情和 PaO_2 值而定。

（二）O_2 的摄取

动脉氧合主要取决于 MAP 和吸入气氧分数（fraction of inspired oxygen，FIO_2）。MAP 是一个呼吸周期中施于气道和肺的平均压力，MAP 值等于在这个呼吸周期中压力曲线下的面积除以该周期所用的时间，其公式为：

MAP = K×（PIP×TI + PEEP×TE）/（TI + TE）

式中，K：常数（正弦波为 0.5，方形波为 1.0）；TI：吸气时间；TE：呼气时间。

MAP 应用范围一般为 5~15cmH_2O（0.49~1.47kPa）。从公式可见，提高 PIP、PEEP 及吸/呼（inspiration/expiration ratio，I/E）中任意一项均可使 MAP 值增大、PaO_2 提高。在考虑增大 MAP 时，应注意下列几个问题：①PIP 的作用大于 PEEP 及 I/E；②当 PEEP 达到 8cmH_2O 时，再提高 PEEP，PaO_2 升高则不明显；③过高的 MAP 可导致肺泡过度膨胀，静脉回流受阻，心排血量减少，氧合降低，并可引起肺气压伤。除增加 MAP 外，提高 FiO_2 也是直接而有效增加 PaO_2 的方法。

总之，影响 $PaCO_2$ 的主要参数是 RR 和 PIP 与 PEEP 的差值；影响 PaO_2 的主要参数是 MAP（PIP、PEEP 和 I/E）及 FiO_2。临床上应根据 PaO_2 和 $PaCO_2$ 的结果，在上述原则指导下综合考虑各参数的具体作用进行个体化调定。

三、呼吸机主要参数及其作用

（一）PIP

是指吸气相呼吸机管道和气道内的最高压力。提高 PIP 可使肺脏充分扩张，增加潮气量和肺泡通气量，降低 $PaCO_2$；同时改善通气血流比（V/Q），改善氧合，提高 PaO_2。PIP 高低与肺顺应性大小相关，肺部病变越重，顺应性越差，所需的 PIP 越高。但 PIP 过高，可使原已扩张的肺泡过度膨胀，肺泡周围毛细血管血流减少，V/Q 增大，同时血流向压力低的肺泡周围血管转移，引起肺内分流，并影响静脉回流和降低心排血量，反而会使 PaO_2 降低；当 PIP 超过 30cmH_2O，也增加患肺气压伤和早产儿慢性肺疾病的危险性。因此，原则上以维持 $PaCO_2$ 在正常高限的吸气峰压即可。初调 PIP 时，应以可见胸廓起伏、呼吸音清晰和 $PaCO_2$ 正常为宜。也可根据肺功能监测仪上的压力 – 容量环（P – V 环）调节 PIP，当 PIP 超过某一数值后，P – V 环的斜率由大变小、顺应性由好变差（P – V 环变为扁平）。上段 P – V 环斜率由大变小的结合点称为 P – V 环的上折点。此时肺容量约为肺总量的 90%，超过上折点继续增加压力，肺泡将处于过度牵张状态，肺容量增加很少，顺应性差。因此，适宜 PIP 的确定应以低于 P – V 环上折点对应的压力值 1~2cmH_2O 为宜；应避免 PIP 超过上折点对应的压力值。

（二）PEEP

是指呼气相呼吸机的呼气阀不完全开放，使部分气体存留于管道和气道内所产生的压力。适宜PEEP的存在，使缺乏肺表面活性物质的肺泡和终末气道在呼气相不至于萎陷，维持正常FRC，进而改善通气、血流比和肺顺应性，从而使PaO_2升高。因为PEEP的变化可改变吸气相的起始压力，故在PIP固定不变的情况下，提高PEEP则潮气量和肺泡通气量减少，使$PaCO_2$增加。有的呼吸机当调高PEEP后，PIP会相应升高，使其差值保持不变，从而避免$PaCO_2$升高。PEEP $>8cmH_2O$可降低肺顺应性和潮气量，增加无效腔，阻碍静脉回流，使PaO_2降低，$PaCO_2$升高。调定PEEP宜个体化，因肺泡表面活性物质的含量不同，故所需的PEEP值也不同。适宜PEEP应参考血气结果、呼气末膈肌位置及肺透过度进行综合判断。也可根据P-V环来具体设置，呼气末肺泡萎陷时，下段P-V环斜率小、顺应性差（P-V环呈扁平），当PEEP达到某一压力点后，随着压力增大而顺应性好、肺容量迅速增加（P-V环斜率明显增大），下段P-V环斜率变化的结合点称为P-V环的下折点（拐点），此时原先萎陷的肺泡复张，FRC增加。因此，适宜PEEP的确定应以高于P-V环下折点对应的压力值$1\sim2cmH_2O$为宜，避免PEEP低于下折点对应的压力值。有的呼吸机肺功能监护仪上可显示P-V环的上、下折点。

（三）RR

是指呼吸机送气或呼气的频率。频率的变化主要改变每分肺泡通气量，因而影响$PaCO_2$。当潮气量或PIP与PEEP差值不变时，增加RR能增加每分通气量，从而降低$PaCO_2$。一般情况下，频率在一定范围内变化并不改变动脉氧分压。RR <40次/分多在反比通气（TI $>$ TE）和撤机时使用；当RR在40$\sim$60次/分时，较易与新生儿自主呼吸同步；RR >60次/分时，可在低于原来PIP的情况下，保持原来的每分通气量甚或使其增加，维持气体交换，从而减少由于PIP过高而造成的气压伤；高RR通气，可使$PaCO_2$降低，进而扩张肺血管，是治疗新生儿持续肺动脉高压（persistent pulmonary hypertension of newborn，PPHN）传统而有效的方法。当RR >100次/分，由于TI过短，可产生非调定的PIP下降；TE过短，则造成iPEEP。因此，在调节RR时需要考虑其他参数，特别是TI和TE。撤离呼吸机前，RR常调到10次或5次，此时只需将吸气时间固定在$0.5\sim0.75$秒即可，呼气时间可以很长，因呼吸机管道内持续有气流，患儿可在较长的呼气时间中进行自主呼吸，保证气体交换。

（四）TI

是指呼吸机呼气阀关闭，使气体进入肺内的时间。该值可被调定。TE和I/E随TI和RR的变化而改变，其中TI、TE及RR的相互关系可用公式表示：

RR = 60/（TI + TE）

TI主要用于改变MAP，因此是改善氧合的重要参数，但其作用小于PIP或PEEP。若TI过长，使肺泡持续扩张，增加肺血管阻力，影响静脉回流和心排血量，可引起肺气压伤及慢性肺疾病；如果TI过短，可产生非调定的PIP和MAP下降，不利于低氧血症的纠正。以往TI多用$0.6\sim1.0$秒，现主张用$0.3\sim0.6$秒。但适宜TI的设定应考虑到肺顺应性的高低和气道阻力的大小，即肺部疾病的性质及严重程度。也可通过呼吸机上的肺功能监测仪的流速-时间曲线来判断，如吸气末流速曲线降至零则表示肺泡完全充盈，提示吸气时间足够；反之，则表示肺泡不能完全充盈、吸气时间不足。但气管插管周围漏气明显时该方法不可靠。

TE是指呼吸机呼气阀开放，胸廓弹性回缩将气体排出体外的时间，是影响CO_2排出的参数之一。适宜TE的设定也应考虑到肺部疾病的性质及严重程度。

通常I/E <1，其变化在RR一定的情况下，主要受TI的影响，因此I/E对PaO_2影响较大，在正常TI和TE范围内，I/E变化不改变潮气量，因此对CO_2的排出无明显影响。

（五）流速

流速（flow rate，FR）是指呼吸机将混合气体送入管道和气道的速度，是决定气道压力波形的重要因素。为排除管道和气道内CO_2，流速至少应为新生儿每分通气量的2倍。低流速通气（$0.5\sim3.0$L/

min）时，气道压力升高缓慢，达 PIP 的时间较长，压力波型为正弦波近似三角形，此波型与自主呼吸的压力波型类似，更趋于生理性，可减少气压伤的发生。但低流速时，MAP 低，不易纠正低氧血症；同时，因气道开放压力不足易形成无效腔通气，也可使 $PaCO_2$ 升高；高流速通气（4～10L/min 或更高），气道压力升高迅速，达 PIP 的时间极短，压力波型为方形波，相同 PIP 情况下，方型波 MAP 值约为正弦波的 2 倍，可明显改善氧合。高 RR 通气时，因吸气时间短，要达到设定的 PIP，常需要高流速通气。当肺内气体分布不均匀时，过高流速通气容易引起肺气压伤，同时也造成大量气体浪费：新生儿呼吸机常用流速为 8～10L/min。也可通过呼吸机上的肺功能监测仪的压力－时间曲线来判断流速，当患儿自主吸气时，压力－时间曲线上升支出现明显切迹则表示流速过低。

（六）FiO_2

是指呼吸机送入管道和气道中气体的氧分数，其意义同氧浓度。增加 FiO_2 是最直接和方便的改善氧合的方法，提高 FiO_2 可使肺泡 PO_2 增加，从而提高 PaO_2。但 FiO_2 持续高于 0.6～0.7 时，可能会引起早产儿慢性肺疾病和视网膜病，因此应密切监测 FiO_2。

四、新生儿常用基本通气模式

（一）持续气道正压

持续气道正压（continuous positive airway pressure，CPAP）也称自主呼吸（spontaneous breathing，Spont），是指有自主呼吸的婴儿在整个呼吸周期中（吸气和呼气）接受呼吸机供给的高于大气压的气体压力，其作用为吸气时气体易于进入肺内，减少呼吸功；呼气时可防止病变肺泡萎陷，增加 FRC，改善肺泡通气、血流比，从而升高 PaO_2。主要用于低氧血症、轻型 RDS 和频发的呼吸暂停。多主张应用鼻塞 CPAP，但因易吞入空气导致腹胀，使用时应放置胃管以排气；经气管插管做 CPAP，可增加气道阻力和呼吸功，只是在应用或撤离呼吸机前的短时间内应用。压力一般为 3～8cmH$_2$O，压力 >8cmH$_2$O（尤其当肺顺应性改善时）可影响静脉回流及降低心排血量，还会造成潮气量减低和 $PaCO_2$ 升高。气体流量最低为患儿 3 倍的每分通气量或 5L/min。CPAP 不宜使用纯氧作气源。

（二）间歇指令通气

间歇指令通气（intermittent mandatory ventilation，IMV）也称为间歇正压通气（intermittent positive pressure ventilation，IPPV）。IMV 是指呼吸机以预设的频率、压力和吸、呼气时间对患儿施以正压通气，患儿如有自主呼吸，则按自己的频率和形式进行呼吸，其总的通气量＝患儿自主呼吸的通气量＋呼吸机正压通气量；患儿接受正压通气的频率＝呼吸机的预设频率。当应用较高频率 IMV 时，呼吸机可提供完全的通气支持。因此，当患儿无自主呼吸时，可应用较高频率的 IMV；随着自主呼吸的出现和增强，应相应减低 IMV 的频率，撤机前则可使 IMV 的频率降到 5～10 次/分，减少呼吸机的正压通气，以增强患儿自主呼吸的能力，达到依靠自主呼吸能保证气体交换的目的。此方式由于呼吸机送气经常与患儿的呼气相冲突即人机不同步，故可导致小气道损伤、慢性肺疾病、脑室内出血和脑室周围白质软化等的发生。

（三）同步间歇指令通气

同步间歇指令通气（synchronized intermittent mandatory ventilation，SIMV）是指呼吸机通过识别患儿吸气初期气道压力或气体流速或腹部阻抗的变化，触发呼吸机以预设的频率进行机械通气，即与患儿吸气同步；当患儿呼吸暂停或无自主呼吸时，呼吸机则以设定的频率控制通气。患儿的吸气只有在呼吸机按预设频率送气前的较短时间内才能触发呼吸机的机械通气，因此，患儿接受正压通气的频率＝呼吸机的预设频率。SIMV 从根本上解决了人机不同步现象，从而避免了 IMV 的不良反应。

（四）助－控制通气

助－控制通气（assist/control ventilation，A/C）也称为同步间歇正压通气（synchronized intermittent positive pressure ventilation，SIPPV）。所谓辅助通气是指患儿的自主吸气触发机械通气，机械通气的频

率是由自主呼吸的频率所决定；所谓控制通气是指呼吸机按预设的频率进行机械通气。A/C 是将辅助通气与控制通气相结合的通气模式，当自主呼吸较强时，依靠自主吸气触发机械通气，提供与自主呼吸频率相同并且同步的机械通气；当呼吸微弱或无自主呼吸时，呼吸机则按预设的通气频率进行机械通气，以保证患儿需要的通气量。因此，应用 A/C 模式时，患儿接受机械通气的频率≥预设的频率。当患儿自主呼吸较强和较快时，由于患儿接受机械通气的频率大于预设频率，可产生过度通气，故应及时调低压力或降低触发敏感度（增大其负值），一般触发敏感度设置既要避免过度敏感，导致过多触发，也要避免触发敏感度过低，造成费力触发。

此外，有关压力支持通气（pressure support ventilation，PSV）、容量控制通气（volume control ventilation，VCV）、压力调节容量控制通气（pressure regulated volume - control ventilation，PRVC）、适应性支持通气（adaptive support ventilation，ASV）、压力释放通气（pressure release ventilation，FRV）、双相气道正压通气（biphasic positive airway pressure，BI - PAP）、指令分钟通气（mandatory minute ventilation，MMV）、容量支持通气（volume support ventilation，VSV）及成比率通气（proportional assisted ventilation，PAV）等通气模式，在新生儿不常用或不宜使用，故在此不一一赘述。

五、机械通气的临床应用

（一）机械通气指征

目前，国内外尚无统一标准，其参考标准为：①在 FiO_2 为 0.6 的情况下，PaO_2 < 50mmHg 或经皮血氧饱和度（transcutaneous oxygen saturation，$TcSO_2$）< 85%（有发绀型先心病除外）；②$PaCO_2$ > 60 ~70mmHg 伴 pH < 7.25；③严重或药物治疗无效的呼吸暂停。以上三项中有任意一项即可应用呼吸机治疗。

（二）呼吸机初始参数

初调参数应因人、因病而异，以达到患儿口唇、皮肤无发绀，双侧胸廓适度起伏，双肺呼吸音清晰为宜。动脉血气结果是判断呼吸机参数调定是否适宜的金标准。

（三）适宜动脉血气的维持

初调参数或参数变化后 15 ~30 分钟，应检测动脉血气，作为是否需要继续调节呼吸机参数的依据。血气结果如偏于表中的范围，应立即调整参数。如在表中范围内、病情稳定，可每 4 ~6 小时监测血气。临床上常用动脉化毛细血管血中 PCO_2 代表 $PaCO_2$，$TcSO_2$ 代表动脉血氧饱和度，但每天至少做一次动脉血气。末梢循环不良者应进行动脉血气检测。

（四）参数调节幅度

一般情况下，每次调节 1 或 2 个参数。在血气结果偏差较大时，也可多参数一起调整。但在 PPHN 早期，参数调节幅度应适当减小，否则会导致 $TcSO_2$ 的再次下降。根据血气的变化调整呼吸机参数，各人经验及习惯不同，只要根据机械通气气体交换和各参数的作用综合考虑、适当调节均可取得良好的效果。原则是：在保证有效通、换气功能的情况下，尽量使用较低的压力和 FiO_2，以减少气胸和氧中毒的发生。

（五）撤离呼吸机指征

当疾病处于恢复期，感染基本控制，一般情况良好，动脉血气结果正常时应逐渐降低呼吸机参数，锻炼和增强自主呼吸；当 PIP≤18、PEEP = 2cmH_2O、频率≤10 次/分、FiO_2≤0.4 时，动脉血气结果正常，可转为 CPAP，维持原 PEEP 值，维持 1 ~4 小时，复查血气结果正常，即可撤离呼吸机。由于低体重儿自主呼吸弱，气管导管细阻力较大，故可不经过 CPAP 而直接撤离呼吸机。

（尹同进）

第四节 极低体重儿的随访

随着国内 NICU 工作的普遍开展，极低体重儿的存活率有了显著的提高，有单位报道已达 90% 以上。由于极低体重儿各种器官的功能不成熟，在新生儿期常需要接受各种生命支持，因疾病本身或由于生命支持而致各脏器损害及后遗症的发生正随着其生存率的提高而越来越引起新生儿科医生的重视。对于新生儿监护中心出院的极低体重儿，正确的随访需要对不同疾病患儿的预后等概念有广泛的了解，其中包括生长发育的规律、如何按年龄对随访对象评估、处理以及一系列相关技术。随访中应考虑的情况包括：①特殊情况或类型的发生率；②健康问题对正常生活的影响；③神经、智能等问题。随访工作实际上是对极低体重儿的继续监护，通过随访可及时了解患儿存在的问题，进行必要的干预。在随访中也应关心影响患儿预后的家庭及社会问题，最终使患儿的生存质量改善。

一、随访计划的制订与实施

随访是对 NICU 出院患者健康状况的继续评估和支持，及时进行治疗干预，同时也为 NICU 工作提供反馈信息，以改进医疗服务。在出院时应确立详细的随访计划，良好的随访计划能使极低体重儿平稳地从医院过渡到家庭护理。通过随访使家长得到相关疾病的知识，对患儿的预后有较全面的认识。随访是一动态过程，评估内容包括生长、发育及患儿对所处环境的反应性。常通过家长的病史提供、参照正常的生长发育规律以及体格检查来确立患儿属异常或偏离正常。一旦确认，可考虑进行治疗干预。

（一）常规工作

即每次随访均应进行的工作，包括：询问喂养情况；一般的测量（头围、体重、身长、胸围等）；体格检查（包括中枢神经系统及语言）；最后做出评估并给以指导，包括喂养、运动、语言训练等方面的干预。常规工作 6 个月前每 2 个月 1 次，6 个月后每 3 个月 1 次；第二年每 6 个月一次；以后每年一次到 7 岁止。

（二）智能测定

IQ 和 DQ 的测定：极低体重儿 IQ 小于正常 2 个标准差者占 5% ~ 20%，在超低体重儿（ELBW）可达 14% ~ 40%。在较大的儿童，学习问题可高达 50%，而其中的 20% IQ 并不低，处于平均数。慢性肺疾病（chronic lung disease，CLD）、宫内生长迟缓，IQ 正常而学习困难的问题值得研究。DDST 仅作为初筛，但不能代替更好的方法，如贝莉婴儿发育量表（Bayley scale of infant development）适用于 2 ~ 30 月龄婴幼儿；Wechsler 学前及初小智能表适用于 4 ~ 6.5 岁儿童。Gesell 发育量表，适用于 4 周 ~ 3 岁婴幼儿，结果以发育商（DQ）表示。也可采用中国科学院心理研究所和中国儿童发展中心（Children's Developmental Center of China，CDCC）共同编制的 CDCC 婴幼儿智能发育检查量表。

（三）处理早产儿后遗症

早产越小，后遗症越多，出院时患儿可伴有与 CLD、坏死性小肠结肠炎（NEC）和脑室内出血（IVH）相关的临床表现，这些表现大多在 2 年内消失，但在婴儿期需特别处理。鉴于上述情况可出现相关的并发症，患儿在 NICU 出院后如有急诊情况，均应密切监护和转运。对 NICU 出院者的治疗措施应与患儿在新生儿期的实际疾病情况相结合。

（四）随访计划的实施

随访频率应根据情况极低体重儿的具体情况而定；处理随访对象应具备：①对早产儿后遗症的临床处理技能；②具备神经、认知及相关的辅助检查的条件；③熟悉一般儿科问题在早产儿的反应；④能处理儿童复杂的医学、运动和认知问题；⑤有与社区计划结合的知识（能力）。应采用个体化的评价方法，根据情况确定随访频率与重点。

二、各个系统的随访

（一）神经系统

神经系统的随访是极低体重儿随访中最重要的部分，也是家长及医护人员最重视的问题。极低体重儿的生存质量如何与神经系统的发育关系密切。在多数情况下，极低体重儿神经系统的预后较难估计，对影响或促进神经系统恢复的因素只有少数已被确定。对于神经系统的评估，应考虑采用患者的校正年龄，即孕周龄来与相应的婴儿发育指标进行比较。如28周胎龄出生的极低体重儿在生后3个月时其校正年龄与足月刚出生儿相似。当生后6个月时，如其运动商（motor quotient）只有50（即只有正常的50%）；如将年龄校正，运动商可能会达到100。因此，在婴儿期采用校正年龄是非常重要的。在极低体重儿随访中，当考虑用校正年龄时，各系统的发育应进行分别评估，这是因为不同的系统对环境刺激的反应性是不同的；早期的宫外环境暴露对语言发育较对运动的影响大；语言是认知的一部分，早期的宫外环境暴露与相同胎龄的足月出生新生儿比，对语言发育有加速作用。神经系统问题是早产儿疾病的常见并发症。越早产越易并发脑室内出血（IVH）、脑室周白质软化（PVL）、脑白质损伤；严重窒息、严重宫内生长迟缓（IUGR）和CLD也易出现神经系统后遗症。严重的神经系统后遗症包括脑瘫、惊厥、脑积水、感觉障碍（视、听）、智商低下（IQ<70）等。胎龄越低，残疾率越高。国外研究发现，<1 500g中约10%有各种程度的残疾或功能障碍，其中部分病情不太严重，如肌张力的短期变化（增加或降低）、年长儿的精细运动和感觉问题等。

（二）眼科的随访

极低体重儿的视觉问题很常见，多数为眼肌不协调及折射误差所致。早产儿视网膜病（ROP）占的比重很大。因此，眼科的随访对极低体重儿，尤其是在NICU曾经接受氧疗者是十分必要的。常在生后3~4周（或孕周龄32~34周）第一次做眼底检查，采用暗室散瞳后做双目间接检眼镜检查，每2周复检1次；当发现早产儿视网膜病（ROP）时每周复检1次。出院后眼科随诊到8个月，对发现ROP者继续随访检查至3岁或更长时间。所有的视觉缺陷应尽早发现并适当治疗。对持续的眼球震颤、注视不能、持续斜视应行视觉检查。婴儿依赖视觉刺激使视觉得以正常发育。对于失明者，则需额外的听觉、触觉及体位刺激以发挥其潜能。

（三）听力的随访

极低体重儿出院者属于听力障碍的高危人群，有报道在NICU有10%患儿经BAEP筛查后可见不同程度的听力异常。其发生与多种因素有关，包括早产、呋塞米或氨基糖苷类药物应用、细菌性脑膜炎、高胆红素血症达需换血的水平、窒息及颅内病变、先天性感染（如巨细胞病毒感染）、颅面先天畸形、染色体疾病（如Down's综合征）、肺高压患者曾接受过度通气治疗者和有低碳酸血症史等。随访时应了解患儿是否有听力障碍早期体征，包括对较强的噪音无反应、对引起愉快的声音不反应或仅仅对某一、两种声音有反应。由于语言技能的延迟，随着小儿的生长，听力障碍显得更为明显。常用诊断方法有脑干听觉诱发电位（BAEP），而耳声发射（evoked otoacoustic emissions，EOAEs）为筛查方法，假阳性率相对较高。BAEP常在出院时检查，如异常可在1个月后复查；对于所有BAEP异常者，在3月龄时应复查；对于在新生儿期有惊厥、围生期病毒感染或有神经发育迟缓者，不管出院时BAEP是否正常，在生后6个月~1岁均应复查。

（四）呼吸系统的随访

呼吸问题包括CLD、呼吸暂停、呼吸道阻塞、儿童后期的反复呼吸道感染等。极低体重儿由于肺的发育不成熟、先天感染及较长时间的机械通气和高氧的应用，可出现慢性肺部疾病（CLD）。这些婴儿出院后呼吸道症状可持续数月，胸部凹陷及哮鸣音可持续1年左右。在此期间，再次住院率也很高。CLD大多在生后2岁左右缓解，而此时的肺部X线片仍可见阴影存在。呼吸道的高反应性在极低体重儿高达20%，为正常人群的2倍，对于这些患者，有必要进行肺活量、气道阻力及顺应性的随访。极低体重儿的呼吸状态评估包括：①呼吸频率、呼吸费力程度和肺部啰音、哮鸣音及呼吸暂停等；②氧合情况，包括测定血红蛋白、血细胞比容、动脉血气等；③生长情况，包括对运动的耐受性等。发生支气管痉挛时，可用支气管扩张剂、限制液体、利尿、热量的补充、胸部物理治疗（翻身、叩背等）。对于慢性氧依赖者应教会家长如何在家庭使用氧及掌握心肺复苏技术。

（五）体格生长

生长的追赶（catch up）常在前 2 年发生，20% 在 3 岁时仍小于第 3 百分位。生长的追赶常先为头的生长，随后是体重的增加，最后为身高追赶。学龄儿童头围可赶上，但身高、体重小于第 50 百分位（但正常）；在 CLD、先天畸形和环境剥夺婴儿，尤其可出现生长迟缓。在随访时应将患儿的头围、身高和体重等指标与正常生长发育曲线对照，同时观察生后年龄及校正年龄。

（六）贫血及铁的缺乏

由于早产儿红细胞生成素分泌不足、生长相对较快等，血红蛋白降低的最低点的到达时间比足月儿早，生理性贫血较足月儿明显，常在血红蛋白降低至能刺激红细胞的产生增加的最低值前（早产儿为 70 ~ 90g/L）已出现了临床症状，而需要进行输血或用红细胞生成素（EPO）等治疗。由于早产儿的储存铁较少，将很快被耗尽，在随访时应及时给以补充铁，直至生后 12 ~ 15 个月。

（七）佝偻病

极低体重儿由于摄入钙、磷和维生素 D 减少，发生佝偻病的风险增加，长期接受肠道外营养、利尿剂应用和脂肪吸收障碍所致的维生素 D 减少者发生佝偻病的风险最大。对于所有出院的极低体重儿，推荐补充维生素 D 800U/d，连续 3 个月改为 400U/d，以预防佝偻病的发生。

（八）预防接种

极低体重儿免疫功能差，他们与足月儿一样，应纳入计划免疫，按规定接受免疫接种。预防接种应按生后年龄（chronological age）而不用校正（corrected）年龄，极低体重儿或超低体重儿都按照正常婴儿接受接种的时间顺序进行，全量给予。

（九）其他

在随访时应关心的健康问题：极低体重儿常有再次住院的可能，其中约 1/2 属于早产儿的后遗症；患儿易发生呼吸道感染。其他如喂养困难、吃得慢、不能建立正常的睡眠形式、对刺激反应过敏、感知障碍等。上述情况常无特异性，应详细询问病史才能发现。处理常需特别的技能，包括心理、运动、家长配合等。

（十）情感、行为问题

极低体重儿神经系统损害除运动、感觉和智能外，一些高级皮层功能障碍越来越受到重视，包括语言、学习、精神运动障碍、注意力缺陷多动症（ADHD）及行为问题等。行为问题的发生率为 10% ~ 15%，也可对家庭和社会产生影响。

（尹同进）

第五章

新生儿感染

第一节　概述

感染性疾病是新生儿常见、多发疾病之一，也是导致新生儿死亡的主要原因。近些年来，随着对新生儿感染性疾病认识的加深，感染预防措施的改进，新生儿感染有逐渐减少的趋势。但目前我国感染性疾病的发生率与病死率仍占新生儿疾病的首位，必须引起临床工作者的高度重视。引起新生儿感染的病原体以细菌、病毒最为常见，其次为真菌、原虫、螺旋体等。TORCH 是弓形虫（toxoplasma）、其他（other）、风疹（rubella virus，RV）、巨细胞病毒（cytomegalovirus，CMV）和单纯疱疹病毒（herpes virus，HSV）英文字头的简称，是引起宫内感染的常见病原体。近年来，梅毒、细小病毒 B19（provirus B19）、乙型肝炎病毒、支原体、衣原体和人类免疫缺陷病毒等感染逐渐增多，也称为宫内感染的常见病原体。

根据新生儿感染发生的时间，可分为出生前感染、出生时感染和出生后感染。出生前感染是指病原体经母亲血液透过胎盘感染胎儿，是新生儿最常见的感染途径，又称为宫内感染。宫内感染多为病毒引起的慢性感染，可导致流产、死胎、死产、胎儿宫内发育迟缓、先天性畸形及婴儿出生后肝脾增大、黄疸、贫血、血小板减少以及神经系统受损的多器官损害及"宫内感染综合征"。此外，母亲生殖道病原体上行性感染羊膜囊，胎儿吸入污染的羊水，或羊膜囊穿刺等有创性操作消毒不严时也可导致胎儿感染。出生时感染主要由于胎儿吸入产道中污染的分泌物或血液中的病原体，胎膜早破、产程延长、分娩时消毒不严，或经阴道采胎儿头皮血、产钳助产损伤等引起胎儿感染。出生后感染较出生前、出生时感染更为常见，病原体可通过多种途径，包括皮肤黏膜创面、呼吸道、消化道及带菌的家庭成员或医护人员接触传播，其中，与携带病毒的母亲密切接触是新生儿生后感染最重要的途径。此外，消毒不严的各种导管和仪器也可导致医源性感染。

一、病因及感染途径

（一）细菌感染

1. 病原菌　常定植在人体内的细菌或在周围环境内的腐生菌，如表皮葡萄球菌、不动杆菌等，一般对成年人无致病性，但均可引起新生儿感染。不同地区、不同时期、不同感染部位的病原菌差别很大。全身性感染在国内一直以葡萄球菌最常见，其次是大肠埃希菌等肠道杆菌。但在美国则以 B 组溶血性链球菌（GBS）最多，其次是 D 组溶血性链球菌、大肠埃希菌、克雷白菌、葡萄球菌等。肺炎病原菌按感染时间及途径而异，产时感染与母亲产道菌群关系最大，美国以 GBS 多见，国内以大肠埃希菌最多；产后感染，国内以金黄色葡萄球菌常见，还有铜绿假单胞菌、变形杆菌、克雷白菌等；国外还有黄杆菌、黏质沙雷菌、百日咳杆菌等。产时感染沙眼衣原体随后发展为肺炎在美国常见，在中国重庆地区也不少见，可高达 25%（15/59）。

2. 感染途径　产前感染主要通过胎盘血行感染胎儿导致新生儿感染，临床上以病毒感染为主，但也可发生李斯特菌、结核分枝杆菌、胎儿弯曲菌、梅毒螺旋体等感染。而普通细菌，虽临产前产妇可有多种细菌感染，如肺炎链球菌菌血症，但其胎儿通常未被感染，是由于母亲的免疫功能及胎盘屏障对胎儿有一定的保护作用。胎盘化脓性病变破入羊水，胎儿吸入或吞入而感染者则更少见。有报道宫内输血不动杆菌污染，导致胎儿感染；羊水穿刺如消毒不严，也可能引起胎儿感染。产时感染是分娩过程中发生细菌污染而引起的感染。产科并发症有利细菌上行污染羊水，胎膜早破越久，羊水被污染机会越多；产程过长时，由于胎膜通透性增高，有利细菌侵入宫内。胎儿在宫内或产道吸入了污染的羊水或分泌物造成吸入性肺炎再发展为败血症，以大肠埃希菌等肠道杆菌常见，也可有肠球菌；但美国以 GBS 多见，因该菌在其孕妇定植率约为 20%（4% ~40%）；也可因急产或助产时消毒不严，造成局部化脓性病灶，并可进一步发展成更严重的感染。产后感染以金葡菌较多，因为胎儿娩出后，金葡菌迅速定植脐部、鼻腔，常引起浅表化脓性感染。病原菌主要来自医护人员鼻腔，并通过其手在婴儿室传播。病原菌亦可由消化道、呼吸道侵入。近年来医源性感染增多，病原菌常来自污染的诊疗用品，各种导管、插管、雾化器、水槽、暖箱内水箱中的水等，早产儿动静脉置管并发凝固酶阴性葡萄球菌（CoNS）感染、经气管插管引起的呼吸机相关性肺炎（ventilator associated pneumonia，VAP）。

（二）病毒感染

1. 病原体　新生儿病毒感染的病原体较多，包括巨细胞病毒、疱疹病毒、Epstein – Barr 病毒、肠道病毒（如柯萨奇病毒、艾柯病毒）、细小病毒 B19、肝炎病毒、轮状病毒、腺病毒、呼吸道合胞病毒、风疹病毒及人类免疫缺陷病毒（HIV）等。国内曾有新生儿病房呼吸道合胞病毒、柯萨奇病毒流行的报道。

2. 感染途径　宫内感染可发生于妊娠各阶段，可通过以下三种途径引起胎儿感染：①孕母体内的病毒通过血液透过胎盘屏障进入胎儿体内引起感染；②病毒先引起子宫内膜或附件感染，或潜伏在子宫、附件的病毒孕期激活，病毒在局部复制而引起胎盘绒毛膜炎，然后经胎盘血液、淋巴循环或污染羊水而感染胎儿；③孕期病毒经阴道上行引起羊水病毒污染而感染胎儿。产时感染主要发生于分娩过程中，胎儿吸入或吞入母亲带有病毒的产道分泌物或血液而引起感染。新生儿出生后与母亲及护理人员的带有病毒的皮肤、衣物、用具、分泌物接触，食用含有病毒的乳汁，与病毒感染的患儿接触，输入含有病毒的血液，或使用被病毒污染的医疗器械等，均可使新生儿出生后发生感染。

二、发病机制

新生儿特别是早产儿、极低出生体重儿容易发生细菌、病毒感染，主要与以下免疫特点有关。

（一）黏膜屏障功能较差

新生儿皮肤含水量较高，pH 高有利细菌繁殖；表皮角化不良，胶原纤维排列疏松，有利细菌入侵；汗腺发育差，乳酸不足，也有利细菌繁殖。新生儿黏膜娇嫩，呼吸道及消化道防御功能（纤毛运动、腺体分泌）不全，胃酸度低，胆汁中胆酸少，对杀菌不利；黏膜易破损，通透性高，有利细菌侵入血液循环。脐残端是一暴露伤口，离较粗血管最近，细菌容易由此侵入。

（二）屏障功能不全

新生儿血脑屏障发育不成熟，细菌易通过血脑屏障进入脑组织导致化脓性脑膜炎。

（三）淋巴结发育不全

缺乏吞噬细菌的过滤作用，常不能将病原菌局限于局部淋巴结。

（四）非特异性体液免疫功能不足

新生儿血清总补体平均水平（C3 仅为成年人的 60%）及活性低下，不能有效地协助杀灭病原菌。调理素水平低于成年人，对促进吞噬作用不利（纤维结合蛋白含量在新生儿平均为 113.4 ~220mg/L，低于成年人的 317 ~350mg/L）。溶菌酶含量和产生 γ – 干扰素（INF – γ）水平低下，也是新生儿易感染的因素之一。

（五）非特异性细胞免疫功能不足

中性粒细胞库只为成年人的 20% ~30%，容易耗尽，不能产生及释放足够的中性粒细胞迅速到感染处，其变形能力、聚集、黏附异物和趋化能力均明显低下，吸附、吞噬、杀灭病原体的能力差，尤其是早产儿、极低出生体重儿，有缺氧、酸中毒时更明显。此外，C3、C5、纤维结合蛋白含量低与调理素不足均影响其吞噬及杀菌。肺内的巨噬细胞出生时几乎没有，以后增多。自然杀伤（NK）细胞的细胞毒活性低下。

（六）特异性体液免疫

只有 IgG 能通过胎盘，在妊娠后期尤其是 34 周后才迅速增加，胎龄越小，其血中 IgG 水平越低，过期产儿因胎盘功能异常，其 IgG 水平也低于母体。足月儿脐带血中缺如的特异性抗体有大肠埃希菌、志贺菌、沙门菌等肠道菌菌体抗体。新生儿缺乏 IgM 可能与其对大肠埃希菌等革兰阴性杆菌易感有关；因缺乏分泌型 IgA，不能阻止病原体在黏膜上黏附和聚集，故细菌易由呼吸道及消化道黏膜侵入血液循环。抑制 T 细胞（Ts 即 CD8）数高，可抑制 B 细胞产生抗体。由于胎儿、新生儿自身合成抗体浓度较低，尤以 IgM、IgA 合成更少，故易发生病毒感染。

（七）特异性细胞免疫功能不足

新生儿 T 细胞对特异性外来抗原应答能力差，产生各种淋巴因子及干扰素不足，加之巨噬细胞与自然杀伤细胞功能较差，故新生儿致敏 T 细胞直接杀伤病原体的能力，以及淋巴因子增强巨噬细胞吞噬病原体的作用都远不如成年人，因此，容易发生病毒感染，而且感染易扩散。

（八）细菌感染与机体的反应

新生儿败血症时促炎因子（Th1 因子）、INF-α、IL-1、IL-6、IL-8、INF-γ 等升高，参与感染/炎症反应损伤过程，可引起全身炎症反应综合征（SIRS），严重者导致多器官功能损害（MODS）。脂多糖（LPS）可与单核-巨噬细胞、树突状细胞膜表面的 TOll 样受体 4（TLR4）结合，经细胞内信号传导通路进入核内，活化 NF-KB，启动核内相关基因，转导 mRNA，从而合成一系列细胞因子并释放到细胞外，引起全身炎症反应。

三、临床表现

（一）细菌感染

新生儿细菌感染常缺乏特异性表现，一般表现如下。①精神：可先烦躁，继之软弱、嗜睡、神志不清，最后进入昏迷；②面色：红润消失，面色发黄、发白、发青、发灰、发绀；③哭声：可先无故哭吵，继之哭声减弱，少哭，最后不哭；④吃奶：个别患儿病初可因发热，吃奶量增多，而多数患儿吃奶量减少，吸吮力减弱，最后拒奶；⑤活动：可先增多，继之减少，最后不动；⑥体重：最初不增，继之下降；⑦体温：不稳定，24h 内波动范围大于 1℃，体壮儿可发热，体弱儿、早产儿常体温不升，或有不同程度的皮肤硬肿；⑧黄疸：可突然加重，或退而复现，或消退延迟。胎龄小的早产儿或严重感染患儿可处于抑制状态，表现为不吃、不哭、不动、面色不好、体温不升。化脓性皮肤感染、结膜炎、脐炎等可有相应的局部表现。

（二）病毒感染

不同病毒感染胎儿、新生儿可有相似的临床表现，也可有不同的临床特征；同一病毒在不同时间感染胎儿、新生儿所产生的损害程度和临床表现又不尽一致。流产、死胎、死产是大多数宫内病毒感染，尤其是早期感染的共同表现。部分胎儿宫内病毒感染可表现为先天畸形，如小头畸形、先天性心脏病、白内障、青光眼等。胎儿时期病毒感染的常见表现是胎儿宫内发育迟缓。病毒感染急性期可表现为发热、黄疸、全身症状等，不同病毒感染也可表现为不同器官系统损害的症状。

四、诊断

新生儿感染的诊断主要根据病史、临床症状、体征、实验室检查和其他辅助检查结果而作出，病原学检查对确定细菌感染或病毒感染具有重要价值。

五、治疗

（一）细菌感染

1. 消灭病原菌　针对病原菌选择适当的抗菌药物，新生儿严重感染一般需要静脉给药。

2. 支持疗法　加强护理，供给足够的热量和营养素，注意液体的供给和水、电解质平衡，根据病情使用新鲜血液或血液制品。

3. 感染灶的处理　及时清理感染病灶，促进伤口、创面愈合。

（二）病毒感染

目前对新生儿病毒感染无特效治疗，仍以对症治疗、保护受损器官系统功能和协助其恢复为主。

1. 一般治疗　包括加强护理，营养支持，维持水、电解质平衡，对症治疗。

2. 保护主要受损器官系统功能　如保护受损心肌、肝、脑组织功能等。

3. 抗病毒药物　如丙氧鸟苷（更昔洛韦）用于治疗 CMV 感染。

（牛红艳）

第二节　新生儿脓疱疮

新生儿脓疱疮（impetigo Neonatorum）是发生在新生儿的一种以大疱为主要表现的急性传染性化脓性皮肤病，本病发病急，传染性强，容易发生自身接触感染和互相传播，常常在新生儿室及母婴同室造成流行。

一、病因及发病因素

新生儿脓疱疮的病原菌为凝固酶阳性金黄色葡萄球菌，主要是第 II 嗜菌体组 71 型金黄色葡萄球菌，其次为乙型溶血性链球菌，部分为两者的混合感染。新生儿脓疱疮主要通过接触传染，在小于 4 岁的婴幼儿中发病率为 1.8%，在 5~15 岁儿童中发病率为 1.6%。与新生儿脓疱疮发病有关的因素较多，主要包括新生儿自身因素、母亲因素及环境因素。

（一）新生儿因素

（1）特异性免疫功能不成熟：新生儿各种淋巴因子和干扰素不足，巨噬细胞和自然杀伤细胞功能差，新生儿血清 IgG 低于正常等。

（2）新生儿皮肤非常细嫩，表面角质层很薄，毛细血管密布在皮肤的浅层，皮肤防御功能差。

（3）新生儿皮脂腺分泌旺盛，细菌容易堆积在皮肤表面，因此细菌比较容易入侵皮肤。

（4）新生儿皮肤含水较多，pH 偏高，利于病原菌生长。

（二）母亲因素

有报道显示出生时存在胎膜早破及羊水污染的新生儿容易发生脓疱疮，主要由于胎膜早破和羊水污染易继发细菌感染，从而引起新生儿皮肤或软组织感染，故需特别注意新生儿皮肤的清洁。母亲患有乳腺炎时新生儿脓疱疮的发病也增多。

（三）环境因素

新生儿脓疱疮的病原多来自母亲，家属不洁净的手，或者新生儿使用了被细菌污染的衣服、尿布和包被等均可引起新生儿脓疱疮。新生儿与有皮肤病、化脓性皮肤感染的成年人接触后，其发病率增高。

（四）医源性感染

主要是来源于医务人员不洁静的手、医护人员忽视无菌护理操作和暖箱消毒不彻底等。

患儿一旦感染金黄色葡萄球菌后释放出表皮松解毒素，可引起新生儿表皮颗粒层细胞松解，体液积聚在表皮层，形成水疱。少数患儿可有凝固酶阴性葡萄球菌、产气杆菌、大肠埃希菌等感染。根据脓液细菌培养及药敏试验结果，对青霉素、红霉素、克林霉素等产生耐药的细菌越来越多。

二、病理

脓疱疮表现为表皮角质层下大疱，疱内含有大量中性粒细胞、球菌、纤维蛋白。疱底棘细胞层有海绵形成，或见少量棘层松解细胞，中性粒细胞渗入棘细胞之间，真皮上部呈非特异性炎性改变，真皮上部血管扩张充血，有中度中性粒细胞及淋巴细胞浸润。

三、临床表现

本病多发生于炎热的夏季，美国伯明翰儿童医院报道新生儿脓疱疮每年都有增长趋势，一般于生后 4~10d 发病。主要表现为以出现薄壁水脓疱为特点的皮肤感染。好发在头面部、尿布包裹区和皮肤的皱褶处，如颈部、腋下、腹股沟等处，也可波及全身皮肤。脓疱表皮薄，大小不等，周围无红晕，较周围皮肤稍隆起，疱液开始呈现黄色浑浊状，大疱破裂后可见鲜红色湿润的基底面，此后可结一层黄色的薄痂，痂皮脱落后不留痕迹。轻症患儿没有全身症状，重症患儿常伴有发热，进食差，黄疸加重等症状。若治疗及时可以很快痊愈，否则容易迁延不愈，甚至出现大脓疱造成大片表皮剥脱。一般分为寻常性、大疱性及部分特殊类型。

1. 寻常性脓疱疮 接触传染性脓疱疮，常为金黄色葡萄球菌感染或溶血性链球菌混合感染。皮损好发于面部、头部和四肢，面部以口周、鼻孔附近、耳郭为主，严重者可泛发全身。初发损害为红斑及水疱，迅速变为脓疱，粟粒至黄豆大小，疱壁薄，周围有红晕，初丰满紧张，之后可松弛，特别是呈半壶水状时，上半为清澈液体，下半为浑浊脓液，呈袋状坠积。疱疹破裂后露出糜烂面，干燥后覆盖黄色或灰黄色痂，可向周围传播蔓延，亦可融合成片，单个脓疱可于 5~7d 吸收，痂脱自愈；如不及时治疗，可迁延数日；重症者可伴发热，热峰可高达 39~40℃；严重者可并发败血症，部分患儿有局部淋巴结肿大。

2. 大疱性脓疱疮 主要由第Ⅱ嗜菌体组 71 型金黄色葡萄球菌引起。皮疹为散在性大疱，直径 1~10mm 甚至更大，壁薄，周围红晕不显，破裂后形成大片糜烂，干燥后结痂，不易剥去。有时大疱中央自愈，脓疱边缘向四周扩展呈环状，或多个相互连成回状。发病急剧，脓疱进展迅速，很快累及全身，常伴 39℃ 以上高热，新生儿精神萎靡，呕吐、腹泻，如不及时救治，可因败血症或脓毒血症而危及生命。

3. 特殊类型 葡萄球菌性烫伤样皮肤综合征系由凝固酶阳性第Ⅱ嗜菌体组 71 型金黄色葡萄球菌引起的新生儿急性表皮棘层坏死的严重型皮肤感染，也称新生儿剥脱性皮炎及金黄色葡萄球菌表皮坏死松解症。常始发于新生儿的口周及眼周，红斑于 1~2d 延及躯干及四肢，在大片红斑基础上出现松弛性大疱或大片表皮松解现象，轻轻摩擦即可导致表皮脱落，呈鲜红糜烂面。另外一种特殊类型的脓疱疮称为深脓疱疮，由乙型溶血性链球菌引起，有时与金黄色葡萄球菌混合感染，多发生于营养不良新生儿，好发于小腿与臀部，皮损初起为炎性水疱或脓疱，逐渐扩大向深部发展，中心坏死，表面形成黑色痂，痂脱后形成边缘陡峭的溃疡。

四、并发症

本病的并发症随着抗生素的广泛应用发生率明显下降，但以下并发症也时有发生。

1. 急性肾小球肾炎 多由乙型溶血性链球菌感染引起。在继发急性肾炎的脓疱疮患儿中分离的致病菌株和肾小球基底膜之间具有共同抗原，机体所产生的相应抗体与肾小球基底膜结合，引起Ⅱ型变态反应造成肾的免疫性损伤。

2. 其他 感染反复可并发败血症、肺炎、脑膜炎、关节炎、骨髓炎，甚至心内膜炎、蜂窝织炎、淋巴管炎、淋巴结炎等。

五、诊断及鉴别诊断

诊断主要依据临床表现，根据皮肤周围红晕不显著的薄壁水脓疱即可基本诊断，行疱液涂片、培养检查对确诊有帮助,如患儿反复发热,精神差时需行血培养检查。还需与以下疾病相鉴别。

1. 大疱性表皮松解症 主要特征为在皮肤受压或摩擦后发生,表现为大疱,常常有家族史,而脓疱病主要以周围红晕不显著的脓疱为特征。

2. 水痘 多数为带状疱疹病毒感染引起,以周身性红色斑丘疹、疱疹、痂疹为特征,基本损害为散在向心分布的绿豆至黄豆大水疱,绕以红晕部分水疱可有脐凹,化脓与结痂现象甚轻可侵及黏膜,部分患儿有发热等全身症状。

六、治疗

脓疱疮是新生儿常见病及多发病,大部分脓疱疮在 2 周左右自愈,且不留瘢痕,治疗可减轻新生儿不适,修复损害的皮肤,阻止病菌扩散引起其他感染(如链球菌感染引起急性肾小球肾炎),以及防止复发。随着病情进展,部分脓疱疮患儿可出现发热、腹泻,甚至并发败血症、脑膜炎等,可导致新生儿死亡。因此,应重视脓疱疮的早期发现、早期诊断、早期治疗。新生儿脓疱疹的治疗以局部治疗为主,包括清洁、灭菌、消炎、收敛、清除分泌物等,可以根据病情采取以下方法。

1. 一般治疗 对新生儿注意清洁卫生,发现患儿应立即隔离。婴儿室要经常消毒,患儿尿布、衣被也要进行消毒,非工作人员严禁进入婴儿室,室内注意通风散热。

2. 局部治疗 症状较轻,只有散在脓疱时可用 75% 乙醇消毒小脓疱和周围的皮肤,然后用乙醇棉签将脓疱擦破或用消毒针头挑破,使脓液排出,创面可以暴露、干燥或涂以抗生素软膏。临床证实单一使用外用莫多匹星抗生素软膏有效,特别是对于甲氧西林敏感金黄色葡萄球菌感染引起的脓疱病。但最近开始出现对莫多匹星发生耐药的病例,特别是长期使用该药患者。国外文献报道皮肤金黄色葡萄球菌感染应用莫多匹星外用药耐药者高达 5.2%,为减少耐药性,使用时间不应超过 10d。其他皮肤外用药夫西他酸、杆菌肽软膏、红霉素软膏、复方新霉素软膏、盐酸金霉素软膏、环丙沙星凝胶、苯扎溴铵液、小檗碱(黄连素)、庆大霉素等也可用于脓疱疮的治疗。

3. 全身治疗 如下所述。

(1)口服抗生素:当局部用药效果不佳或合并其他感染时,可加用口服药物,如氯唑西林、阿莫西林克拉维酸钾、头孢菌素等。

(2)静脉用抗生素:患儿脓疱疹较多,有发热等症状,感染指标高,应当使用静脉用抗生素。当病原菌尚未完全明确时,可选择静脉滴注头孢唑林或三代头孢菌素,亦可根据病情选用药物敏感率较高的头孢呋辛钠、头孢唑林、头孢西丁及苯唑西林、阿莫西林/克拉维酸、头孢曲松、头孢他啶等。确定病原菌后根据药敏试验选择敏感抗生素,病情严重的可选择 2 种或 2 种以上抗生素联合应用。

(3)支持治疗:对部分严重感染者,可给予静脉滴注血浆、免疫球蛋白等支持治疗,并积极防治并发症。

七、预防

(1)保持室温在 24 ~ 26℃,湿度 55% ~ 60%,保持室内空气新鲜,阳光充足,每日通风 2 次,注意避免对流风。保持新生儿清洁,每天沐浴、换衣,炎热天气每天 2 ~ 3 次,沐浴时动作轻柔,皮肤皱褶处洗干净。同时选择宽松柔软的棉制衣服,勤换尿布,保持身体清洁干净。

(2)保护新生儿的皮肤不受损伤,衣服、尿布和被褥要柔软。护理新生儿时动作要轻,勤给婴儿剪指甲,以免抓伤表皮。

(3)避免与有皮肤感染病的人接触,护理新生儿前要认真洗手。

(4)严格执行消毒隔离制度,护理人员严格执行各项无菌操作技术,避免交叉感染。由于脓疱疮具有传染性,对脓疱疮感染者进行床边隔离,洗澡时一人一盆一巾一体温计。操作后要认真消毒手,病房每日紫外线消毒 2 次,每次 30min,每天用 1 000mg/L 含氯消毒剂拖地板 2 次,床单位用 0.5% 过氧乙酸擦拭,患儿出院后床单位做好终末消毒。

(牛红艳)

第三节 坏死性筋膜炎

坏死性筋膜炎（necrotizing fasciitis，NF）是一种广泛而迅速的皮下组织和筋膜坏死为特征的软组织感染，其发展迅速，病情险恶，病死率高，常伴有全身中毒性休克。该病在新生儿期发病较少见，每年在儿童发生率为 0.08/100000，但其病死率可高达 30% ~88%（平均59%），常由于侵袭性化脓性链球菌的感染，引起坏死性筋膜炎发生，导致败血症、弥散性血管内凝血或多脏器衰竭。

一、病因及病原学

坏死性筋膜炎是一种较少见的严重软组织感染，多发生于臀部及腰背部，其诱发因素包括损伤、手术、创伤、水痘、阑尾炎、坏死性小肠结肠炎、败血症及免疫抑制等。NF 的致病菌（表 5 - 1）包括革兰阳性细菌（如溶血性链球菌、金黄色葡萄球菌、消化链球菌和粪链球菌等）、革兰阴性菌（如大肠埃希菌和铜绿假单胞菌等）及厌氧菌，且通常为厌氧菌及兼性厌氧菌与肠道菌的混合感染。以往由于厌氧菌培养技术落后，常不能发现厌氧菌，但近年来证实类杆菌和消化链球菌等厌氧菌常是本病的致病菌之一，但很少为单纯厌氧菌感染。在 Stone Martin 的病例中，革兰阴性需氧杆菌占 62%，肠球菌 19%，厌氧性链球菌 51%，合并类杆菌 24%。坏死性筋膜炎常是需氧菌和厌氧菌的协同作用，需氧菌先消耗了感染组织中的氧气，降低了组织的氧化还原电位差（Eh），细菌产生的酶使 H_2O_2 分解，从而有利于厌氧菌的滋生和繁殖。

表 5 - 1　坏死性筋膜炎常见病原菌

革兰阳性需氧菌	革兰阴性需氧菌	厌氧菌	弧球菌	真菌
A 组溶血性链球菌	大肠埃希菌	类杆菌属	嗜盐弧菌	白色念珠菌
B 组链球菌	铜绿假单胞菌	梭状芽孢杆菌	副溶血性弧菌	曲霉菌
凝固酶阴性葡萄球菌	克雷白杆菌	消化链球菌属	海鱼弧菌	酒曲菌属
金黄色葡萄球菌	沙雷菌	溶藻弧菌		
芽孢杆菌属	醋酸钙不动杆菌			
	佛罗德枸橼酸杆菌			
	出血败血性巴氏杆菌			

二、发病机制

由皮肤及软组织损伤感染引起，皮肤或软组织感染扩散通过淋巴、血行传播所致。病初局部症状类似一般急性蜂窝织炎，但进展迅猛，很快延及皮下组织、浅筋膜及深筋膜。因感染部位高度肿胀，使皮肤及皮下组织的供应血管受压或因血栓形成而出现血液循环障碍，造成表皮呈暗紫色并可出现水疱、血疱，甚至皮肤坏死、皮下脂肪液化、筋膜坏死等损害；同时有明显的全身中毒症状，表现为脓毒血症；但深层的肌肉组织不受损害。NF 可能为新生儿坏死性小肠结肠炎的一种罕见并发症，其具体发病机制不确切，可能与蛋白水解酶的释放，如透明质酸酶，能降解新生儿真皮的基质，感染沿筋膜扩散，部分 β 族溶血性链球菌株分泌超抗原也与发病机制有关，这些超抗原使补体活化过度并聚集，导致产生全身炎症反应。

三、病理变化

坏死性筋膜炎是一种广泛皮下组织和筋膜坏死、产生气体为特征的软组织感染，皮下组织、筋膜炎性水肿、坏死，炎性细胞、细菌浸润，恶臭脓性分泌物覆盖于坏死筋膜、肌肉，伴邻近腔隙积液、积脓。在组织病理学上，其特征是大量多核细胞浸润皮下组织和筋膜，受累筋膜内血管有纤维性栓塞，动、静脉壁出现纤维素性坏死，可在破坏的筋膜和真皮中发现病原菌，邻近的肌肉及覆盖的皮肤无坏死，表现为相对轻的炎症，切开探查发现筋膜、皮下组织广泛坏死。

该病分为三型，Ⅰ型为多种细菌的混合感染，包括溶血性链球菌、金黄色葡萄球菌、产气荚膜梭菌、创伤弧菌、脆弱拟杆菌和厌氧菌等；Ⅱ型多由 A 组溶血性链球菌所致；Ⅲ型由海洋弧菌所致，该型病变在三型中最重。另外，克雷白杆菌、大肠埃希菌、流感嗜血杆菌、肠道沙门菌、副溶血性弧菌、黏质沙雷菌也有导致坏死性筋膜炎的报道。近来还有报道由社区获得性甲氧西林耐药性金黄色葡萄球菌引起的坏死性筋膜炎的病例。

其病理变化过程包括以下几种。

1. 皮肤筋膜大面积坏死脱落　细菌侵入后，由于细菌及毒素的作用引起浅、深筋膜炎症，血管及淋巴管血栓阻塞和血液循环、淋巴回流障碍。多种细菌均可产生肿瘤坏死因子、透明质酸酶等多种酶，分解破坏组织结构，使病变沿皮下间隙迅速向周围扩散，导致病变区域的皮肤缺血坏死，这种过程进展迅速，每小时扩展约 2.5cm。病灶仅侵犯皮肤、皮下组织，极少侵犯肌肉等。

2. 渗出液恶臭　被侵犯的皮下组织很快坏死液化，液体从破溃的皮肤渗出，气味恶臭，液体可从皮下间隙向外扩散。

3. 捻发音　细菌繁殖及组织坏死产生气体，充盈皮下间隙，因此，在触及皮肤时可扪及捻发音，气体与液体的扩散可使病灶范围迅速扩散。

主要的病理过程是无法控制的细菌增生，导致细菌入侵至筋膜引起液化性坏死，筋膜坏死、多核白细胞入侵真皮、筋膜，细菌在筋膜内扩散，阻塞供应的血管导致皮下组织及筋膜缺血坏死。

四、临床表现

坏死性筋膜炎的特点是皮下脂肪及其邻近筋膜呈急剧进行性坏死和水肿，病程初期不侵犯肌肉，病变可累及全身各个部位，发病以四肢肢端为多见，其次是腹壁、会阴、背、臀部和颈部等。

（1）发病部位多为四肢末端和腹壁。

（2）早期为局部红肿、疼痛，进展期皮肤由红变紫，皮肤与皮下组织分离，出现水疱，疼痛减轻（皮下神经破坏提示真正的坏死性筋膜炎的开始）；晚期为皮肤呈特征性的蓝灰色，皮下脂肪和筋膜水肿僵硬呈暗灰色，有血性渗出，病变迅速扩散，见表5－2。

表5－2　坏死性筋膜炎临床表现的3个阶段

第一阶段（早期）	第二阶段（中期）	第三阶段（晚期）
皮肤红	小水疱及大水疱的形成（含液体）	水疱出血
皮肤肿胀	有波动感	皮肤感觉丧失
皮肤触痛	皮肤硬结	捻发音
皮肤温暖		皮肤暗黑坏死

（3）伴有全身中毒症状，如高热、抽搐等。

（4）辅助检查。①血常规：白细胞（18～32）×10⁹/L，最高可达 42.2×10⁹/L，中性粒细胞可高达 91%～98%，细胞核左移及中毒颗粒，红细胞下降，血红蛋白减少，血小板减少。②X 线片：可见软组织内有积气影，同时通过摄片可观察皮下气体扩展范围，摄片有助于手术的彻底引流。③B 超、CT 检查：可检查皮下积液情况，软组织超声有助于早期诊断。CT 在发现深部感染、软组织坏死及积气范围比较有优势。④MRI 检查：软组织 MRI 可显示深筋膜液体情况。

根据病情严重程度，坏死性筋膜炎可分为两种类型：一种是致病菌通过创伤或原发病灶扩散，使病情突然恶化，软组织迅速坏死；另一种病情发展较慢，以蜂窝织炎为主，皮肤有多发性溃疡，脓液稀薄奇臭，呈洗碗水样，溃疡周围皮肤有广泛潜行，且有捻发音，患儿常有明显脓毒血症，出现寒战、高热和低血压，皮下组织广泛坏死时可出现低钙血症。

五、并发症

患儿常常并发败血症、中毒性休克、弥散性血管内凝血、多脏器衰竭，病死率非常高。

六、诊断及鉴别诊断

由于早期症状不典型，常常诊断困难。Fisher 提出 6 项坏死性筋膜炎临床诊断标准：①皮下浅筋膜广泛坏死，伴广泛潜行坑道状向周围组织内扩散；②重度的全身中毒症状，伴神志改变；③未累及肌肉；④伤口血培养未发现梭状芽孢杆菌；⑤重要器官血管阻塞情况；⑥清创组织病理检查有广泛白细胞浸润，筋膜和邻近组织灶性坏死以及微小血管阻塞。

以上①、②、③项为临床诊断的主要依据。细菌学检查对诊断具有特别重要意义，尤其是伤口脓液的涂片及培养检查。目前国外使用实验室指标进行评分来判断 NF 的严重程度，见表5－3。

表5－3　坏死性筋膜炎实验室风险指数评分

实验室检查	分值
超敏 C 反应蛋白（mg/dl）	
＜150	0
≥150	4
总白细胞数（10^9/L）	
＜15	0
15～25	1
≥25	2
血红蛋白（g/L）	
＞13.5	0

本病需注意与以下疾病鉴别。

1. 丹毒　局部为片状红斑，无水肿，边界清楚，伴有淋巴管炎和淋巴结病变，轻度软组织肿胀或皮肤坏死，有发热，但全身症状较轻。

2. 蜂窝织炎　早期两者临床鉴别诊断相当困难，NF 常常误诊为蜂窝织炎，蜂窝织炎只累及皮下组织，筋膜正常，影像学检查只显示皮下组织增厚，脂肪组织密度增高，伴条索状不规则强化，伴或不伴皮下和浅筋膜积液，深部结构正常。此外，蜂窝织炎常伴有淋巴侵犯，并对合适的抗生素治疗有效。

七、治疗

由于该病扩展快，死亡率高，国外报道新生儿非手术治疗的病例全部死亡，因此，早期诊断，及时进行局部病变切开引流或坏死组织切除手术，以及有效的支持治疗是减低本病病死率和改善预后的 3 个主要环节，90% NF 患儿因严格的支持治疗及外科清洁创伤后而存活。

1. 早期彻底扩创手术　尽早确诊后手术手术指征为局部坏死组织呈蓝灰色，充分切开潜行皮缘，尽可能多切除皮下坏死组织，切除范围为手指或手术器械能进入的区域，包括坏死的皮下脂肪组织或浅筋膜，但皮肤通常可以保留。

2. 彻底清创　引流伤口需敞开，用3%过氧化氢或 1∶5 000 高锰酸钾溶液冲洗，用纱布疏松填塞，或插数根引流聚乙烯导管在术后进行灌洗。Baxter 建议用含新霉素 100mg/L 和多黏菌素 B 100mg/L 的生理盐水冲洗，也有学者建议用羧苄西林或 0.5%甲硝唑溶液冲洗，待感染控制后再行皮肤移植。手术后定时换药，术后勤换药加速坏死组织脱落，充分冲洗引流，如发现有坏死组织需再次扩创，若坏死区域扩大，应再次手术。

3. 抗感染治疗　手术后使用大剂量广谱抗生素，换药时应重复细菌培养以早期发现继发性细菌例如铜绿假单胞菌、沙雷菌或念珠菌。坏死性筋膜炎的致病菌包括肠杆菌属、肠球菌属和厌氧性链球菌和类杆菌属，应联合用药，同时根据脓液药物敏感试验调整用药。

4. 全身支持治疗　如输注全血、血浆、免疫球蛋白、补液维持电解质平衡等。

5. 其他　高压氧治疗 NF 存有争议，有研究者认为高压氧可以减少厌氧菌的活性、增加白细胞的活性、促进血管形成及肉芽组织的生成，同时增强了抗生素抗菌的作用；肝素治疗被认为可以减轻血管炎及血栓形成；分层皮片移植术需覆盖整个坏死性皮肤表面，早期使用可预防感染发生，减少蛋白丢失，维持负氮平衡，但不是长久办法。

6. 并发症的观察　在治疗全程中均应密切观察患儿的血压、脉搏、尿量，做血细胞比容、电解质、凝血机制、血气分析等检查，及时治疗心、肝、肾衰竭，预防弥散性血管内凝血与休克的发生。

八、预防

提高患儿机体的免疫力，积极治疗原发的全身性疾病和局部皮肤损伤，对于长期使用皮质类固醇者应注意加强全身营养，预防感染的发生，对于皮肤创伤时要及时清除污染物，消毒伤口，患儿出现高热等全身不适时，要积极治疗。

（牛红艳）

第四节　新生儿脐炎

新生儿脐炎（omphalitis）是脐带残端的细菌性感染。常因断脐时处理不当或生后脐带断端污染，细菌入侵而引起的急性炎症，脐动脉、脐静脉插管时无菌操作不严格也可导致脐炎，是新生儿期好发的感染性疾病。常见致病菌是金黄色葡萄球菌、大肠埃希菌或溶血性链球菌等。

一、病因及病原学

引起新生儿脐带感染的主要原因有以下几种。

（1）出生后结扎脐带时污染或在脐带脱落前后敷料被粪、尿污染。

（2）胎膜早破，出生前脐带被污染。

（3）分娩过程中脐带被产道内细菌污染。

（4）被脐尿管瘘或卵黄管瘘流出物污染。

（5）继发于脐茸或脐窦的感染。

低出生体重儿（<2 500g）、早产、难产、胎膜早破、男性、绒毛膜羊膜炎、脐动脉、脐静脉插管或分娩时消毒不严格等均为新生儿脐炎的易感因素。新生儿脐炎的病原菌主要为金黄色葡萄球菌、表皮葡萄球菌、溶血葡萄球菌、大肠埃希菌、肺炎克雷白菌等。据报道，社会获得性感染主要致病菌为革兰阳性球菌（67.2%）；而医院获得性感染的病例中，则革兰阴性杆菌为主要致病菌（56.8%）。革兰阳性球菌对苯唑西林、原始霉素、褐霉素、万古霉素等敏感率较高，而革兰阴性杆菌对亚胺培南（亚胺硫霉素）、头孢噻甲羧肟、头孢西丁（头孢甲氧噻吩）、阿米卡星（丁胺卡那霉素）等敏感率较高，但目前药敏试验对于青霉素、氨苄西林、苯唑西林耐药性高。

二、发病机制

新生儿免疫力低下，病原菌侵入脐部后，早期只限于局部感染，若脐部炎症得不到控制则炎症范围扩大，并发腹壁蜂窝织炎。感染沿淋巴扩散可造成上下腹壁，甚至下胸部的广泛感染，感染局限后可能形成脐周脓肿，如向深部侵犯可引起腹膜炎、腹膜粘连，病情严重者可导致新生儿败血症及化脓性脑膜炎。此外，新生儿感染尚可通过未闭的脐动静脉进入血液，可造成腹壁深部感染或直接进入血液循环引起肝脓肿、脓毒血症、中毒性休克，亦可引起脐静脉血栓形成，如血栓延伸至肝门静脉则引起肝门静脉梗阻，以后发展为肝外型门脉高压症。如果断脐带后局部创面愈合不良，遗留小肉芽肿，则经常有分泌物即为慢性脐炎。

三、分类

按病理过程又可分为急性脐炎（acute omphalitis）和慢性脐炎（chronic omphalitis）两种。急性脐炎是脐周组织的急性蜂窝织炎，若感染进展，可并发腹壁蜂窝织炎，也可能发展为脐周脓肿，且有并发腹膜炎及败血症的危险。慢性脐炎为急性脐炎治疗不规则、经久不愈或新生儿脐带脱落后遗留未愈的创面及异物局部刺激所引起的一种脐部慢性炎症表现。根据感染程度不同可分三种类型：①脐部有脓性分泌物排出；②腹壁淋巴管炎合并蜂窝织炎；③皮下脂肪及深部筋膜感染。

四、临床表现

新生儿脐炎常发生在生后第1周，表现为脐部有黏液、脓性分泌物，并带有臭味或脐窝周围皮肤发红；轻症者除脐部有异常外，体温及食欲均正常，重症者则有发热及吃奶少等表现。脐带根部发红，或脱落后伤口不愈合，脐窝湿润，潮湿渗液，是脐带发炎的最早表现，以后脐周围皮肤发生红肿，波及皮下，脐窝有浆液脓性分泌物，带臭味，脐周皮肤红肿加重，或形成局部脓肿、败血症，还可见腹壁水肿、发亮，形成红、肿、热、痛等蜂窝织炎及皮下坏疽，感染更严重时可见脐周明显红肿变硬，脓性分泌物较多，轻压脐周，有脓液自脐凹流出并有臭味。一般全身症状较轻，如感染扩散至邻近腹膜导致腹膜炎时，患儿常有不同程度的发热和白细胞增高，若由血管蔓延引起败血症，则可出现烦躁不安、面色苍白、拒乳、呼吸困难、肝脾大等表现。慢性脐炎时形成脐部肉芽肿，为一小樱红色肿物突出，常常流黏性分泌物，经久不愈。

五、并发症

1. 败血症　脐炎引起新生儿全身感染的症状不典型，如果出现体温不升、反应差、腹胀，要注意考虑败血症，败血症可以引起脓肿、感染性关节炎、腹膜炎和细菌性心内膜炎。新生儿败血症发病率受胎龄的影响，在极低出生体重儿的发生率可达3%。

2. 坏死性筋膜炎　坏死性筋膜炎为少见、致命性软组织感染，坏死可扩展皮肤至胸壁、肋部及胸骨，可由需氧菌或厌氧菌感染。

3. 腹膜炎　严重的脐部感染可沿淋巴扩散，造成上、下腹壁甚至下胸部的广泛感染，感染如向深部侵犯可引起腹膜炎、腹膜粘连，新生儿出现腹壁紧张等表现。

4. 其他　部分腹膜后脓肿可由脐炎引起。

六、诊断及鉴别诊断

主要依靠临床表现来进行诊断，脐部红肿、有分泌物，有时可见肉芽肿，脐部长期有分泌物即可确诊。外周血白细胞总数及中性粒细胞增高可支持诊断，有脓液时脓汁涂片可见细菌及中性粒细胞增多，涂片做革兰染色常可见到细菌，脓汁培养阳性率很高，易分离出致病菌。如怀疑脐炎引起败血症时可辅以血培养检查。

新生儿脐炎需与下列疾病鉴别。

1. 脐窦　由于卵黄管脐端未闭而引起。脐部常有较小圆形红色黏膜突出，仔细检查脐部，用探针或造影剂可发现窦道。有时局部可见到球状息肉块，组织切片检查为肠黏膜上皮而非肉芽组织，无瘘管形成，称为脐茸或脐息肉，应手术切除。

2. 脐肠瘘（卵黄管未闭）　卵黄管是在胚胎发育时连接原肠与卵黄囊底的管状组织，5~17周应逐渐缩窄、闭塞，如未闭则形成脐肠瘘。脐孔处可见一圆形凸起的鲜红色黏膜，正中有一瘘口，有恶臭分泌物或有液状粪便排出，口服活性炭或于脐孔注入造影剂经X线检查可确诊。需手术治疗。

3. 脐尿管瘘（脐尿管未闭）　脐部经常有清亮液体流出，局部注入造影剂可进入膀胱或膀胱逆行造影可达皮肤，注入亚甲蓝可见脐部排出蓝色尿液。需手术治疗。

七、治疗

以局部治疗为主，一般不需使用抗生素。

1. 急性期处理　控制感染并保持局部干燥。①轻症处理：去除局部结痂，保持脐部干燥。清洁脐部可以使用 75% 乙醇、生理盐水、3% 硼酸液、1 ∶ 1000 苯扎溴铵液、氯霉素眼药水等其中的一种，以消毒棉棍或棉球蘸上述药液后，轻柔擦拭患处，去除脓性分泌物。如果脐带残端尚未脱落，可一并清洁，每日 1~2 次，适用于单纯性脐炎或其他脐部感染。在清洁脐部后，局部使用氧化锌油或氯霉素氧化锌油、莫多匹星软膏或红霉素眼膏等其中的一种，每日外用 1 次。为减少患处红肿或促进化脓，可分别使用喜疗妥、鱼石脂软膏、如意金黄散（中药）等外涂或外敷，适用于脐炎合并腹壁感染者。注意外敷药物时间勿过长，一般不超过 6h。②脓肿处理：脓肿未局限时，可于脐周外敷抗生素药膏或做理疗，以使感染局限促进脓肿形成并向外破溃。凡形成脓肿者应积极引流脓液，脓量多或者脓液黏稠需要切开引流，并坚持换药（更换引流条，保持引流通畅，促进脓腔愈合）。肝脓肿和镰状韧带处脓肿需住院行引流手术。③全身感染处理：脓液较多或并发腹膜炎及败血症者，应给予足量广谱抗生素，一般新生儿时期首选青霉素，加氨苄西林效果较佳。若引起脐炎的细菌是耐药性金黄色葡萄球菌或表皮葡萄球菌，一般的抗生素如青霉素、红霉素等效果不好，最好是根据脓液或血液细菌学检查结果选用敏感而有效的抗生素。④支持疗法：并发全身感染时应注意补充水及电解质，为提高机体免疫力可适当给予新鲜全血、血浆或白蛋白等。

2. 慢性期处理　小的肉芽创面可用 10% 硝酸银烧灼，然后涂以抗生素油膏。大的肉芽创面可手术切除或电灼去除肉芽组织。保持脐窝清洁、干燥即可愈合。

八、预防

1. 脐部护理　新生儿断脐应严格执行无菌操作技术规程，使用氯己定处理脐带可减少脐炎的发生。不可用不洁物品覆盖脐部，并要保持脐部干燥，经常观察脐部敷料，如有渗血或渗液，则及时更换，如脐部潮湿、渗液或脐带脱落后伤口延迟不愈，则应做脐局部消炎处理，必要时静脉使用抗生素，以防败血症的发生。每日必须常规清洗脐部，用 3% 过氧化氢和 75% 乙醇涂搽脐轮与脐周皮肤，尤其注意脐轮深部的清洁。

2. 保持新生儿清洁　每天给予沐浴 1 次，勤换尿布，注意勿使尿布遮盖脐部，以免脐部受尿液污染。

3. 做好消毒工作　①保持母婴同室，病房整洁安静，阳光充足，通风良好，空气新鲜，室温保持在 24℃ 左右，相对湿度在 55%~60%，冬天每日开窗通风不少于 2 次，每次不少于 30min。②每日用 0.2% 过氧乙酸喷雾消毒 2 次。③保持地面清洁，每月用 1 ∶ 200 的次氯酸钠消毒液拖地 2 次。④新生儿沐浴室水池用 1 ∶ 200 的次氯酸钠消毒液浸泡，浴室每日用紫外线消毒 1 次，墙壁每日用 1 ∶ 200 的次氯酸钠消毒液擦拭。⑤每日对母婴同室病房做空气培养 1 次。⑥喂养前母亲及哺幼人员充分洗手。⑦母婴出院时，用 1 ∶ 200 的次氯酸钠消毒液擦床、床头柜，床垫用紫外线照射 30min。

4. 提倡母乳喂养　实行母婴同室，指导按需哺乳，24h 喂哺不少于 8 次，哺乳间隔不少于 3h。教会产妇正确的喂奶姿势与挤奶技巧，确保新生儿含接姿势正确，使之获得足够乳汁，因母乳营养素含量最完备，并含有免疫球蛋白、溶菌酶、乳铁蛋白等，能保护新生儿免受感染，增加抗病能力。

5. 加强母婴同室管理　向产妇及其家属宣传卫生知识，减少探视人员。患有感冒或传染病的人员不得入室探视，不得护理新生儿。探视人员必须遵守病区规章制度，尤其是消毒隔离制度。

6. 出院指导　叮嘱新生儿家长保持房间空气清新，婴儿用具要专用，母亲在哺乳和护理前应用肥皂洗手，尽量减少亲友探视，避免交叉感染。加强母乳喂养，做好脐部护理。

（牛红艳）

第五节　乳腺炎

新生儿乳腺炎系新生儿期的乳腺感染，是一种不常见的胸部皮肤或软组织感染性疾病，多发生于足月儿，女婴发病率高。

一、病因及病原学

发病原因和患有感染性疾病的双亲或其他家庭成员、接生人员接触有关，也与乳汁不洁有关。

1. 新生儿受母亲激素水平影响　患儿出现乳房肿大及泌乳，常由于乳腺管不畅或其他因素导致乳腺分泌物或乳汁淤积，继发化脓性感染。

2. 新生儿身患其他化脓性感染　如脓疱疮、痱疖、脓毒血症等，使乳腺受累，出现化脓性乳腺炎。

3. 其他　少数新生儿，由于有营养不良、糖尿病等疾病，抵抗力远不及健康的新生儿，容易发生各种化脓性感染，包括乳腺炎。

新生儿乳腺炎最可能为细菌直接侵犯皮肤感染，最常见的病原菌为金黄色葡萄球菌，感染率可高达83%～88%，其次为革兰阴性菌，如大肠埃希菌、肺炎克雷白杆菌、志贺菌、沙门菌及假单胞菌，很少为厌氧菌、表皮葡萄球菌、消化链球菌属及B、D组链球菌的感染。

二、发病机制

新生儿乳腺炎发病机制并不清楚，多数被认为病原菌潜伏在乳腺、乳头、腺导管等中，新生儿因母亲激素影响引起乳腺肿大容易诱发感染。常见的金黄色葡萄球菌感染可能由于鼻咽部的感染直接蔓延所致，此外血源感染，多数由革兰阴性菌感染所致。急性乳腺炎有三个发病阶段。

1. 初期阶段　初起患儿有哭闹不适，乳腺不红或稍红，有触痛，发热等全身症状不明显。

2. 成脓阶段　患儿乳腺逐渐增大，乳腺红肿明显，明显触痛，同侧腋窝淋巴结肿大，触痛，随之乳腺肿块中央变软，按之有波动感，局部发热，触痛明显，有时脓液可从乳腺排出，发热、精神差等全身症状加重。

3. 溃后阶段　当急性乳腺炎脓肿成熟时，可自行破溃出脓，或外科手术切开排脓，若脓出通畅，则局部肿胀消退，触痛减轻，疮口逐渐愈合，若溃后脓出不畅，脓肿不消退，可能形成慢性脓肿，或脓液经久不愈合，形成瘘口。

三、分类

常见的乳腺炎主要有两种类型。

1. 急性单纯性乳腺炎　初期主要是乳腺的肿胀，局部皮温高，触痛，但无发热、精神差等全身症状。

2. 急性化脓性乳腺炎　局部皮肤明显红、肿、热、痛，出现明显硬结，硬结有波动感，挤压见黄白色分泌物，同时患儿有寒战、高热、精神差等全身症状。

四、临床表现

乳腺炎在女婴中的发病率高于男婴（2∶1），常发生在出生后5周内，高峰期为2～3周，大多数为单侧乳腺发病，且多发生于足月儿，因为早产儿乳腺腺体未发育成熟。局部症状明显，表现为乳房红肿、发热、触痛，乳头出现分泌物，逐渐化脓，合并同侧周围皮肤改变及同侧周边淋巴结肿大，一般全身症状不明显，有25%～40%患儿出现体温升高，还可伴有厌食和体重减轻等，如存在沙门菌或志贺菌等感染，常常合并消化道症状如呕吐、腹泻等症状。大部分乳腺炎感染局限于乳腺部位，极少部分细菌感染扩散至其他周边组织。

五、实验室检查

1. 血常规检查　白细胞总数及中性粒细胞数增加，并发败血症时，中性粒细胞常达0.8以上，且有核左移现象。

2. 细菌性检查　包括脓液涂片、脓液培养及药敏试验和血培养等。

3. B超　为无损伤检查的首选。炎症肿块，一般边界不清楚，声像内部回声增厚增强，光点不均匀，如脓肿形成，声像显示内部不均匀的液体暗区，边缘模糊，肿块局部有增厚，有时有分层现象，脓肿后方回声增强。

4. 乳腺局部穿刺抽脓检查　如有脓肿的，可行穿刺抽脓术，有助于明确诊断及行脓液检查。

六、并发症

新生儿乳腺炎很少引起严重感染，部分感染可波及周围的胸壁，且全身症状比较突出，易合并蜂窝织炎，其他可能的并发症有菌血症、败血症、化脓性脑膜炎等，有新生儿乳腺炎合并脑脓肿的报道。

七、诊断及鉴别诊断

根据临床表现，乳房红肿、触痛，乳头出现异常的分泌物，同时血常规白细胞明显升高，穿刺抽脓培养或染色来明确诊断。超声在确定乳腺炎及寻找乳腺脓肿十分重要，乳腺炎超声回声明显变化，脓肿为无血管的肿块，超声下可为高回声或低回声影。常与新生儿乳腺肿大鉴别，新生儿乳腺肿大及泌乳是一种生理现象，这是胎儿在母亲体内受到母亲血中高浓度的生乳素等激素影响，使乳腺增生造成的，一般乳腺肿大，无发红及触痛，且一般出生后1~2周，随着新生儿体内的激素水平逐渐降低，乳腺肿大的现象逐渐消失。

八、治疗

早期认识、诊断准确、及时治疗是防治新生儿乳腺炎的关键。

（1）对红肿范围较大、全身症状比较明显、双侧发病者或是出现并发症如蜂窝织炎、败血症等应静脉滴注抗生素，且最好选用作用强、疗效好、适合于新生儿应用的抗生素，如青霉素及头孢类抗生素，或者根据脓培养结果选择敏感的抗生素。一般头孢氨苄和红霉素疗效差，如果发现细菌对这些药物耐药，则应采用其他药物，如氯林可霉素、利福平等。

（2）凡有脓液积聚者，应尽早排脓，无论是穿刺抽脓，还是切开引流，都要尽量避免对乳头乳晕区的损伤。即使如此，少数切开引流排脓的患儿，因局部瘢痕形成，会造成乳头回缩；而女婴则有可能影响将来乳腺的分泌功能，所以实施过切开引流治疗的患儿应随诊观察。

九、预防

为了减少和预防新生儿发生化脓性乳腺炎，应当科学育儿，摒弃旧的不科学的习俗挤新生儿奶头。部分新生儿化脓性乳腺炎后伤口愈合后，形成瘢痕，可使乳头退缩，如系女婴，将来乳腺分泌功能可能受损，因此一旦发现新生儿乳房红肿或乳头有异常分泌物应及时治疗。

（牛红艳）

第六节　新生儿破伤风

一、概述

新生儿破伤风（neonatal tetanus）是由破伤风梭状芽孢杆菌（clostridium tetani）侵入脐部产生外毒素引起的一种急性严重感染性、痉挛性疾病。本病病死率高，一般在生后6~8d发病，临床上以吮吸功能丧失、全身骨骼肌强直性痉挛和牙关紧闭为特征，故旧有"脐风""七日风""锁口风"之称。

二、流行病学

破伤风发生于全世界范围，在90个发展中国家流行，但各国的发病率又有很大差异。最常见的新生儿（脐带）破伤风因母亲未进行预防接种及非无菌分娩引起，每年至少造成50万名婴儿死亡，其中70%以上发生于10个热带的亚洲和非洲国家。我国新中国成立前每年约有100万新生儿死于破伤风，新中国成立后由于无菌接生法的推广和医疗水平的提高，其发病率及病死率已明显下降，但在边远山区、农村及私人接生者仍不罕见。美国每年约报道 50 例破伤风，多数为 60 岁以上的老年人，婴幼儿和新生儿亦有报道。

三、病因和发病机制

1. 病原菌特点　破伤风梭状杆菌为革兰染色阳性、梭形、产芽孢专性厌氧菌，长 2~5μm，宽 0.3~0.5μm，无荚膜、有周身鞭毛，能运动。它的一端形成芽孢，显微镜下呈鼓槌状或网球拍状，抵抗力极强，耐煮沸但不耐高压，在无阳光照射的土壤中可几十年不死，能耐煮沸 60min、干热 150℃ 1h，5% 石炭酸 10~15h，需高压消毒，用碘酒等含碘的消毒剂或其他消毒剂环氧乙烷能将其杀灭。本菌广泛分布于自然界，在土壤、尘埃、动物消化道、人畜粪便中都有存在。

2. 感染方式　与大多数梭状芽孢杆菌不同，破伤风杆菌不是组织侵袭性细菌，仅通过破伤风痉挛毒素致病。用未消毒的剪刀、线绳来断脐、结扎脐带；接生者的手或包盖脐残端的棉花纱布未严格消毒时，破伤风杆菌即可由此侵入。新生儿破伤风偶可发生于预防接种消毒不严之后。

3. 发病机制　坏死的脐残端及其上覆盖物使该处氧化还原电势降低，有利破伤风杆菌芽孢出芽、繁殖、生长，并产生破伤风痉挛毒素（分子量 67 000~7 000Da 的蛋白质，130μg 可使成年人致命，致死量约 10^{-6}mg/kg，65℃ 5min 即可灭活），伴随毒素的释放，产生毒素的细胞死亡，溶解。产毒素的细菌停留在伤口，可引起局部炎症和混合感染。破伤风毒素是 150kDa 的简单蛋白质，由一条轻链（50kDa）和一条重链（100kDa）通过单个二硫键连接而成。此毒素经淋巴液中淋巴细胞入血附在球蛋白到达中枢神经系统；也可由肌神经接合处吸收通过外周神经的内膜和外膜间隙或运动神经轴上行至脊髓和脑干。此毒素一旦与中枢神经组织中的神经节苷脂结合，抗毒素也不能中和。毒素与灰质中突触小体膜的神经节苷脂结合后，使它不能释放抑制性神经递质（甘氨酸、氨基丁酸），以致运动神经系统对传入刺激的反应增强，导致屈肌与伸肌同时强烈地持续收缩。活动越频繁的肌群，越先受累，咀嚼肌痉挛使牙关禁闭，面肌痉挛而呈苦笑面容，腹背肌痉挛因后者较强，故呈角弓反张。此毒素亦可兴奋自主神经，导致心动过速、心律失常、不稳定的高血压、多汗及皮肤血管收缩等表现，破伤风可表现为局限性或全身性，以后者多见。

四、临床表现

潜伏期大多 6~8d（2~14d，偶可长至感染后数月）。潜伏期、起病时间与从出现症状到首次抽搐的时间越短，病情越严重，预后也越差。患儿一般以哭闹不安和易激惹起病，患儿想吃，但口张不大，吸吮困难。随后牙关紧闭，皱眉，口角上牵，出现"苦笑"面容，双拳紧握，上肢过度屈曲，下肢伸直，仅枕部和脚跟着地，呈角弓反张。这是全身所在对抗性肌肉强直性收缩形成的平衡体位，为典型的破伤风"板样"强直。强直性痉挛阵阵发作，间歇期肌肉收缩仍继续存在，轻微刺激（声、光、轻触、饮水、轻刺等）常诱发痉挛发作，呼吸肌与喉肌痉挛引起呼吸困难、发绀、窒息乃至呼吸衰竭；咽肌痉挛使唾液充满口腔；膀胱及直肠括约肌痉挛可导致尿潴留、肾衰竭和便秘。

患儿神志不清，早期多不发热，以后可因为全身肌肉反复强直痉挛引起体温升高，亦可因肺炎等继发感染所致。

五、诊断

破伤风为症状最有特征性的疾病之一，可通过临床症状进行诊断。典型患者为未免疫接种者，有消毒不严接生史，出生后 6~8d 发病，早期尚无典型表现时，可用压舌板检查患儿咽部，若越用力下压，压舌板被咬得越紧，称为锁口，此点有助于本病诊断。逐渐出现张口困难，奶头无法放入口中，进一步发展为牙关紧闭，"苦笑"面容、刺激患儿可诱发阵发性全身骨骼肌强直性痉挛和角弓反张，呼吸肌和喉肌痉挛可引起呼吸停止。因破伤风毒素不影响感觉神经或脑皮质功能，痉挛发作时患儿神志清楚，处于极度的痛苦之中。该抽搐的发作特征是突然的、严重的、强直性的肌肉收缩，紧握双拳，上肢屈曲内收，下肢过度伸展，如不治疗，抽搐持续数秒至数分钟后有暂时的间歇期，但随着病情进展，痉挛变得持久，患儿将面临衰竭危险。由于膀胱括约肌痉挛可发生排尿困难和尿潴留，亦可发生强迫性排便。常有发热，偶可达40℃，多由于痉挛的肌肉代谢消耗能量所致。

常规实验室检查多正常，周围血常规可因伤口继发细菌感染或持续痉挛引起的应激反应而升高。脑脊液细胞计数正常，但肌肉强烈收缩可使其压力增高。脑电图和肌电图无特征性表现。伤口标本直接革兰染色不一定找到破伤风杆菌，培养也仅1/3患者阳性。但诊断通常依靠临床表现。

六、鉴别诊断

典型的全身性破伤风不易误诊为其他疾病。然而咽周、咽后壁或牙周脓肿和罕见的急性脑干脑炎亦可引起牙关紧闭，狂犬病和破伤风均可发生于动物咬伤后，狂犬病患者也可表现为破伤风样痉挛，但可通过恐水、明显的吞咽困难、阵发性抽搐和脑脊液细胞增多与破伤风相鉴别。虽然鼠药中毒（士的宁）也可引起紧张性肌肉痉挛和全身性抽搐，但很少发生牙关紧闭，且不像破伤风那样在两次痉挛之间有肌肉松弛。低钙血症亦可引起惊厥，特征性的表现为喉、腕和足的痉挛，而破伤风无此表现。偶尔癫痫、麻醉药戒断或其他药物反应会被疑诊为破伤风。

七、治疗

去除破伤风杆菌与伤口厌氧环境、中和破伤风毒素、控制痉挛与呼吸、减轻患者痛苦、给予支持治疗、预防复发是治疗中的要点，疾病初期的控制痉挛尤为重要。

1. 护理和营养 保持室内安静，禁止一切不必要的刺激，必须的操作如测体温、翻身等尽量集中同时进行。及时清除痰液，保持呼吸道通畅及口腔、皮肤清洁，病初应暂时禁食，从静脉供给营养及药物（包括葡萄糖酸钙），痉挛减轻后再胃管喂养，供给热量60～80kcal/（kg·d），不足部分予肠外营养，静脉给予葡萄糖、复方氨基酸及脂肪乳或血浆，维持水和电解质平衡。每次喂奶前要先抽尽残余奶，残余奶过多可暂停1次，以免发生呕吐窒息。不一定要气管插管，但在喉痉挛前为防止分泌物吸入应进行气管插管，未插管者床边应备有气管切开包。心电和呼吸监护、经常吸痰、维持液体、电解质和热量需要是基本的治疗。为了防止溃疡、感染和顽固性便秘，应注意口腔、皮肤和膀胱及肠道功能的护理。有报道指出预防性皮下注射肝素是有效的。

2. 中和毒素 破伤风抗毒素（tetanus antitoxin，TAT）只能中和游离破伤风毒素（尚未与神经节苷脂结合的毒素），故越早使用效果越好。马血清破伤风抗毒素（TAT）1万～2万U肌内注射，精制（TAT）可静脉注射，另取3 000U做脐周注射，用前须做皮肤过敏试验，皮试阳性者需用脱敏疗法注射。人体破伤风免疫球蛋白（tetanus immunoglobin，TIG）不会产生过敏反应，故不必做过敏试验，其血浓度较高，半衰期长达30d，故更理想，但昂贵不易获得。有报道称新生儿肌内注射500～3 000U即可，年长儿及成年人才需3 000～6 000U。

3. 控制痉挛 是治疗本病的成败关键。

（1）地西泮（安定）：为首选药，因其松弛肌肉及抗惊厥作用均强而迅速，不良反应少，安全范围大。每次可按0.3～0.75mg/kg缓慢静脉注射，5min内即可达有效浓度，4～8h1次，但其半衰期仅30min，不适宜作维持治疗，故可静脉滴注。痉挛好转后再由胃管鼻饲维持，可每次0.5～1mg/kg，分6次，维持4～7d，以后逐渐减量。用药期间注意观察呼吸、肌张力，防止药物不良反应。必要时还可加大剂量，口服地西泮的半衰期长达10h至3d。肌内注射途径最好不用，因其存在损伤神经可能且溶剂易扩散，地西泮沉淀于肌内注射部位不易吸收，疗效不如口服或直肠给药。

（2）苯巴比妥：是治疗新生儿其他惊厥的首选药，因其止惊效果好，维持时间长，不良反应较少，在地西泮使用过程中如仍有痉挛者可加用。苯巴比妥的半衰期长达20～200h，负荷量15～20mg/kg静脉注射，而维持量不应>5mg/（kg·d），分为4～6h一次，肌内注射或静脉注射，以免蓄积中毒。但以此维持量用于本病，常不能很好控制痉挛；用大剂量次数过多，如无血浓度检测又易出现蓄积中毒，因此，控制本病不作为首选。

（3）10%水合氯醛：一般作为发作时的临时用药。止惊作用快，不易引起蓄积中毒，比较安全，价廉易得。常用10%溶液每次0.5mL/kg，灌肠或由胃管注入。

（4）硫喷妥钠：以上药物用后仍痉挛不止时可选用。每次10～20mg/kg（配成2.5%溶液）肌内注射或缓慢静脉注射，边推边观察，惊止即停止再推。静内注射时不要搬动患儿头部，以免引起喉痉挛。一旦发生，立即静脉注射或肌内注射阿托品0.1mg。

（5）帕菲龙（pancuronium）：系神经肌肉阻滞药。对重症患儿在使用人工呼吸机的情况下可以采用。有报道指新生儿破伤风应用间歇正压通气（IPPV）及帕菲龙0.05～1mg/kg，每2～3小时1次，治愈率高。

以上药物最常用的是地西泮，一般每4～6小时1次，重症时用药间隔可缩短至3h，好转后再逐渐延长间隔时间。早期宜静脉缓推后静脉滴注维持，痉挛减轻后再由胃管给药。水合氯醛则常为临时加用1次，痉挛无法控制时，再用硫喷妥钠。剂量必须个体化，根据疗效反应随时调整用药剂量及间隔时间，避免蓄积中毒。

4. 抗生素　用于杀灭破伤风梭状芽孢杆菌。①青霉素：因其具有效的杀梭状杆菌作用和弥散性，能杀灭破伤风杆菌，可用20万U/（kg·d），每4～6小时1次，疗程10～14d。青霉素过敏者可选用头孢菌素或红霉素。②甲硝唑：静脉滴注，7～10d。有报道其疗效优于青霉素。

5. 其他治疗　用氧化消毒剂（3%过氧化氢或1∶4 000高锰酸钾溶液）清洗脐部，再涂以碘酒以消灭残余破伤风杆菌。有缺氧及发绀时给氧，气管切开一般在新生儿不如气管插管使用呼吸机安全。有脑水肿应用甘露醇等脱水药。

八、预后

新生儿患者潜伏期长，病死率高，不发热及局限性病变者预后好。从牙关紧闭到全身痉挛不足3d者预后差，头部破伤风且进食和呼吸困难者预后特别差。经及时处理能度过痉挛期者，其发作逐渐减少、减轻，数周后痊愈。否则越发越频，缺氧窒息或继发感染死亡。死亡多发生在病程1周内，有报道全身性破伤风病死率为5%～35%，新生儿破伤风中监护治疗者病死率＜10%，未监护治疗者＞75%，也有资料报道约70%。影响预后的最重要因素是支持治疗的质量。后遗症主要为缺氧性脑损伤，包括脑瘫、智力低下和行为发育障碍。

通过脊髓突触的再生，肌肉恢复松弛，破伤风痊愈。然而由于破伤风的发作并不诱导抗神经毒素抗体的产生，故出院时给予破伤风类毒素主动免疫后才算完成基本治疗。

九、预防

破伤风是完全可预防的疾病。

1. 大力推广无菌接生法　接生时必须严格无菌。如遇紧急情况可用2%碘酒涂剪刀待干后断脐，结扎脐带的线绳也可应用2%碘酒消毒。

2. 文献报道血清抗体水平＞0.01U/ml即具保护性　临床实践证明疫苗是安全且有效的，婴儿可早期应用白喉类菌素、破伤风类菌素、百日咳菌苗三联制剂（DTP）进行免疫接种，分别于2个月、4个月、6个月各注射1次，4～6岁和10岁各加强1次，以后成人期再加强1次破伤风-白喉（TD）类毒素。对不能保证无菌接生的孕妇，于妊娠晚期可注射破伤风类毒素0.5mL 2次，相隔1个月，第2次至少在产前2周（最好1个月时）肌内注射。最近有流行病学资料指出孕妇及育龄妇女接受2次破伤风毒素免疫治疗可降低新生儿破伤风病死率达94%，妊娠后期给予一剂破伤风类毒素可通过胎盘提供足以保护婴儿至少4个月之抗体。

3. 过往对于接生消毒不严的新生儿　一般争取在24h内剪去残留脐带的远端再重新结扎，近端用3%过氧化氢或1∶4 000高锰酸钾液清洗后涂以碘酒，同时肌内注射破伤风抗毒素1 500～3 000U或人体免疫球蛋白75～250U，但现已不再主张。

4. 对于新生儿外伤暴露的患儿　伤口彻底清创缝合在使用TAT或TIG后立即进行是基本原则。

（牛红艳）

第六章

儿童营养性疾病

第一节　蛋白质－能量营养不良

蛋白质－能量营养不良（protein－energy malnutrition，PEM）是因为食物中蛋白质和（或）能量供给不足或由于某些疾病等因素而引起的一种营养不良，在世界各地均有发生。主要表现为渐进性消瘦、皮下脂肪减少、水肿及各器官功能紊乱。严重的 PEM 可直接造成死亡，轻型慢性的 PEM 常被人们忽视，但对儿童的生长发育和疾病康复有很大影响，所以 PEM 是临床营养学上的重要问题。

（一）流行病学

PEM 是发展中国家最常见的营养性疾病。轻、中度 PEM 的临床表现不如维生素或矿物质缺乏的症状明显，在婴幼儿中，表现为生长迟缓、体格瘦小；严重者易于识别，多呈现极度消瘦或水肿，智力发育迟钝，死亡率高。

1990 年，有关调查显示，根据年龄别体重低于参考值减 2 个标准差以下者，估计发展中国家 5 岁以下儿童每 3 人就有 1 人，相当于 1 亿 7 千 7 百万儿童患有或曾患有营养不良，其流行范围从美洲的14% 到南亚的47%。自 1986 年开始，在我国 7 个省选择 18 个较贫困的地区连续 4 年对一万名左右的学龄前儿童进行营养状况调查。结果表明，他们主要表现为慢性营养不良，以 1~2 岁最为严重。世界卫生组织（WHO）提出的儿童生长迟缓发生率的参考值为 18.8%~78.1%，体重低下的发生率为 11.6%~49.1%；我国 7 省市的发生率分别为 12.4%~76.4% 和 6.9%~44.3%，儿童消瘦的发生率也比WHO 的参考值高 1~3 个百分点。在 2002 年第四次全国营养调查中发现：我国 5 岁以下儿童生长迟缓率仍高达 14.3%；农村儿童生长迟缓现象更高达 20.9%。上海儿童医学中心在 2000 年对 218 例小儿先天性心脏病患儿的营养调查中发现营养不良的发生率为 61%。

（二）病因

根据引起蛋白质和能量缺乏的发病原因分为原发性和继发性两种。

1. 原发性蛋白质－能量营养不良　原发性蛋白质－能量营养不良是因食物中蛋白质和（或）能量的摄入量不能满足身体的生理需要而发生的。其主要原因为饮食不当和摄入不足，如婴儿期母乳不足，而未及时和正确地采用混合喂养；如奶粉配制过于稀释；未按时和适当添加辅食；骤然断奶，婴儿不能适应或拒绝新的食品。较大小儿常见饮食习惯不良，偏食或素食，多食糖果，厌食奶类、肉类、蛋类、长期食用淀粉样食品（如奶糕、粥），饮食中长期食物成分搭配不当，热能不够或蛋白质太少。以上原因均可造成摄入不够致热能－蛋白质不足。

2. 继发性蛋白质－能量营养不良　继发性蛋白质－能量营养不良多与疾病有关。主要由于食欲减低、吸收不良、分解代谢亢进、消耗增加、合成代谢障碍所致。多见于消化道感染（如迁延性腹泻、慢性痢疾、严重寄生虫感染等）、肠吸收不良综合征、消化道先天性畸形（如唇裂、腭裂、先天性肥厚性幽门狭窄等）、慢性消耗性疾病（如结核、肝炎、长期发热、恶性肿瘤等）等。

（三）病理生理

由于热能和蛋白质供应不足，机体首先动用贮存的糖原，继而动用脂肪，出现脂肪减少。最后致使蛋白质氧化供能，使机体蛋白质消耗，形成负氮平衡。随着全身脂肪大量消耗和血浆蛋白低下，全身总液体量相对增多，使细胞外液呈低渗性。如有呕吐、腹泻，易出现低渗性脱水和酸中毒，出现低钠、低钾、低镁及低钙血症。重度营养不良对消化系统、心肾功能以及中枢神经系统均有影响。

1. 消化系统　胃肠黏膜变薄甚至萎缩，上皮细胞变形，小肠绒毛失去正常形态。胃酸减低，双糖酶减少。胰腺缩小，胰腺的分泌酶活性降低。肠蠕动减慢，消化吸收功能下降，菌群失调，易引起腹泻。

2. 心脏功能　严重病例引起心排血量减少，心率减慢，循环时间延长，外周血流量减少，心电图常常无特异性改变，X 线示心脏缩小。

3. 肾功能　严重者肾小管细胞浑浊肿胀，脂肪浸润。肾小球滤过率和肾血流量减少，浓缩功能降低，尿比重下降。

4. 中枢神经系统　营养不良对大脑和智力发育有很大影响。营养不良如发生在脑发育的高峰期，将影响脑的体积和化学组成，使脑的重量减轻、磷脂减少。表现为想象力、知觉、语言和动作能力落后于正常儿，智商低下。

（四）临床表现

临床上根据体重，皮下脂肪减少的程度和全身症状的轻重将婴幼儿营养不良分为轻度、中度和重度。重度营养不良在临床上又分为消瘦型（marasmus）、水肿型（kwashiorkor）及消瘦，水肿型（marasmus – kwashiorkor）。

Marasmus 是以消瘦为主要特征。儿童体重明显下降，骨瘦如柴，生长发育迟缓，皮下脂肪减少，皮肤干燥松弛，多皱纹，失去弹性和光泽，头发稀松，失去固有光泽，面若猴腮，体弱无力，缓脉，低血压，低体温，易哭闹。

Kwashiorkor 是以周身水肿为主要特征。轻者见于下肢、足背，重者见于腰背部，外生殖器及面部也见水肿。儿童身高可正常，体内脂肪未见减少，肌肉松弛，似满月脸，眼睑水肿，可出现易剥落的漆皮状皮肤病，指甲脆弱有横沟，表情淡漠，易激惹和任性，常发生脂肪肝。

单纯性蛋白质或能量营养不良较少见，多数病例为蛋白质和能量同时缺乏，表现为混合型蛋白质 – 能量营养不良，分类见表 6 – 1。

表 6 – 1　蛋白质 – 能量营养不良（PEM）的分类

严重程度	病程	主要缺乏的营养素
轻	急性	能量
中	慢性	蛋白质
重	亚急性	兼有两者

（五）诊断

1. 病史　应详细询问喂养和饮食情况，采用回顾法了解患者的发病情况与饮食的关系，估算出一天蛋白质和热能的摄入量，对诊断有重要价值。

2. 临床表现　蛋白质—能量营养不良临床上有体重下降、皮下脂肪减少、全身各系统功能紊乱的症状和体征。

3. 体格测量　1995 年"全国提高儿童生命质量学术会议"决定我国也参照 WHO 关于儿童营养不良体格测量的评估标准：①体重低下（underweight）：根据年龄别体重，与同年龄、同性别正常参照值相比，低于中位数减 2 个标准差，但高于或等于中位数减 3 个标准差者为中度体重低下；低于中位数减 3 个标准差者为重度体重低下。此指标反映儿童过去和（或）现在有慢性和（或）急性营养不良，但单凭此项不能区别急性还是慢性营养不良。②生长迟缓（stunting）：按年龄别身高，与同年龄、同性别正常参照值相比，低于中位数减 2 个标准差，但高于或等于中位数减 3 个标准差者为中度生长迟缓；低于中位数减 3 个标准差者为重度生长迟缓。此指标主要反映过去或长期慢性营养不良。③消瘦（maras-

mus）：按身高性别体重，与同年龄、同性别正常参照值相比，低于中位数减 2 个标准差，但高于或等于中位数减 3 个标准差者为中度消瘦；低于中位数减 3 个标准差者为重度消瘦。此指标反映儿童近期、急性营养不良。

4. 实验室检查　营养不良患儿的血糖、血胆固醇水平下降。蛋白质缺乏患儿的血清清蛋白和总蛋白值明显下降，当血浆总蛋白在 45g/L 以下、清蛋白 <28g/L 时会出现水肿。血清前清蛋白、血清转铁蛋白和结合蛋白如甲状腺素结合前清蛋白、血浆铜蓝蛋白、维生素 A 醇结合蛋白等也减低，血尿素氮水平下降。伴贫血时，血红蛋白和红细胞计数减少。

5. 综合诊断　PEM 是一个复杂的临床综合征，目前尚无简单可靠的方法对各类型（尤其是亚临床类型）进行诊断，大多数需根据主要临床症状和人体测量参数进行综合评价。

（六）治疗

营养不良的患者要采取综合措施，治疗原则为去除病因、调整饮食、补充营养物质、防治并发症、增进食欲、提高消化能力。

1. 去除病因　积极查清病因，治疗消化道疾病、慢性消耗性疾病、感染性疾病等，以去除病因。

2. 调整饮食、补充营养物质　要针对婴幼儿营养不良程度、消化道能力的强弱以及对食物耐受的情况进行调整，补充营养物质。轻度营养不良患儿的消化功能和食物耐受能力均接近正常小儿，在基本维持原有膳食的基础上，较早增加热能，添加含蛋白质和高热能的食物。能量供给可从 100 ~ 120kcal/（kg·d）开始，以后逐渐递增，当供给达到 140kcal/（kg·d），体重常获得满意的增长后，再恢复到正常小儿需要量。

中度和重度营养不良患儿的消化能力和食物耐受能力均较差，食欲低下甚至缺乏。热能供给要逐渐递增，对重度营养不良患儿更要缓慢递增。在增加的过程中，应观察小儿的胃纳情况及消化道症状，勿操之过急。能量供给可自 40 ~60kcal/（kg·d）开始，数天后增加至 60 ~ 100kcal/（kg·d），再逐渐增加至 120 ~ 140kcal/（kg·d），待食欲和消化功能恢复后，热量可再提高至 150 ~ 170kcal/（kg·d），以促进体重增长。如体重增长良好，体重与身高的比例接近正常，能量的供给应再恢复到每天正常生理需要量。食物的补充以蛋白质食物为主，脂肪和碳水化合物的补充也应逐渐补充，还应补充各种维生素和微量元素。

3. 并发症治疗

（1）低血糖：常见于消瘦型患者。婴儿和儿童血糖低于 400mg/L，足月新生儿低于 300mg/L，早产新生儿低于 200mg/L，且伴有临床症状时，应立即静脉注射 25% 或 50% 浓度的葡萄糖 0.5g/kg 以纠正血糖水平，低血糖症状一般可以得到改善。如神志仍不清，可重复一次，危险症状消除后，头 24 小时内可每小时供给加葡萄糖的饮食一次，头 12 小时每 4 小时测定血糖一次，观察恢复情况。一般此类患者采用少食多餐可以得到纠正。

（2）低体温：低体温主要由于能量供应不足、体温调节体能障碍、环境温度低以及合并败血症所致。治疗方法主要是要保持环境温度（30 ~33℃），特别夜间温度不能降低，以暖水袋或其他方法包裹身体，可防止体温丢失。每 2 小时摄取含葡萄糖饮食一次。

（3）贫血：是常见的临床症状。轻度贫血可通过饮食治疗，增加含铁丰富的食物摄入，如动物肝脏、动物血和红色肉类等；中度贫血需口服铁剂及维生素 C，也可根据体重注射铁剂；严重贫血则需输全血或红细胞。严重水肿型患者除了因贫血而出现虚脱或心力衰竭外，通常不宜输血。

（4）增进食欲、提高抵抗力：可补充胃蛋白酶、胰酶或多酶制剂以提高食欲和消化能力。蛋白同化类固醇如苯丙酸诺龙，有促进蛋白质合成、增进食欲的作用，但有轻度潴钠作用，宜在水肿消退后应用。锌具有提高味觉的阈值、增加食欲的作用。胰岛素的使用可以增加饥饿感，提高食欲。

（七）预防

营养不良的预防至关重要，预防工作的重点应是加强儿童保健、进行营养指导、宣传合理的喂养知识、注意卫生、预防疾病。

1. 营养指导 大力鼓励母乳喂养，生后 4 个月内完全母乳喂养，4～6 个月应逐渐按需添加辅食。母乳不足者或不宜母乳喂养者应采取合理的混合喂养或人工喂养。不应该单独供给淀粉类或炼乳、麦乳精等喂养。对幼儿应注意食物成分的正确搭配，对偏食、挑食的习惯予以纠正。

2. 注意卫生、防治疾病 改善个人和环境卫生，防止急、慢性传染病的发生，注意食具的消毒，防止胃肠道疾病的发生，按期进行预防接种，对唇裂、腭裂、先天性肥厚性幽门狭窄进行及时处理。

3. 生长发育监测图的应用 定期测体重并在生长发育监测图上标出，将测量结果连成曲线，如发现体重增长缓慢、不增或下跌，应及时寻找原因，予以处理。

4. 合理安排生活制度 保证睡眠，适当的户外运动和身体锻炼，使小儿生活具有规律性。

（牛红艳）

第二节 维生素 A 缺乏症与维生素 A 过多症

一、维生素 A 缺乏症

维生素 A 族的原形化合物是全反式视黄醇，天然维生素 A 只存在于动物体内，并分两种类型：维生素 A1（视黄醇）和维生素 A2（3－脱氢视黄醇）。维生素 A 缺乏症是一种因体内维生素 A 缺乏引起的疾病，常伴随蛋白质—能量营养不良。

（一）流行病学

维生素 A 缺乏是导致儿童严重视觉损害和失明的主要原因，同时也是增加儿童严重感染性疾病危险和死亡风险的主要原因之一，维生素 A 缺乏被世界卫生组织确认为四大营养缺乏病之一。本病好发于 6 岁以下婴幼儿，1～4 岁为发病高峰。据 WHO 报道，因维生素 A 缺乏，全世界每年有 50 万名学龄前儿童患有活动性角膜溃疡。

20 世纪 90 年代初，美国全国性营养调查结果表明，在 3～11 岁儿童中，血清维生素 A 水平低于 $20\mu g/dL$ 占 2.2%～6.1%，在 20～24$\mu g/dL$ 之间的占 7.8%～11.9%，在 25～30$\mu g/dL$ 之间的占 19.6%～28.7%。1991 年，Quito 营养调查表明：2% 的 1～5 岁儿童血清维生素 A 水平低于 $10\mu g/dL$，18% 低于 $20\mu g/dL$。同期菲律宾调查农村学龄前儿童，29% 的儿童血清维生素 A 低于 $20\mu g/dL$，6% 低 $10\mu g/dL$。巴西于 1996 年调查学龄前儿童维生素 A 低于 $10\mu g/dL$ 高达 15.3%。可见发展中国家维生素 A 缺乏发病率高于发达国家。在我国，卫生部委托首都儿科研究所对 14 个省 42 个市县 8 669 例 0～5 岁儿童于 1999 年 12 月至 2000 年 3 月协作进行维生素 A 缺乏情况调查，结果显示，<6 个月婴儿为 33.4%，2 岁以上儿童维生素 A 缺乏的发生率为 0.15%。亚临床型维生素 A 缺乏发生率较高，已成为儿童广泛的缺乏症之一而备受关注。据 WHO 统计，1995 年，全球近 2.51 亿儿童有亚临床型维生素 A 缺乏。据报道，我国为儿童亚临床型维生素 A 缺乏的国家，城市学龄前儿童亚临床型维生素 A 缺乏发生率约 20%，农村约 45%。

根据 2002 年 WHO 的报道，全球有 80 万儿童（1.4%）死于维生素 A 缺乏症，1.8% 的消耗性疾病也是由于维生素 A 缺乏症所造成的。调查显示，接近 1/2 的维生素 A 缺乏症和干眼症发生在非洲、南亚和东南亚地区。2000 年，南非的调查发现，有 1/3 的 0～4 岁儿童患维生素 A 缺乏症，在同年调查 3 000 名死亡儿童中发现，28% 的儿童死于因维生素 A 缺乏症导致的腹泻，23% 死于因维生素 A 缺乏症导致的麻疹，21% 死于因维生素 A 缺乏症导致的疟疾。维生素 A 缺乏症是该地区极其严重的公共卫生问题。2006 年，朝鲜光州调查显示，2.4% 的儿童患维生素 A 缺乏症，42.3% 患轻度维生素 A 缺乏症。印度于 2007 年进行的全国调查显示，每年有 52 000 名儿童因维生素 A 缺乏症而导致失明。2006 年，中国疾病控制中心调查显示，我国 6 岁以下儿童维生素 A 缺乏症的发生率是 12.2%，严重维生素 A 缺乏症占 0.5%，1 岁以上儿童发病率最高的西部地区占 17.4%。

（二）发病机制及病因

1. 摄入不足 初生时维生素 A 在肝脏中的贮存量很少。出生后维生素 A 的主要来源是食物。母乳中的维生素 A 含量丰富，一般母乳喂养的小儿不会发生维生素 A 缺乏症。故婴儿时期，应提倡母乳喂养，人工喂养时，须给含脂肪的牛乳，婴儿如果单靠炼乳、脱脂牛乳、豆浆、米粉等食品喂养，容易发生维生素 A 缺乏。早产儿肝脏内维生素 A 的贮存量更少，且脂肪吸收能力也有限，生长发育的速度又较快，故更容易发生维生素 A 缺乏症。如在疾病状态下，长期静脉补液未补充维生素 A；或因饮食受到限制，也将导致维生素 A 缺乏。

2. 吸收减少　维生素 A 缺乏可见于多种临床情况，如吸收障碍综合征、慢性腹泻、慢性痢疾、慢性肝炎、胆道梗阻、胆囊纤维化、钩虫病、肠道感染等均可影响维生素 A 的吸收。

3. 锌摄入不足　当锌缺乏时，维生素 A 结合蛋白、前清蛋白、维生素 A 还原酶都降低，使维生素 A 不能利用而排出体外，造成维生素 A 缺乏。Rahman 等证实锌的缺乏限制了维生素 A 的生物利用率，锌和维生素 A 的缺乏经常同时存在于营养不良的小儿，同时给予维生素 A 和锌的补充可以改善维生素 A 的缺乏。近来有报道指出，铁的不足对维生素 A 的利用也有影响。

4. 消耗增加　当小儿患结核、麻疹、水痘、肺炎以及高热时，维生素 A 的消耗增加，如此时未予及时补充，则造成维生素 A 的血浆浓度降低。

5. 利用障碍　如小儿患有肝脏、肾脏、甲状腺疾病、胰腺囊性纤维变性及蛋白－能量营养不良时，将导致血浆中视黄醇结合蛋白（RBP）代谢异常，导致维生素 A 缺乏。

（三）临床表现

由于维生素 A 和维生素 A 原缺乏所引起的营养缺乏病，临床上首先出现暗适应能力下降，小婴儿此症状不明显，如不仔细观察，容易被忽视。首先由母亲发现，患儿在暗环境下安静，视物不清，行走、定向困难。数周及数月后出现结膜干燥症，结膜干燥，失去光泽，主要是由于结膜和附近腺体组织增生，分泌减少，继而发生干燥。在眼球巩膜近角膜缘外侧，由脱落的角膜上皮形成三角形白色泡沫状斑块称结膜干燥斑（Bitot 斑）。如果维生素 A 持续缺乏，将发生角膜干燥症，伴有畏光，随后发生视物变形。睑板腺肿大，并且沿着睑缘出现一串特征性的水泡，表面上皮的连续性遭到破坏，伴有非炎症性的溃疡形成和基质浸润，引起角膜软化、变性、溃疡甚至穿孔等损害，晶状体、虹膜脱出，造成整个眼睛的损害，通常为双侧性的，单侧发病少见。

维生素 A 缺乏也可引起皮肤的改变，开始时皮肤较正常干燥，以后由于毛囊上皮角化，发生角化过度的毛囊性丘疹，主要分布在大腿前外侧、上臂后侧，后逐渐扩展到上下肢伸侧、肩和下腹部，很少累及胸、背和臀。丘疹坚实而干燥，色暗棕，多为毛囊性，针头大至米粒大，圆锥形。丘疹的中央有棘刺状角质栓，触之坚硬，去除后留下坑状凹陷，无炎症，无主观症状，丘疹密集犹似蟾蜍皮，称蟾蜍皮病（phrynoderma）。皮疹发生在面部，可有许多黑头。患者毛发干燥，缺少光泽，易脱落，呈弥漫稀疏，指甲变脆，表面有纵横沟纹或点状凹陷。

维生素 A 缺乏对骨骼（特别是长骨）的伸长也有明显影响，使骨变得又短又厚。Hu W 等人通过色层分析法测定维生素 A 浓度，证明维生素 A 浓度和体重以及 BMI 有明显的统计学意义，提示维生素 A 对儿童的生长发育有明显的影响。

维生素 A 缺乏时，对呼吸系统也有不同程度的影响，使气管及支气管的上皮细胞中间层的细胞增殖，变成鳞状、角化，并使上皮细胞的纤毛脱落，失去上皮组织的正常保护功能，容易发生呼吸系统的感染。

维生素 A 缺乏可使小儿的免疫力低下，容易反复出现感染；容易有精神障碍，甚至出现脑积水。

（四）实验室检查

1. 视觉暗适应功能测定　维生素 A 缺乏症患者的暗适应能力比正常人差，但是其他因素也可引起暗适应能力降低，如视神经萎缩、色素性视网膜炎、睡眠不足等。

2. 血清维生素 A 水平测定　是评价维生素 A 营养状况的常用指标，也是最可靠的指标，正常值为 $300 \sim 500 \mu g/L$，若低于 $200 \mu g/L$ 为缺乏。

3. 血浆中视黄醇结合蛋白测定（RBP）　近来有人认为 RBP 与人体维生素 A 水平呈正相关，RBP

的含量可反映人体维生素 A 的营养水平。正常儿童的血浆 RBP 的含量为 23.1mg/L。

4. 维生素 A 的相对剂量反应试验 当血清中维生素 A 浓度在正常范围时，肝脏维生素 A 已有耗尽的可能，因此采用相对剂量反应（RDR）法间接评价个体体内维生素 A 的贮存量。口服 1000mg 维生素 A 棕榈酸，分别于口服前和口服后 5 小时测定血清维生素 A 浓度。若服后 5 小时的血清维生素 A 浓度增高幅度，即 RDR（relative dose reation，RDR）率≥20%，表示肝脏内维生素 A 的贮存已处于临界状态。用此方法可以进一步确定亚临床状态维生素 A 缺乏。

（五）诊断

仔细询问病史，如患者存在维生素 A 摄入不足，或者存在维生素 A 的吸收、利用障碍，或引起维生素 A 消耗过多的疾病，同时合并暗适应障碍、夜盲、结膜干燥、角膜软化或四肢伸侧有毛囊性角化丘疹，通过暗适应检查和血浆维生素 A 浓度的测定可基本作出诊断。WHO 推荐的诊断标准为：血清维生素 A <0.7μmol/L 为维生素 A 缺乏；0.7~1.4μmol/L 为亚临床维生素 A 缺乏（维生素 A 存在不足）；1.4~2.79μmol/L 为维生素 A 贮存充足。

若血清维生素 A 水平在正常低值，此时肝内维生素 A 的储存也可能已耗竭。在这种可疑的情况下，可采用敏感而可靠的相对剂量反应试验来进一步确定亚临床维生素 A 的缺乏。亚临床维生素 A 缺乏已成为儿童广泛的营养缺乏症而受关注。亚临床维生素 A 缺乏是指儿童因维生素 A 摄入不足导致的轻度维生素 A 缺乏，其特点是无典型的临床表现。

尽量做到尽早诊断、尽早治疗，防止严重后果的发生。

（六）治疗

如患儿因为疾病引起维生素 A 缺乏，应首先去除病因，同时给予维生素 A 丰富的饮食。用维生素 A 治疗维生素 A 缺乏症，疗效迅速而有效。每天补充维生素 A2.5 万 U（1U 的维生素 A =0.3μg 的视黄醇），口服或肌注均可，共 1~2 周（或大剂量 1 次 20 万 U），同时给予高蛋白饮食，以后再给予预防量。如有角膜软化则给水溶性维生素 A10 万 U，1 周后再给 20 万 U，然后给预防量。夜盲症可于治疗后数小时好转，干眼于 2~3 天后改善。必要时保持两眼清洁，使用抗生素眼膏，角膜溃疡者用 1% 阿托品滴眼防止虹膜粘连。

（七）预防

应提倡母乳喂养，对稍大的儿童，应及时添加含有维生素 A 的辅食，如鱼肝油、动物肝脏、肾脏、蛋黄、胡萝卜汁及番茄汁等，避免偏食，增加维生素 A 的摄入量，避免维生素 A 的缺乏。早产儿应适当早期添加维生素 A。如小儿因患有疾病而影响了维生素 A 吸收和利用时，应首先去除病因，然后及时补充维生素 A。

维生素 A 每天推荐摄入量婴儿期为 1500U，12 岁以下的儿童为 1500~2500U，如饮食中维生素 A 含量丰富，可不必另外补充维生素 A。

二、维生素 A 过多症

维生素 A 过多症（hypervitaminosis A），即维生素 A 中毒，根据发病情况，可分为急性中毒及慢性中毒两种。当血清维生素 A 浓度超过 5.1μmol/L（1 500U/L）时出现中毒症状。

（一）急性中毒

比较多见。由于短期内大量摄入维生素 A（剂量≥20 万 U）所致。常表现为颅内压增高症状，如烦躁、恶心、呕吐、嗜睡、食欲减退、复视、视神经盘水肿，囟门未闭者则囟门饱满。

（二）慢性中毒

由于长期较大剂量摄入维生素 A 所致，发生中毒所需的累积量及时间因人而异，一般平均摄入量大于 1.3 万 μg/d（5 万 U/d），常发生在因慢性皮肤疾病服药的患儿。一般摄入数周或数月后出现症状，主要表现为慢性症状，如食欲减退、体重不增、激怒、脂溢性皮炎、皮肤瘙痒、脱发、口唇皲裂、肝脾大和肝功能损害。骨骼症状明显，有骨痛，尤以长骨为主，可有转移性。软组织肿胀、压痛而无红热，常误为脓肿。骨骼 X 线显示骨皮质肥厚、骨膜下积液和骨膜分离，尤以长骨中段更为明显。

（三）处理

一旦发现维生素 A 过多，应立即停服维生素 A 制剂及对症处理。急性中毒者，待停服维生素 A，1～2 天后症状缓解；慢性中毒者，待停服维生素 A，1～2 周后症状减轻或消失，但骨骼 X 线表现需要 6 个月左右恢复正常。

（牛红艳）

第三节　维生素 D 缺乏性佝偻病与维生素 D 过多症

一、维生素 D 缺乏性佝偻病

维生素 D 是维持高等动物生命所必须的营养素，它是钙代谢最重要的生物调节因子之一。维生素 D 一直被认为时时刻刻都在参与体内钙和矿物质平衡的调节。维生素 D 不足将导致维生素 D 缺乏性佝偻病，这是一种慢性营养缺乏病，主要见于 3 岁以下婴幼儿。17 世纪，Francis Clisson 教授和 Daniel Whistle 医生首先科学地描述了维生素 D 缺乏症，即佝偻病。它以维生素 D 缺乏导致的钙、磷代谢紊乱和骨骼的钙化障碍为主要特征。佝偻病发病缓慢，不容易引起家长的重视。佝偻病使小儿抵抗力降低，容易合并肺炎及腹泻等疾病，影响小儿生长发育。因此，必须积极防治。

（一）流行病学

维生素 D 缺乏性佝偻病是儿童时期常见病，是我国患病率居第二位的小儿营养性疾病。在我国，经过长期、广泛和深入的防治工作，重症维生素 D 缺乏性佝偻病患儿的发病率已下降。

1977—1983 年间，我国于 26 省、市、自治区内普查 3 岁以下儿童 84 901 人，全国平均患病率为 40.70%。其中北部地区患病率平均为 49.39%，中部地区平均为 33.11%，南部地区平均为 24.64%。这与 1957 年局部发病率的调查 79.60% 相比，几乎下降了 1/2，且重症佝偻病儿明显减少。1987 年，全国 9 省、自治区调查，3 岁以下小儿平均佝偻病患病率为 27.2%，又明显下降。我国最北部黑龙江省哈尔滨市的 3 岁以下小儿佝偻病发病率由 1977 年的 60.84% 渐降至 1991 年发 11.05。2005 年，对上海市部分城区 0～6 岁小儿 821 名进行调查，小儿佝偻病患病率为 17.3%。

2003 年，对美国阿拉斯加 6～23 个月健康婴儿的调查报告显示：11% 的婴儿血清 25 -（OH）D 水平 <37nmol/L，为维生素 D 缺乏；20% 婴儿血清 25 -（OH）D 水平 37～62nmol/L 为维生素 D 不足；30% 的婴儿纯母乳喂养，其血清 25 -（OH）D 水平大多 <37nmol/L，为维生素 D 缺乏。2006 年，Ziegler 等对 84 名美国爱达荷州母乳喂养婴儿的维生素 D 状况进行评估，结果显示 34 名未服用维生素 D 补充剂的婴儿中有 8 名（23%）在出生后 280 天的血 25 -（OH）D 水平 <27nmol/L。

（二）来源及生化代谢

人体内的维生素 D 可从两个途径经皮肤内转化形成和经口摄入获得，即内源性与外源性两种。内源性维生素 D 是人体皮肤内的 7 - 脱氢胆固醇经日光中的紫外线照射后产生没有活性的维生素 D_3；外源性维生素 D 来自食物，如鱼、肝、蛋、乳类等含有较丰富的维生素 D_3。膳食中的维生素 D_3 在胆汁的协助下，在小肠内形成乳糜微粒被吸收入血浆，与内源性维生素 D_3 一起经维生素 D_3 结合蛋白（血浆内的一种 α - 球蛋白）转运至肝脏。在肝内经 25 - 羟化酶的催化作用下氧化成为 25 - 羟基 D_3，此时，虽已具有抗佝偻病活性，但作用不强，再被转运至肾脏后，经 1 - 羟化酶的催化下，进一步被氧化成具有较强抗佝偻病活性的 1, 25 $(OH)_2$ 维生素 D_3，最后经血循环输送到相关靶器官而发挥其生理作用。

转运至小肠组织的 1, 25 $(OH)_2$ 维生素 D_3 先进入肠黏膜上皮细胞内，与胞质中的特异性受体形成复合体，作用于核内染色质，诱发合成特异的钙结合蛋白，后者的作用是把肠腔表面的钙离子转运带入黏膜细胞，从而进入血液循环使血钙升高，促进骨中钙的沉积。除此以外，1, 25 $(OH)_2$ 维生素 D，对肾脏也具有直接作用，促进肾小管对钙和磷的重吸收，以减少钙和磷的丢失。

（三）病因

1. 日光照射不足 1，25（OH）$_2$维生素 D$_3$ 可由皮肤经日照产生，如日照不足，尤其在冬季，需定期通过膳食补充。此外，空气污染也可阻碍日光中的紫外线，人们日常所穿的衣服、住在高楼林立的地区、生活在室内、使用人工合成的太阳屏阻碍紫外线、居住在日光不足的地区等都影响皮肤生物合成足够量的维生素 D。对于婴儿及儿童来说，日光浴是使机体合成维生素 D$_3$ 的重要途径。

2. 维生素 D 摄入不足 动物性食品是天然维生素 D 的主要来源，海水鱼（如鲱鱼、沙丁鱼）、动物肝脏、鱼肝油等都是维生素 D$_3$ 的良好来源。从鸡蛋、牛肉、黄油和植物油中也可获得少量的维生素 D$_3$，而植物性食物中含维生素 D 较少。天然食物中所含的维生素 D 不能满足婴幼儿对它的需要，需多晒太阳，同时补充鱼肝油。

3. 钙、磷含量过低或比例不当 食物中钙、磷含量不足以及比例不当均可影响钙、磷的吸收。人乳中钙、磷含量虽低，但比例（2：1）适宜，容易被吸收，而牛乳钙、磷含量较高，但钙磷比例（1.2：1）不当，钙的吸收率较低。

4. 钙、磷、维生素 D 需要量增多 早产儿因生长速度快和体内储钙不足而易患佝偻病；婴儿生长发育快，对维生素 D 和钙的需要量增多，故易引起佝偻病；2 岁后因生长速度减慢，且户外活动增多，佝偻病的发病率逐渐减少。

5. 疾病 肝、肾疾病及胃肠道疾病影响维生素 D、钙、磷的吸收和利用。小儿胆汁淤积、胆总管扩张、先天性胆道狭窄或闭锁、脂肪泻、胰腺炎、难治性腹泻等疾病均可影响维生素 D、钙、磷的吸收而患佝偻病。

6. 药物 长期使用苯妥英钠、苯巴比妥等药物，可加速维生素 D 的分解和代谢而引起佝偻病。

（四）发病机制

维生素 D 缺乏时，钙、磷经肠道吸收减少，低血钙刺激甲状旁腺激素分泌增多，甲状旁腺激素促进骨质吸收、骨盐溶解，同时甲状旁腺激素促进肾脏形成 1，25（OH）$_2$维生素 D$_3$，促进小肠对钙的吸收。因甲状旁腺激素抑制肾小管对磷的重吸收，相对促进钙的吸收，而使尿磷大量排出，尿钙趋于正常或稍偏低。但最终使骨样组织钙化过程发生障碍，甚至骨质溶解。成骨细胞代偿性增生，局部骨样组织堆积，碱性磷酸酶分泌增多，临床上产生一系列的骨骼改变和生化改变。

（五）病理改变

佝偻病的主要病理改变是骨样组织增生、骨基质钙化不良。维生素 D 缺乏时，钙、磷沉积于骨受阻，成骨作用发生障碍，长骨干骺端的骨骺软骨中成熟软骨细胞及成骨细胞不能钙化而继续增殖，形成骨骺端骨样组织堆积，临时钙化带增厚，骨骺膨大，形成临床上常见的肋骨串珠、手镯、脚镯征等，使骨的生长发育停滞不前。长骨骨干因骨质脱钙，骨皮质为不坚硬的骨样组织代替，故骨干容易弯曲畸形，甚至发生病理性骨折。颅骨骨化障碍表现为颅骨软化，颅骨骨样组织堆积造成方颅和骨骼畸形。

（六）临床表现

维生素 D 缺乏性佝偻病是婴幼儿中常见的营养缺乏症，多发生于 3 个月~2 岁的小儿，主要为骨骼的改变、肌肉松弛以及非特异性的精神神经症状。重症佝偻病患者可影响消化系统、呼吸系统、循环系统及免疫系统，同时对小儿的智力发育也有影响。

维生素 D 缺乏性佝偻病在临床上分为初期、激期、恢复期和后遗症期。初期和激期统称为活动期。

1. 初期 多数从 3 个月左右开始发病，此期以精神神经症状为主，患儿有睡眠不安、好哭、易出汗等现象，出汗后头皮痒而在枕头上摇头摩擦，出现枕部秃发。

2. 激期 除初期症状外，患儿以骨骼改变和运动功能发育迟缓为主。用手指按在 3~6 个月患儿的枕骨及顶骨部位，感觉颅骨内陷，随手放松而弹回，称乒乓球征。8~9 个月以上的患儿头颅常呈方形，前囟大及闭合延迟，严重者 18 个月时前囟尚未闭合。两例肋骨与肋软骨交界处膨大如珠子，称肋串珠。

胸骨中部向前突出形似"鸡胸"，或下陷成"漏斗胸"，胸廓下缘向外翻起为"肋缘外翻"。会站、走的小儿由于体重压在不稳固的两下肢长骨上，两腿会形成向内或向外弯曲畸形，即"O"型或"X"型腿。

患儿的肌肉韧带松弛无力，因腹部肌肉软弱而使腹部膨大，平卧时呈"蛙状腹"，因四肢肌肉无力，学会坐、站、走的年龄都较晚，因两腿无力容易跌跤。出牙较迟，牙齿不整齐，容易发生龋齿。大脑皮层功能异常，条件反射形成缓慢，患儿表情淡漠，语言发育迟缓，免疫力低下，易并发感染、贫血。

3. 恢复期　经过一定的治疗后，各种临床表现均消失，肌张力恢复，血液生化改变和X线表现也恢复正常。

4. 后遗症期　多见于3岁以后小儿，经治疗或自然恢复后临床症状消失，仅重度佝偻病遗留下不同部位、不同程度的骨骼畸形。

（七）诊断

根据病史、症状、体征及血液生化学检查及骨X线检查的改变可作出诊断。对可疑病例应测定血钙、磷、碱性磷酸酶，同时摄骨X线片检查骨龄，血清 $25-(OH)D_3$ 和 $1,25(OH)_2D_3$ 在佝偻病活动早期就明显降低，血浆中cAMP浓度和尿的排泄量均增高，尿钙的测定也有助于佝偻病的诊断（表6-2）。

表6-2　维生素D缺乏性佝偻病各期的血液生化学检查及X线检查

分期	血清				X线改变
	钙	磷	钙磷乘积	碱性磷酸酶	
初期	正常或稍低	降低	30~40（mg/dl）	增高或正常	无明显变化
激期	稍低	明显降低	<30（mg/dl）	增高明显	长骨干骺端临时钙化带模糊或消失，边缘不整呈云絮状、毛刷样或杯口状改变，骨骺软骨明显增宽；骨干骨质稀疏，密度下降
恢复期	正常	正常	正常	4~6周恢复正常	2~3周后即有改变并逐渐恢复
后遗症期	正常	正常	正常	正常	正常

（八）治疗

1. 一般治疗　坚持母乳喂养，及时添加含维生素D较多的食品（肝、蛋黄等），多到户外活动，增加日光直接照射的机会。激期阶段勿使患儿久坐、久站，防止骨骼畸形。

2. 补充维生素D　初期每天口服维生素D 125~250μg（5 000~10 000U），持续1个月后改为预防量。激期250~500μg（10 000~20 000U）口服，连服1个月后改为预防量。

维生素D大剂量突击疗法：初期肌注 D_3 7 500μg（30万U），一般注射1次即可，同时停服维生素D制剂，1个月后改预防量口服。激期肌注 D_3 7 500μg（30万U），根据病情，1个月后可重复注射1次，再隔1个月改为口服预防量。

3. 补充钙剂　维生素D治疗期间应同时服用钙剂。

4. 矫形疗法　轻度骨骼畸形在治疗后或在生长过程中自行矫正。应加强体格锻炼，可作些主动或被动运动的方法矫正。例如，俯卧撑或扩胸动作使胸部扩张，纠正轻度鸡胸及肋外翻。严重者，4岁后可考虑手术矫形。

（九）预防

最好的预防是晒太阳。人体所需维生素D约80%靠自身合成，有人测定，阳光直晒后，每平方厘米皮肤在3小时内能合成维生素D 18U。据报道，婴儿预防佝偻病所需日光浴的时间为每周30分钟，穿衣不戴帽为每周120分钟。春夏季出生的孩子满月后就可抱出户外，秋冬季出生的孩子3个月也可抱出户外，开始每次外出逗留10~15分钟，以后可适当延长时间，如在室内应开窗。

正确喂养对预防也有重要意义，母乳喂养的婴儿自出生后1周开始每天补充维生素D 400U，早产儿每天补充 800U。及时添加辅食，断奶后要培养良好的饮食习惯，不挑食、偏食，保证小儿各种营养素的需要。对早产儿、双胎儿、人工喂养儿，应用维生素 D 预防仍是重要方法。

二、维生素 D 过多症

长期大量服用或短期超量误服维生素 D 或对维生素 D 过于敏感，均可引起维生素 D 过多症（hypervitaminosis D），临床上出现以高钙血症引起的临床中毒综合征。中毒剂量个体差异很大，与维生素 D 的剂量、应用时间和给药途径有关。通常每天摄入维生素 D 3 000~8 000U 1~3 个月可出现中毒症状。

1. 临床表现 主要系因血钙过高和钙盐沉积于身体各组织器官所致。最早症状为厌食，继之出现体重减轻、低热、精神不振、恶心、呕吐、顽固性便秘、嗜睡、表情淡漠，年长儿诉头痛，重者或晚期可出现高热、多尿、烦躁、脱水、昏迷、抽搐等症状。严重者可因高钙血症导致主动脉瓣钙化及狭窄、肾钙化及肾衰竭而致死。

2. 实验室检查 血钙增高（>3.0mmol/L），尿钙增加，尿蛋白阳性，血尿素氮增高。X 线长骨摄片，临时钙化带过度钙化、密度增高，骨皮质增厚，骨小梁密度增高而模糊，其他组织器官可出现异位钙化灶。

3. 处理 立即停用维生素 D，处理高钙血症，限制钙盐摄入，给利尿剂加速钙的排泄，同时应用泼尼松或氢氧化铝抑制肠道对钙的吸收。亦可试用合成降钙素 50~100U/d，皮下或肌内注射。注意水及电解质平衡。

4. 预防 加强宣传使家长了解维生素 D 并非滋补药，应掌握用量及时间。

（杨玉龙）

第四节 维生素 K 缺乏症

维生素 K 分为两大类：一类是脂溶性维生素 K_1（从植物中提取）和 K_2（从微生物中提取，也可由肠内细菌制造），另一类是水溶性维生素 K_3 和 K_4（由人工合成），其中以 K_1 和 K_2 最为重要。维生素 K 是促进血液凝固的化学物质之一，是四种凝血蛋白（凝血酶原、转变加速因子、抗血友病因子和司徒因子）在肝内合成必不可少的物质。维生素 K 的缺乏将导致凝血功能失常而出现出血。维生素 K 缺乏症是由于维生素 K 缺乏引起的凝血障碍性疾病。

（一）流行病学

维生素 K 缺乏是婴儿和新生儿出血性疾病的主要原因，其发病急，病死率高，严重危害婴儿健康，1991 年城市颅内出血死亡率71.5/105 ，1993 年为 106.6/105。本病发病高峰年龄为 4~8 周，发病的男女比例为 2.62 ：1，纯母乳喂养者占 89%，92% 患儿并发颅内出血；农村多于城市。根据死亡率推算：我国婴儿颅内出血每年死亡 2.5 万人。近几年来，随着母乳喂养率不断提高，母乳维生素 K 相对不足，可能导致婴儿维生素 K 缺乏，因此维生素 K 缺乏已是危害我国婴儿健康的严重疾病之一。

各地众多有关婴儿维生素 K 缺乏性出血症的研究表明，维生素 K 缺乏是世界性婴儿发病和死亡的重要原因。文献报告 1981 年日本厚生省组织全国性普查，其发病率为 1/4 000，母乳喂养儿为 1/1 700，而发展中国家较高，0.6‰~3‰。1995 年，Sutor 等报道，该病病死率为 19%~33%，21%~67% 的患者遗留神经系统后遗症。1997 年，首都儿科研究所和全国维生素 K 协作组在 7 省自治区调查了 31 649 名婴儿维生素 K 缺乏出血症的情况，其发生率为 2.4‰。

（二）病因

本病的发病原因是体内维生素 K 缺乏，使凝血因子 Ⅱ、Ⅶ、Ⅸ、Ⅹ 在肝内合成不足，从而引起出血。

（三）分类

1. 早发型 多见于新生儿出生后 24 小时内发病。在婴儿出生后第一小时内即出现，可导致致命性出血。发病原因如下：

（1）母体缺乏维生素 K，维生素 K 经胎盘转运不足，经放射免疫方法检测大部分新生儿脐血中维生素 K 缺乏。

（2）孕期药物影响母亲怀孕期间服用影响维生素 K 代谢及合成的药物能导致新生儿期维生素 K 缺乏。如果长期应用抑制肠道内细菌生长的药物，如广谱抗生素和肠道内不易吸收的磺胺类药物，能抑制肠道内寄生的非致病菌，减少肠道内维生素 K 的合成，导致维生素 K 的缺乏。摄入过量的维生素 A，也能抑制维生素 K_2 的肠内合成，并且因为维生素 K_1、K_2 均为脂溶性物质，其他脂溶性维生素（如 A 和 D）都能影响其吸收。口服抗凝药物（如双香豆素）的结构与维生素 K 相似，可与维生素 K 竞争，减少凝血酶原在肝脏内的合成；孕妇服用抗惊厥药物后，可经胎盘输送，并以类似抗凝药物的作用来抑制维生素 K 的生成，引起新生儿维生素 K 的缺乏。

2. 经典型　生后 2～3 天发病，早产儿可迟 2 周。其原因为：

（1）单纯母乳喂养：母乳喂养是婴儿最佳的喂养方式已得到公认，应该大力提倡和推广，但由于人乳中含维生素 K 的量极低，平均为 $15\mu g/L$（牛奶中含量为 $60\mu g/L$）。故如单纯母乳喂养的婴儿未给予适当量的维生素 K 的补充，很容易导致维生素 K 的缺乏。据相关文献报道，90% 以上的维生素 K 缺乏出血是发生在母乳喂养的婴儿中。

（2）吸收利用功能不良：新生儿（特别是早产儿）胆汁分泌有限，且胆汁中胆酸含量低，脂肪及脂溶性维生素的吸收有限，影响维生素 K 的吸收；新生儿及早产儿肝脏功能未发育成熟，使凝血因子 Ⅱ、Ⅶ、Ⅸ、Ⅹ 在肝内合成不足，以至维生素 K 依赖因子牛成减少。

肠道细菌可合成一部分维生素 K，但新生儿出生时肠道内无细菌，维生素 K 合成减少。

3. 迟发型　多发生于出生后 1 个月。发病原因如下：

（1）摄入不足：新生儿吃奶量少且母乳中维生素含量低，初乳中几乎不含维生素 K，如长期单纯母乳喂养，未及时添加辅食，未添加含维生素 K 丰富的蔬菜、水果，均可引起维生素 K 缺乏。

（2）吸收不良：因慢性腹泻、溃疡性结肠炎、肠切除、囊性纤维化等疾病引起的小儿肠道吸收不良，均可引起维生素 K 吸收障碍；胆道阻塞、胆瘘等胆道梗阻性疾病、胆汁缺乏性疾病，也可影响维生素 K 的吸收。

（3）利用障碍：新生儿肝炎、新生儿败血症及病毒感染等任何原因引起的肝脏损害均可影响维生素 K 依赖因子的合成。

（4）合成减少：肠道细菌也可合成部分维生素 K，在婴儿于肠道菌落出现后，维生素 K 缺乏则明显减少，长期应用抗生素抑制肠道内的正常细菌的生长。

（四）临床表现

临床上以出血为主要表现。早发型者可有头颅血肿和颅内、胸腔内出血。经典型者往往首发症状是脐带出血及胃肠道出血。脐部出血不能用脐带结扎不良来解释，轻者为渗血，重者则出血不止；胃肠道出血则表现为不同程度吐血和便血。其次是皮肤出血，多见于分娩时挤压处，轻者为瘀点和紫癜，重者可形成大片瘀斑和血肿；也可见于采血及注射部位、术后伤口处渗血不止。颅内出血少见，但早产儿由于毛细血管脆性增加，往往预后不良。迟发型者约 90% 以上见于单纯母乳喂养儿，单纯母乳喂养儿维生素 K 缺乏性出血的机会是人工喂养儿的 15～20 倍，如合并腹泻、使用抗生素、肝胆疾病和长期禁食患儿更易发生，常见急性或亚急性颅内出血，以蛛网膜下隙、硬膜下、硬膜外出血为多见，脑室、脑实质出血少见，临床上有严重的中枢神经系统功能失常及颅内高压的表现，表现为高声尖叫、频繁呕吐、反复抽搐，严重的患儿可出现昏迷。同时可伴有出血性贫血。

（五）实验室检查

凝血酶原时间延长，多数延长至正常对照的 2 倍以上，轻度维生素 K 缺乏只有凝血酶原时间延长，临床无出血倾向。陶土部分凝血活酶时间延长，凝血因子 Ⅱ、Ⅶ、Ⅸ、Ⅹ 因子活性明显降低，第Ⅶ因子首先降至最低，第Ⅶ因子减低后凝血酶原水平即下降但较缓慢，第Ⅸ、Ⅹ 因子也有不同程度地减少。凝血酶原检测是维生素 K 缺乏的可靠证据。

如疑有颅内出血者应进行 B 超、CT 或 MRI 检查，以了解出血情况。必要时可行维生素 K 的检测。

（六）诊断

根据病史、症状、体征及临床表现、辅助检查可作出诊断。

1. 详细询问病史　了解患儿的喂养情况及辅食添加情况。多见于单纯母乳喂养儿，生后 3 个月内的婴儿，未接受过维生素 K 预防。

2. 观察病情　新生儿出血症多见于出生后 1~7 天，以胃肠道出血为多见，病情较轻，凝血酶原时间延长，血小板、出血时间均正常，予维生素 K 治疗效果良好，数小时或 24 小时后出血倾向明显好转。

迟发性新生儿出血症，大多表现为颅内出血、烦躁不安、脑性尖叫、拒奶、嗜睡。体检发现前囟饱满，颅缝增宽，Moro 反射、觅食反射消失。不伴其他部位出血的患儿，易误诊为颅内感染，而迟发性新生儿出血症表现为突然起病，无明显感染中毒症状，贫血发展迅速而严重，故可与颅内感染相鉴别。辅助检查也有助于该诊断，脑脊液检查呈现均匀一致的血性和皱缩红细胞，但脑脊液检查正常也不可以完全排除此病，且病情危重者不宜进行该项检查。进行 B 超、CT 及 MRI 检查有助于诊断，不仅可确定出血部位、范围，还可随访疗效，进行预后判断。

（七）治疗

有出血现象时，应立即注射维生素 K 2mg，可迅速改善出血，胃肠道出血者应暂禁食，给予静脉营养支持，止血后应根据适当情况纠正贫血，严重者可输全血或血浆 10~20mL/kg。

如有颅内出血，首先要加强护理，保持安静，维持通气，抬高头肩部，推迟喂奶，控制补液；如有高声尖叫、频繁呕吐、反复抽搐等表现，应对症止惊，降低颅内压，恢复脑细胞功能；同时要及时止血、纠正贫血。严重者可手术清除血肿。

（八）预防

预防新生儿维生素 K 缺乏症应从孕妇开始，分娩前数周即可口服维生素 K 20mg，能预防新生儿维生素 K 缺乏所致的低凝血酶原血症。乳母应多吃蔬菜、水果以提高乳汁中维生素 K 的含量。自从 1961 年美国儿科学会营养委员会提出所有新生儿应在出生后肌内注射维生素 K_1 0.5~1mg 作为预防新生儿出血以来，维生素 K_1 用来预防和根治新生儿维生素 K 缺乏性出血已在许多国家得到广泛应用。荷兰 Comelissen EA 等人实验证明，在新生儿出生后 3 个月内，每周口服维生素 K 1mg 可有效纠正维生素 K 缺乏且不会引起维生素 K 在体内的积聚。加拿大儿科协会建议足月产的新生儿应在出生后 6 小时内口服或肌注维生素 K 1mg；早产儿、低体重儿及难产儿均需在产后 6 小时内肌注维生素 K 1mg；因脂肪吸收不良而有迟发性出血性疾病危险性的新生儿需每天口服维生素 K 1mg 或每月肌注维生素 K 一次以预防维生素 K 缺乏性出血症。有学者报道中国 7 省协作对 19 751 例活产婴儿进行对照研究发现，采用给婴儿出生后口服维生素 K_1 2mg，以后每隔 10 天 1 次，服满 3 个月，共 10 次，对预防维生素 K 缺乏性出血有相当好的效果。

（杨玉龙）

第五节　维生素 B_1 缺乏症

维生素 B_1 又称硫胺素、抗脚气病因子或抗神经炎因子，它是最早发现的维生素之一。维生素 B_1 在高温、特别是高温碱性溶液中易被破坏，在酸性溶液中，稳定性较好。在体内硫胺 80% 是以硫胺素焦磷酸盐（TPP）的形式存在，10% 是以硫胺素三磷酸盐的形式存在，其余的为硫胺素单磷酸盐或游离的硫胺素。维生素 B_1 缺乏将引起一种典型的疾病，被称为脚气病。

（一）流行病学

18—19 世纪，脚气病在中国、日本（尤其在东南亚一带）广为流行，当时每年约有几十万人死于脚气病。早在公元前 2600 年，古人已对本病作过描述。第一个记录脚气病的是 1592 年荷兰医生 Jacob Bontius。1897 年，一名驻爪哇的荷兰医生 Eijkman 以小鸡做实验，发现用精白米饲养小鸡，即出现一种类似脚气病的多发性神经炎，如用糙米饲养小鸡，则能预防这种疾病。1911 年，Funk 和 Suzuki 等从稻米碾磨物种分离出一种具有生物活性的结晶化合物。1936 年，Williams 公布了硫胺素的化学结构，它是由含硫噻唑环联结氨基吡啶环组成，并开始人工合成。

本病多发生于 2 ~ 5 月龄的婴儿。近年，随着生活水平的提高，人们食不厌精、脍不厌细，使维生素 B_1 缺乏发病率有升高趋势，使乳母及婴幼儿体内的维生素 B_1 严重不足。许秀举等抽样选择包头郊区 4 个地区的 6 ~ 8 岁儿童 409 名，采用荧光法测定其 4 小时负荷尿中维生素 B_1 的含量，结果缺乏率为 14.42%，不足率为 18.58%。新华医院对 25 例以夜寐不安为主要表现，同时伴有烦躁、食欲缺乏的 <2 岁小儿进行临床观察和红细胞转酮醇酶活力（TPP 效应）的测定，结果显示 16% 的小儿属边缘型维生素 B_1 缺乏，20% 属严重缺乏。

（二）病因

1. 摄入不足 母乳中维生素 B_1 的含量较牛乳低，母乳中的含量为 $16\mu g/ml$，牛乳中的含量为 $42\mu g/ml$，但母乳中的维生素 B_1 含量，对婴儿的生长需要已足够。但如果乳母膳食中维生素 B_1 的摄入量缺乏，则会引起母乳中的维生素 B_1 不足，如不及时补充，也将引起婴儿维生素 B_1 缺乏症。对于已添加辅食的小儿，如长期使用精白米、面以及淀粉为主食，或煮饭时为增加其黏稠度而加入少量的碱，将破坏维生素 B_1。故淘米时不应淘洗过分，做饭时不应去米汤，切碎的蔬菜不应过久浸泡。

2. 吸收障碍 如患有消化系统疾病，如慢性腹泻、慢性痢疾、胆囊纤维化、肠道感染等疾病，均可减少维生素 B_1 的吸收。肝、肾疾病将影响 TPP 的合成，造成维生素 B_1 缺乏。维生素 B_1 缺乏使胃液中酸度降低，从而在胃肠道中维生素 B_1 复合物内的维生素 B_1 释放减少，影响了维生素 B_1 的吸收。

3. 维生素 B_1 的需要量增加 儿童生长发育速度较快，需要量也相对较多；如小儿患结核、麻疹、水痘、肺炎以及高热时，或患有如甲状腺功能亢进等代谢率增加的疾病时，维生素 B_1 的消耗增加，如此时未予及时补充，则造成维生素 B_1 的缺乏。

4. 遗传代谢障碍 遗传性维生素 B_1 代谢与功能障碍引起的维生素 B_1 缺乏症，一般具有高度的家族性遗传性疾病史，或父母近亲结婚史。

（三）病理生理

在身体中，硫胺 80% 是以 TPP 的形式存在，它是丙酮酸氧化脱羧酶系的辅助因子，也是磷酸已糖氧化支路中转羧乙醛酶的辅酶。因此，维生素 B_1 与糖代谢密切相关，其缺乏使糖代谢受阻，能量产生减少，会产生一系列的病理变化。

1. 神经系统 尤其是末梢神经受损严重、髓鞘退化及色素沉着。中枢神经系统和周围神经系统的神经纤维的髓鞘发育不良，因此表现为易激惹。重者神经轴被破坏，以坐骨神经及其分支受累较为常见，并且出现较早。其他如前臂神经等亦可累及。

2. 心血管系统 由于能量缺乏，心肌无力，严重时发生心力衰竭，周围血管平滑肌张力下降，小血管扩张。心脏扩张肥厚，尤以右心明显。心肌水肿，其心肌纤维粗硬。血管充血，但组织结构正常。

3. 组织水肿及浆膜腔积液 组织水肿多见于下肢，当体腔浆液渗出时，可见心包腔、胸腔及腹腔积液。

4. 肌肉萎缩 出现于受累神经支配的肌肉。镜下可见肌纤维横纹消失、混浊肿胀及脂肪变性。

5. 消化系统 消化道平滑肌张力下降，影响胃肠蠕动，消化功能减弱。

（四）临床表现

维生素 B_1 缺乏将导致脚气病。脚气病是维生素 B_1 摄入不足的最终结果。本病主要影响心血管和神经系统。主要表现为多发性神经炎、肌肉萎缩、组织水肿、心脏扩大、循环失调及胃肠症状。

婴儿型脚气病多发生于数个月的婴儿，发病急、突然，较成人型难以捉摸，可出现多种临床表现，但以心血管症状占优势。

消化系统症状：发病初期主要表现为消化系统症状，如食欲缺乏、厌食、恶心、呕吐、腹痛、便秘或腹泻。

神经系统症状：消化道系统症状出现后不久就出现神经系统症状，神经系统症状突出者可分为脑型或神经炎型。脑型表现主要为发作型哭叫似腹痛状，烦躁不安，前囟饱满，头后仰。严重者可发生脑充血、颅内高压、昏迷而死亡。神经炎主要表现为周围性瘫痪，早期表现为四肢无力，其后症状加重，同时足趾的背屈运动受限。跟腱反射和膝反射初期增强，随后减弱，最后消失。软腭反射障碍，吃奶出现呛咳，吞咽困难。

心血管症状：出现心悸、心动过速，婴儿可出现奔马律．呼吸困难，晚期出现发绀、心脏扩大、心力衰竭、肺充血及肝瘀血。如不及时治疗，很快死亡。

水肿及浆膜腔积液：水肿可遍及全身，多发生于下肢，浆膜腔积液，可发生于心包腔、胸腔和腹腔。由于喉的水肿而出现失声，或出现特殊的喉鸣（脚气病哭声）。

先天性维生素 B_1 代谢缺陷有关的遗传性疾病包括枫糖尿症、婴儿慢性乳酸酸中毒、婴儿及儿童的亚急性坏死性脑病及对维生素 B_1 有反应的巨幼红细胞贫血。

1. 枫糖尿症　枫糖尿病的病因是由于缺乏支链 α - 酮酸脱氢酶复合物，患者的相应 α - 酮酸不能通过氧化脱羧作用而降解，而引起支链氨基酸（亮氨酸、异亮氨酸、缬氨酸）代谢异常。此病是常染色体隐性遗传性疾病，可出现精神及身体发育延迟、嗜睡、喂养困难、注意力减退、肌张力交替性升高和减弱。给予口服大剂量维生素 B_1 治疗，可减轻临床症状，血清支链氨基酸水平恢复正常，如停止给予维生素 B_1 时，血清支链氨基酸水平再度升高。

2. 婴儿慢性乳酸酸中毒　主要以乳酸和丙酮酸酸中毒、神经性异常以及发育迟缓为特征。对大剂量维生素 B_1 治疗有效者考虑为维生素 B_1 代谢有缺陷，对维生素 B_1 无效者可能为丙酮酸脱羧酶缺少。但有文献报道，丙酮酸脱羧酶缺少的婴儿，接受大剂量维生素 B_1 治疗后好转。

3. 婴儿及儿童的亚急性坏死型脑病（Leighs 脑病）　是婴儿期和儿童发育早期的一种致命性疾病，伴有虚弱、厌食、说话和眼球震颤、抽搐、瘫痪及复合感觉障碍，甚至生长停止。其血中的乳酸和丙酮酸升高，机制目前仍不详，考虑与 TPP 降低有关。

4. 对维生素 B_1 有反应的巨幼红细胞贫血　是婴儿期和儿童期的一种罕见疾病，其特点是巨幼红细胞性贫血，并伴有感觉神经性耳聋和糖尿病，也可能出现心脏异常。此病与继发于维生素 B_1 在细胞内的转运和吸收障碍所引起的维生素 B_1 缺乏状态有关。

（五）维生素 B_1 营养水平评价

评价维生素 B_1 的营养状况，可通过测定维生素 B_1 负荷前后的尿维生素 B_1 排泄量，血清维生素 B_1 水平、红细胞转酮醇酶（ETK）活性及空腹一次测定尿液中维生素 B_1/肌酐比率进行评价。

1. 维生素 B_1 负荷前后的尿维生素 B_1 排泄量　摄入过多的维生素 B_1 会从尿中排出，故可利用测定尿中的维生素 B_1 来估计体内维生素 B_1 的状态，因为维生素 B_1 的需要量与其尿排泄量之间具有一定的关系，因此维生素 B_1 负荷试验可以测定维生素 B_1 的营养状况。通常用荧光法或微生物法进行维生素 B_1 的测定，被测者于清晨排尿后禁食，给维生素 B_1（口服 5mg 或肌注 1mg），然后饮水 200mL，收集 4 小时尿，测定尿中维生素 B_1 量，若在 100μg 以上者为正常，脚气患病常低于 50μg。

2. 血清维生素 B_1 水平　因为血中的游离维生素 B_1 及其磷酸盐的含量很低，故测血中的维生素 B_1 水平作为维生素 B_1 营养状况的指标一直未被广泛采用，但是，最近采用灵敏的高效液相色谱法，此方法简单而可靠，易于标准化，但因其参考值幅度较广，血中含量不稳定，不能及时反映早期缺乏状况，故临床很少采用。正常参考值为 103～306nmol/L（3.1～9.2μg/dl），如血清维生素 B_1 水平 <100nmol/L（3μg/dl），则提示维生素 B_1 缺乏。

3. 红细胞转酮醇酶（ETK）活性这是测定维生素 B_1 营养状况的特异性指标，也是评价维生素 B_1 营养状况的最有效指标。在临床维生素 B_1 缺乏的症状出现之前，ETK 已有改变，故称为亚临床诊断或边缘状态的检查。通过测定溶解的红细胞中戊糖消失率或己糖出现率来测量 ETK 活性。采用体外不加

（基础）或加入 TPP（刺激）后测定 ETK 的活性，通常以基础活性（ETKA）或以刺激后活性与基础活性之差占基础活性的百分率（ETK - AC 活性系数或 TPP 效应）来表示。硫胺素缺乏与 ETKA 的降低与 ETK - AC 的增加有联系；ETK - AC 值越高，则维生素 B_1 缺乏越严重。TPP 效应的正常参考值为 0% ~ 15%，维生素 B_1 低水平时为 16% ~ 20%，缺乏时 >20%。

4. 空腹一次测定尿液中的维生素 B_1/肌酐比率　其正常值为 $176\mu g/g$ 肌酐，幼儿如低于 $120\mu g/g$ 肌酐，4 ~ 12 岁小儿低于 $60\mu g/g$ 肌酐则为维生素 B_1 缺乏。

（六）诊断

依靠病史、临床症状和体征、实验室检查和实验性维生素 B_1 治疗可作出可靠诊断。

1. 病史　患儿是否有维生素 B_1 摄入不足，已添加辅食的小儿，是否有长期食用精白米、面及有无偏食。有无妨碍维生素 B_1 吸收和利用的疾病，如慢性消耗疾病、胃肠道疾病、肝胆系统疾病等。患者是否存在硫胺素需要量增加的因素，如生长发育阶段、发热及甲状腺功能亢进等。

2. 临床特点　有无周围神经炎的表现，如肌肉萎缩、感觉异常、跟腱及膝反射异常。有无进行性水肿、心脏扩张肥厚、心率增加、脉压加大。能除外其他心脏病的心力衰竭。有无其他营养缺乏的征象。

3. 实验室检验　可通过测定维生素 B_1 负荷前后尿维生素 B_1 排泄量、血清维生素 B_1 水平、红细胞转酮醇酶（ETK）活性及空腹一次测定尿液中的维生素 B_1/肌酐比率等实验室检查帮助诊断。

（七）治疗和预防

1. 去除病因　仔细询问病史，查明缺乏维生素 B_1 的原因，治疗造成维生素 B_1 缺乏的原发性疾病，如发热、感染、甲状腺功能亢进等。

2. 饮食　增加含维生素 B_1 丰富的食物的摄入量，并注意合理配合。如果乳母维生素 B_1 缺乏，应及时予以补充，避免婴儿发生维生素 B_1 缺乏症。未精制的粮谷类中维生素 B_1 丰富，故碾磨精度不宜过度。豆类、坚果类、瘦肉及内脏维生素 B_1 也较为丰富。蛋类、绿叶菜（芹菜叶、莴笋叶）等也是维生素 B_1 的良好来源，应充分加以利用。

3. 应用维生素 B_1 治疗　小儿症状较轻，一般维生素 B_1 的剂量为 5mg/d；重症则需 10mg/d 静脉注射，每天 2 次，如症状缓解，则可改为口服。用维生素 B_1 治疗，神经症状一般于 24 小时内缓解，心脏症状一般于 24 ~ 48 小时缓解，而水肿则需 48 ~ 72 小时缓解，运动无力的恢复一般时间较长，需 1 ~ 3 个月。如口服有严重不能耐受的不良反应；长期腹泻、呕吐或大部分小肠切除后需要全肠外营养维持者可通过肠外途径予以补充。

（杨玉龙）

第六节　维生素 B_6 缺乏症

维生素 B_6 有三种形式，即吡哆醇（pyridoxine，PN）、吡哆醛（pyridoxal，PA 或 PL）和吡哆胺（pyridoxamine，PM）。这三种形式通过酶可互相转换。PL 及 PM 磷酸化后变为辅酶磷酸吡哆醛（PLP）及磷酸吡哆胺（PMP）。吡哆醇为人工合成的产品，在植物中也有；在动物体内，多以辅酶 PLP 及 PMP 的形式存在。

（一）流行病学

1934 年，Cyorgy 首次证实吡哆醇即维生素 B_6，并于 1938 年阐明其化学结构与人工合成方法。原发性缺乏罕见，因为大多数食物中都含有维生素 B_6，但是人工喂养儿因配制奶中维生素 B_6 缺乏可致病。继发性缺乏可由吸收障碍或使用药物等引起，消耗过多和代谢活动增加也可引起缺乏。血液生化分析的结果显示维生素 B_6 缺乏率为 12% ~ 19%。

（二）病因

1. 膳食组成的影响　因为 5 - 磷酸吡哆醛是氨基酸代谢中许多酶的辅酶，故蛋白质代谢需要维生素

B_6 的参与，当膳食中蛋白质的摄入量高时，维生素 B_6 的需要量也多，如以蛋白质摄入量为基础计算，摄取 100g 蛋白质，每天需摄入维生素 B_6 1.5～2.5mg。每天适宜摄入量：婴儿为 0.1～0.3mg，儿童为 0.5～1.5mg。

2. 摄入不足　婴儿由于母亲维生素 B_6 摄入不足，引起乳汁中维生素 B_6 的分泌量减少，或者人工喂养的婴儿，牛乳经过多次加热、煮沸，造成维生素 B_6 的破坏，均可造成婴儿的维生素 B_6 缺乏。

3. 需要量增加　儿童生长发育速度较快，需要量也相对较多。如小儿患结核、水痘、肺炎以及高热时，维生素 B_6 的消耗增加，如未予及时补充，则造成维生素 B_6 的缺乏。患甲状腺功能亢进时，维生素 B_6 辅酶活力降低，维生素 B_6 的需要量增加。

4. 药物影响　异烟肼、环丝氨酸、L – 多巴、肼苯达嗪、D – 青霉胺、四环素等均可导致维生素 B_6 缺乏。异烟肼、肼苯达嗪与维生素 B_6 形成非活性衍生物，加速了维生素 B_6 排泄；青霉胺、环丝氨酸是维生素 B_6 的抗代谢剂，均会加重维生素 B_6 缺乏。

5. 吸收障碍　如患有消化系统疾病，如慢性腹泻、肠道感染、肠吸收不良综合征等疾病均可减少维生素 B_6 的吸收。

（三）临床表现

虽然明显缺乏维生素 B_6 的症状较为少见，但是轻度缺乏却比较多见。当人体缺乏维生素 B_6 时，常伴有其他营养素的缺乏，尤其是其他水溶性维生素的缺乏，特别是维生素 B_2，因维生素 B_2 参与维生素 B_6 的代谢。

1. 生长发育不良　维生素 B_6 缺乏的患儿，氨基酸、蛋白质代谢异常，在婴儿期表现为生长发育迟缓。还可出现贫血。

2. 皮肤脂溢性皮炎　维生素 B_6 缺乏可致眼、口腔和鼻周围皮肤脂溢性皮炎，并可向面部、前额，耳后等扩展。也可导致舌炎、口炎、口唇干裂。

3. 神经精神系统症状　个别伴有神经系统症状，如兴奋性增高、尖声哭叫、全身抽搐。6 个月内的小儿可因频繁抽搐而导致智力发育障碍。

4. 消化系统症状　常伴有一些胃肠道症状，如恶心、呕吐、腹泻等。

5. 感染　维生素 B_6 对免疫系统也有影响。维生素 B_6 缺乏，细胞介导免疫系统受损。Talbot 和 Meydani 等人研究发现，如补充吡哆醇，对淋巴细胞增殖会产生有利的作用。研究表明，维生素 B_6 缺乏会损害 DNA 的合成，故对维持免疫功能很重要。因此，如维生素 B_6 缺乏，抗体生成减少，容易发生感染。

（四）营养状况评价

评价体内维生素 B_6 水平的方法包括直接法（如血浆磷酸吡哆醛浓度、血浆总维生素 B_6 浓度或尿维生素 B_6 浓度测定）和间接法（尿色氨酸降解产物的水平、红细胞内依赖性维生素 B_6 酶活性或血浆高半胱氨酸含量的测定）。

1. 直接法

（1）血浆磷酸吡哆醛（PLP）浓度测定：血浆 5 – 磷酸吡哆醛是肝脏维生素 B_6 的主要存在形式，并且反映组织中的储存，但是血浆 5 – 磷酸吡哆醛对该种维生素摄入量的反应相当缓慢，需要 10 天才能达到一个新的稳定状态。但在评价时应考虑可能影响 PLP 浓度的各种因素，如蛋白质的摄入增加、AKP 的活性升高都可使血浆 PLP 浓度下降。目前是以 20nmol/L 血浆 PLP 浓度为评价维生素 B_6 营养状况的指标。但胎儿体内 5 – PLP 浓度非常高，出生后第一年内迅速降低，然后降低缓慢。所以，评价新生儿及婴儿维生素 B_6 的营养状况较困难。

（2）血浆总维生素 B_6 浓度测定（包括游离维生素 B_6 及吡哆醇磷酸盐）本方法较为简单，是了解体内维生素 B_6 营养状况的敏感指标，但是测定值的波动较大，因此限制了它的使用价值。

（3）尿中维生素 B_6 浓度测定：尿中维生素 B_6 排泄，特别是 4 – 吡哆酸的排泄，已被广泛用于研究维生素 B_6 的需要量。吡哆酸的排泄量约占维生素 B_6 摄入量的 50%，4 – 吡哆酸的排出量反映近期膳食

维生素 B_6 摄入量的变化，正常尿内排泄 4 - 吡哆酸量大于 0.8mg/d，如果少于 0.2mg/d，即表明维生素 B_6 缺乏。

2. 间接法

（1）尿中色氨酸降解产物的水平（尿色氨酸负荷试验）：尿中黄尿酸的排出量是维生素 B_6 缺乏的最早标记物之一。正常情况下，黄尿酸是一种微量的色氨酸降解产物，色氨酸降解的主要途径是通过5 - 磷酸吡哆醛依存的犬尿氨酸酶。微量黄尿酸也涉及 5 - 磷酸吡哆醛依存的酶。维生素 B_6 缺乏时，色氨酸的代谢产物及衍生物生成增加，由尿排出体外。黄尿酸能可靠地反映维生素 B_6 的营养状况，给予色氨酸负荷剂量（色氨酸 50 ~ 100mg/kg，配成溶液，总量 <2g），通过测定色氨酸降解产物来评价维生素 B_6 的营养状况，维生素 B_6 缺乏患者的尿中黄尿酸排出量 >50mg。

（2）红细胞内依赖性维生素 B_6 酶活性的测定：红细胞内需要 PLP 酶，如谷丙酮酸转氨酶（EGPT）、谷草酰乙酸转氨酶（EGOT）、天门冬氨酸转氨酶（α - EAST）等，也是评价体内维生素 B_6 营养状况的敏感指标。常将红细胞加和不加 PLP 之比作为评价维生素 B_6 营养状况的指标，加上 PLP 测定谷丙或谷草转氨酶的活性，如活性上升 20% 以上，表明维生素 B_6 缺乏。

EGOT 指数 = EGOT + PLP/EGOT - PLP

EGPT 指数 = EGPT + PLP/EGPT - PLP

EGOT 活性指数 ≤1.80 为正常，EGPT 活性指数 ≤1.25 为正常。最近也有人测定天门冬氨酸酶的活性作为评价维生素 B_6 营养状况的指标，但测定数值变异较大，使其应用受到了限制。

（3）血浆高半胱氨酸的含量：最近提出以血浆高半胱氨酸作为评价维生素 B_6 营养状况的指标。因为高半胱氨酸的降解开始于转硫化到半胱氨酸的过程，涉及 5 - PLP 依存酶。但最近有研究表明，叶酸和维生素 B_{12} 与血浆高半胱氨酸的水平关系更密切。

（五）诊断

依靠病史、临床症状和体征、实验室检查可作出诊断。

1. 病史　仔细询问病史。患儿是否有摄入不足、偏食厌食；是否合理膳食，各营养素的比例是否合理；有无妨碍吸收和利用的疾病，如慢性消耗疾病、胃肠道疾病等影响吸收的疾病；患者是否存在需要量增加的因素，如生长发育速度较快、发热等；近来是否服用影响维生素 B_6 活性的药物。

2. 临床表现　婴儿有无生长发育不良，惊厥、抽搐等神经系统表现，以及末梢神经炎、皮炎、口腔、鼻周围皮肤脂溢性皮炎和贫血等表现。

3. 实验室检验　可通过测定血浆中磷酸吡哆醛（PLP）浓度、血浆总维生素 B_6 浓度、尿中的维生素 B_6 浓度、尿中色氨酸降解产物的水平、红细胞内依赖性维生素 B_6 酶活性、血浆高半胱氨酸的含量等方法帮助诊断。

（六）预防及治疗

1. 去除病因　询问病史，了解患儿喂养情况及辅食添加情况，查明缺乏维生素 B_6 的原因，治疗消化道疾病、慢性消耗性疾病及感染等造成维生素 B_6 缺乏的疾病，以去除病因。

2. 调整饮食　维生素 B_6 推荐的每天适宜摄入量：6 个月以下的婴儿为 0.1mg，较大婴儿增加为 0.3mg；1 ~ 3 岁为 0.5mg，4 ~ 6 岁为 0.6mg，7 ~ 13 岁为 0.7 ~ 0.9mg，14 岁以后为 1.1 ~ 1.2mg，乳母为 1.9mg。合理补充含维生素 B_6 丰富的食物，并注意合理搭配。高蛋白质、低碳水化合物饮食时，应适当增加维生素 B_6 的摄入，如果乳母维生素 B_6 缺乏，应及时予以补充，避免婴儿发生维生素 B_6 缺乏症。人工喂养的婴儿，牛乳不宜经过多次加热、煮沸，避免造成维生素 B_6 的破坏，造成婴儿的维生素 B_6 缺乏。如存在维生素 B_6 缺乏，应多摄入含维生素 B_6 丰富的食物，如肉类、水果、蔬菜、谷类食物，都含有一定量的维生素 B_6。

3. 维生素 B_6 治疗　通常用维生素 B_6 10 ~ 20mg/d 足量治疗，连续 3 周，症状好转后，减量为 2 ~ 5mg/d，根据症状连续用数周即可。婴儿如静脉注射 10mg 维生素 B_6，可立即缓解由维生素 B_6 缺乏所引起的抽搐；如用 10mg/d 口服，需 1 ~ 2 周方可缓解。如辅用异烟肼，应按照 100mg/d 异烟肼补充 10mg/

d 维生素 B_6 的比例进行补充；如服用如青霉胺、环丝氨酸等维生素 B_6 拮抗剂，应补充 2mg/kg 的维生素 B_6。如口服有严重不能耐受的不良反应；长期腹泻、呕吐或大部分小肠切除后需要全肠外营养维持者可通过肠外途径予以补充。

（七）维生素 B_6 依赖症

1. 维生素 B_6 依赖性惊厥　这种疾病可能由于在神经系统中，PLP 与谷氨酸脱氨酶的辅基酶蛋白不能合成，使 γ-氨基丁酸（GABA）合成减少，GABA 是中枢神经系统抑制性神经递质，其脑内浓度降低，造成惊厥阈降低。多发生于出生数小时~3 个月的婴儿，出现反复惊厥，抗癫痫药物治疗无效，静脉注射维生素 B_6 后可缓解，通常使用维生素 B_6 5~10mg 静脉注射，维持剂量为 10~25mg/d，该病治疗需维持终身。如患儿出生后不积极予以治疗，可能出现智力低下。

2. 维生素 B_6 依赖性小细胞低色素性贫血　5-磷酸吡哆醛是血红蛋白合成的第一步反应（甘氨酸与琥珀酸结合生成 δ-氨基乙酰丙酸）过程中不可缺少的辅酶，该疾病可能由于 δ-氨基乙酰丙酸合成缺陷，从而导致血红蛋白合成障碍。其血液学表现为低色素性贫血，骨髓中红细胞增生活跃，骨髓和肝内有含铁血红素沉着。贫血很少发生周围神经病变。用维生素 B_6 0.1~1.0g/d 治疗 3~4 天后网织红细胞迅速增加。

3. 高胱氨酸尿症　患儿表现为智力低下、骨骼畸形、肌肉发育不良，其中 80% 患儿伴有视力障碍，30% 患儿有类似 Marfan 综合征的心脏病。部分病例给予大剂量维生素 B_6 治疗，高胱氨酸尿消失，但也有部分病例无效。

4. 胱硫醚尿症　胱硫醚酶是维生素 B_6 依赖酶，如维生素 B_6 缺乏，胱硫醚酶的活性降低，胱硫醚不能分解，积聚在体内，患儿表现为智力迟滞、肢端肥大、耳畸形、耳聋、血小板减少、肾性尿崩症，易发肾结石。应用大剂量维生素 B_6 治疗，具有一定的疗效。

（杨玉龙）

第七节　铁缺乏

作为人体所需的微量元素铁，不仅是血色素分子的组成，在氧和电子输送中起着核心作用，而且也是肌红蛋白、骨骼肌和脑等细胞中的一系列氧化脱氢酶所不可缺少的组成部分。另外，还参与一些具有清除、中和有毒基因及化学物质的铁依赖性酶的合成，在免疫防御中起重要作用。

（一）流行病学

世界卫生组织（WHO）将缺铁性贫血列为全球四大营养性疾病之一。在中国，缺铁性贫血也是卫生部重点防治的儿童四大疾病之一。尽管近 20 年我国关于儿童缺铁性贫血的防治工作已取得了较大成绩，然而，贫血患病率在一些地区仍然较高。铁缺乏是普及全世界的最常见的营养缺乏症，以生后 6 个月~3 岁的小儿发生率最高。20 世纪 80 年代初，我国 16 个省市流行病学调查表明，6 个月~7 岁儿童营养性贫血总患病率高达 43%，其中多数为缺铁性贫血。根据 1994 年调查结果显示，美国仍有 9% 的小于 3 岁的小儿存在着铁的缺乏，其中 1/3 患有缺铁性贫血。1995 年，我国报道发生率仍很高，上海地区小于 2 岁小儿患缺铁性贫血为 32%；全国 3 岁以下小儿贫血发生率达 50%，主要原因是膳食营养不平衡、膳食中铁摄入量不足引起。2000—2001 年"中国儿童铁缺乏症流行病学的调查研究"发现，我国 7 个月~7 岁儿童铁缺乏总患病率为 40.3%，缺铁性贫血患病率为 7.8%。尽管缺铁性贫血患病率已显著降低，但缺铁（不伴贫血的铁缺乏）仍很严重，其中婴儿缺铁和缺铁性贫血患病率分别为 44.7% 和 20.5%，显著高于幼儿和学龄前儿童，而农村儿童缺铁性贫血总患病率为 12.3%，显著高于城市儿童（5.6%）。2002 年，北京报道该市顺义区 12 个月以前的婴儿缺铁性贫血的发生率仍达 30%。2006—2008 年期间，按早产儿贫血诊断标准，上海交通大学医学院附属新华医院未输血的早产儿在住院期间 1 周、2 周、3 周、4 周的发生率分别为 14.2%、47.8%、62.2%、86.5%。缺铁可影响儿童生长发育、运动和免疫等各种功能，甚至不能被补铁所逆转。所以，进一步防治铁缺乏性营养不良具有重要的意义。

（二）小儿体内铁的分布及生理功能

体内含铁总量随性别、体重、血红蛋白浓度等而异。成年男子约含 50mg/kg，成年女子则为 35mg/kg，正常新生儿为 60~70mg/kg，胎儿为 75mg/kg。体内铁按其功能分为两大类：一类是参与代谢，含铁酶类、辅助因子的合成和运输铁，约占总铁的 70%；另一类则是储存铁，约占总铁 30%，主要是以铁蛋白和含铁血黄素形式储存于单核 – 吞噬细胞系统，肝、骨髓、脾和其他组织，各约占 1/3。感染时，在白细胞内源性介质即细胞因子，如白介素 1 和肿瘤坏死因子等作用下，血循环中的铁被重新分布进入肝脏。小儿体内铁的分布见表 6 – 3。

表 6 – 3 小儿体内铁的分布

铁分布部位	铁（mg/kg）	占体内总铁含量（%）
血红蛋白	40.0	64
肌红蛋白	2.0	3.2
酶	0.3	0.4
运转铁（血浆铁）	0.3	0.4
储存铁	20.0	32

铁在体内的生理功能主要是作为血红蛋白、肌红蛋白、细胞色素、细胞色素氧化酶、过氧化酶、过氧化氢酶、单胺氧化酶等的组成部分而参与机体氧的运送和组织呼吸等很多代谢过程。血红蛋白能可逆性地结合氧，当血液流经氧分压较高的肺泡时，血红蛋白能与氧结合成氧合血红蛋白；而当血液流经氧分压较低的组织时，氧合血红蛋白又离解成血红蛋白和氧，从而完成氧从肺泡送至组织。肌红蛋白能在组织内储存氧；细胞色素能在细胞呼吸过程中起转运电子的作用；一系列含铁酶或铁依赖酶参与机体的代谢，在缺铁的早期即在贫血发生以前，此类酶的功能就受影响；储存铁与血浆铁保持平衡状态，其中铁蛋白内的铁比含铁血黄素中的铁易于被动用；运转铁在血浆中和运铁蛋白结合，被运转到组织之间。

（三）缺铁的分期

缺铁（iron deficiency）是指机体含铁量低于正常。根据铁耗竭的不同阶段，理论上可分为三期：①铁减少期（iron depletion，ID）：本期为缺铁的最早期，也称隐匿前期，此期仅有储存铁减少，除骨髓细胞外铁减少、血清铁蛋白低于正常外，其他如骨髓铁粒幼细胞、血清铁、转铁蛋白饱和度、血红蛋白等均正常；②红细胞生成缺铁期（iron deficiency erythropoiesis，IDE）：也称为无贫血缺铁期，此期特点为储存铁减少或消失，血清铁蛋白低于正常，骨髓铁粒幼细胞减少（一般 < 10%），红细胞原卟啉高于正常，血清铁及转铁蛋白饱和度可降低，总铁结合力可增高，但血红蛋白及红细胞比积正常，红细胞为正色素；③缺铁性期贫血（iron deficiency anemia，IDA）：除上述指标异常外，血红蛋白或红细胞比积也下降，出现不同程度的低色素性贫血。

（四）缺铁对机体的影响

体内含铁化合物中，血红蛋白及肌红蛋白具有带氧功能，细胞色素、琥珀酸脱氢酶及 NADH 脱氢酶等能运送电子，过氧化氢酶能分解过氧化氢。铁除包含在上述含铁化合物中外，尚与很多酶的活性有关，如单胺氧化酶、酪氨酸羟化酶、核糖核苷酸还原酶等，此类酶控制着体内主要的氧化、水解和转运过程。因此，铁与组织呼吸、氧化磷酸化、卟啉代谢、胶原合成、淋巴细胞与粒细胞功能、神经介质的合成与分解、躯体与神经组织的发育都有密切关系。

1. 对造血系统的影响 铁是合成血红蛋白的原料。血浆中转运的铁到达骨髓造血组织时，铁即进入幼红细胞内，被线粒体摄取与卟啉结合而形成正铁血红素，后者再与珠蛋白合成血红蛋白。当体内缺铁时，正铁血红素形成不足，使血红蛋白合成减少，新生的红细胞中血红蛋白量不足。明显缺铁时，由于影响到 DNA 的合成，对幼红细胞的分裂增殖也有一定影响，但远不如对血红蛋白合成的影响明显，故新生的红细胞体积变小，胞质中血红蛋白减少，而形成小细胞性低色素性的贫血。

2. 对精神运动系统和生长发育的影响 大量研究证明，缺铁最主要的影响是不利于儿童的行为和生长的发育。缺铁可能是行为异常，如易怒、注意力不集中等的原因。患有缺铁性贫血的婴儿和儿童存在着明显的精神运动测试的障碍，在某种程度上能通过铁剂治疗被纠正，而相当一部分患儿已不能用铁剂来逆转，婴幼儿期如果患了较严重的缺铁性贫血，虽经积极补铁纠正，到儿童期的智商测定结果仍低于正常儿童，所以强调预防铁营养缺乏而致的不可逆性的精神运动是至关重要的。小儿在缺铁时还可出现屏气发作，待纠正后屏气发作即会消失。

另外，铁缺乏将促使铅中毒，动物和人的研究证明严重铁缺乏常伴有胃肠道铅的吸收上升，而且吸收人体内的铅又抑制铁络合酶，阻止铁与原卟啉的络合过程，使原卟啉在体内堆积，使血红蛋白的合成更加减少。临床和流行性病学调查结果也显示了血铅水平和缺铁的相关性。由于儿童铅中毒是神经系统和发育障碍的主要原因，故铁缺乏又直接或间接地通过增加铅的吸收而促成这一病变。

3. 对消化系统的影响 缺铁后胃酸可下降，口腔黏膜有异常角化，口腔黏膜变薄，色素减退，可发生萎缩性舌炎和胃炎，吞咽困难，小肠黏膜绒毛可变宽、变钝、融合，上皮下可有炎症，在小儿可产生渗出性病变和吸收不良综合征，导致脂肪泻。

4. 对免疫系统功能的影响 近年来，很多研究证实，缺铁时，与杀菌有关的很多含铁酶或依赖铁的酶活性明显下降；铁还可直接影响淋巴组织的发育和对感染的抵抗力；抗原刺激后淋巴细胞转化率及巨噬细胞移动抑制因子的产生均下降；中性粒细胞吞噬功能减低，皮肤过敏试验应答下降，对细胞免疫功能有一定程度的损害。

但另有作者从临床和实验证明缺铁性贫血患者的抵抗力和细胞免疫反应等均正常，在试管和动物实验中，加入铁元素能促进细菌和白假丝酵母等繁殖和毒力增强，用转铁蛋白螯合后又可抑制细菌繁殖。出现这些矛盾的原因是否与选择病例等其他影响因素和操作方法上的差异有关还不能肯定。

（五）实验室检查

1. 生化方法

（1）血清铁蛋白（serum ferritin，SF）：是反映体内铁储存的一个较正确和灵敏的指标，体内缺铁时 SF 下降。当 SF < 12μg/L 时，表明机体已处于缺铁状态。

（2）红细胞内游离原卟啉（free erythrocyte protoporphyrin，FEP）：正常值为 50μg/dl，IDE 或 IDA 时 FEP 上升，FEP/Hb 较敏感，其比值 >3μg/g 则考虑为异常，若在 5.5～17.5μg/g，如能排除铅中毒，即可诊断为缺铁性贫血，有条件时可作为筛查铁缺乏的手段。

（3）血清铁（serum iron，SI）：常降低（正常值为 8.95～21.48μmol/L）。

（4）运铁蛋白（transferrin，TF） 正常成人为 2～4g/L，初生时低，2 个月后逐渐上升，至 2 岁达成人水平。

（5）总铁结合力（total iron binding capacity，TIBC） 常上升（正常值为 54～64μmol/L）。

（6）运铁蛋白饱和度（transferrin saturation，TS） 常下降至 15% 以下（正常值为 35%～40%），炎症时也可下降，但与铁缺乏不同，总铁结合力也下降。

2. 血常规 血红蛋白（Hb）较红细胞计数（RBC）减低更明显，故红细胞平均容积（MCV）、红细胞平均血红蛋白量（MCH）较正常为小或低。红细胞平均血红蛋白浓度（MCHC）正常或下降。

3. 其他 肝细胞储铁和组织含铁量的测定，铁吸收及铁动力学等的测定，但这些都不实用或不敏感，不能常规应用。

（六）诊断标准

1. 缺铁诊断标准

（1）具有导致缺铁的危险因素，如喂养不当、生长发育过快、胃肠疾病和慢性失血等。

（2）血清铁蛋白 < 15μg/L，伴或不伴血清转铁蛋白饱和度降低（< 15%）。

（3）Hb 正常，且外周血成熟红细胞形态正常。

2. 缺铁性贫血诊断标准

（1）Hb 降低：符合 WHO 儿童贫血诊断标准，即 6 个月 ~ 6 岁 < 110g/L；6 ~ 14 岁 < 120g/L。由于海拔高度对 Hb 值的影响，海拔每升高 1 000m，Hb 上升约 4%。

（2）外周血红细胞呈小细胞低色素性改变平均红细胞容积（MCV）< 80fl，平均红细胞血红蛋白含量（MCH）< 27pg，平均红细胞血红蛋白浓度（MCHC）< 310g/L。

（3）具有明确的缺铁原因　如铁供给不足、吸收障碍、需求增多或慢性失血等。

（4）有效铁剂治疗 4 周后 Hb 应上升 20g/L 以上。

（5）铁代谢检查指标符合缺铁性贫血诊断标准：下述 4 项中至少满足 2 项，但应注意血清铁和转铁蛋白饱和度易受感染和进食等因素影响，并存在一定程度的昼夜变化。①血清铁蛋白（serum ferritin，SF）降低（< 15pg/L），建议最好同时检测血清 CRP，尽可能排除感染和炎症对血清铁蛋白水平的影响；②血清铁（serum iron，SI）< 10.7μmol/L（60μg/dl）；③总铁结合力（total iron binding capacity，TIBC）> 62.7μmol/L（350μg/dl）；④转铁蛋白饱和度（transferrin saturation，TS）< 15%。

（6）骨髓穿刺涂片和铁染色　骨髓可染色铁显著减少甚至消失、骨髓细胞外铁明显减少（0 ~ ±）（正常值：+ ~ + + +）、铁粒幼细胞比例 < 15% 仍被认为是诊断缺铁性贫血的"金标准"；但由于为侵入性检查，一般情况下不需要进行该项检查。对于诊断困难或诊断后铁剂治疗效果不理想的患儿，有条件的单位可以考虑进行，以明确或排除诊断。

（7）排除其他小细胞低色素性贫血尤其应与轻型地中海贫血鉴别，注意鉴别慢性病贫血、肺含铁血黄素沉着症等。

凡符合上述诊断标准中的第 1 和第 2 项，即存在小细胞低色素性贫血者，结合病史和相关检查排除其他小细胞低色素性贫血，可拟诊为缺铁性贫血。如铁代谢检查指标同时符合缺铁性贫血诊断标准，则可确诊为缺铁性贫血。基层单位如无相关实验室检查条件可直接开始诊断性治疗，铁剂治疗有效可诊断为缺铁性贫血。骨髓穿刺涂片和铁染色为侵入性检查，不作为缺铁性贫血常规诊断手段，在诊断困难和治疗无效情况时可考虑进行。

（七）治疗和预防

1. 去除病因　查明缺铁原因，除膳食中铁不足外，还需注意钩虫和消化道隐性出血性疾病的存在。

2. 饮食疗法　增加膳食含铁量并注意合理配合。母乳中含铁量虽不高（0.3 ~ 0.5mg/L），但吸收率高达 50%；血红素含铁高（含 3.4mg 铁/g），其吸收率也较高（10% ~ 26%）；黄豆比其他植物类食物的含铁量高（11mg 铁/100g），吸收率也有 7%，上述食品和铁强化食品（1 升奶中含铁 12mg，1kg 面粉中含铁 13 ~ 15mg）是较理想的防治缺铁的食品。

3. 铁剂治疗

（1）口服常用制剂有硫酸亚铁、富马酸亚铁、葡萄糖酸亚铁、琥珀酸亚铁、枸橼酸铁胺等。剂量为元素铁 2 ~ 6mg/（kg·d），一般治疗后 3 ~ 4 周有效，可维持巩固 4 ~ 8 周。同时服用维生素 C 可使铁吸收率增加 3 倍。不良反应有食欲下降、恶心、呕吐、腹痛、腹泻等。

（2）肠外途径应用需严格掌握应用指征：①口服有严重不能耐受的不良反应；②长期腹泻、呕吐或大部分小肠切除后需要全肠外营养维持者。右旋糖酐铁含铁量 50mg/ml，总补铁量的计算公式：

总补铁量（mg）=［标准血红蛋白值（g/dl）- 目前血红蛋白值（g/dl）］× 3.5 × 体重（kg）。

肌内注射时每 1 ~ 3 天注射一次，首次可用 12.5 ~ 25mg，若无不良反应，再增加至 50mg，直至总量用完。现实验研究已得到肯定，右旋糖酐铁可以加入 TPN 混合液中进行输注。足月新生儿一般出生后 4 个月内，不需额外补充外源性铁。然而，早产或低出生体重儿由于在胎儿期铁储存有限，需要提前给予补充，James 等建议小儿剂量为 0.7mg/（kg·d）。Friel 等也对一种小儿多种微量元素制剂（Ped EL，Pharmacia 产品）进行了评价，在一组平均体重为 910g 的超低出生体重儿中，给予铁 120μg/（kg·d），平均可使体内储存铁 93μg/（kg·d）。对于低出生体重儿和极低出生体重儿，虽然精确的应用剂量没有确定，但补充的最终目的应该允许储存铁达到足月新生儿在胎儿期通过胎盘所得到的铁的储存量。目前有全量补充法和小剂量每天或周期性（隔天或每周一次）补充法两种，前者往往用于铁严重耗竭或严重缺铁性贫血者，后者用于轻度铁缺乏或作为一般生理量的维持。

静脉应用的不良反应有局部疼痛、局部皮肤变色、面部潮红、头痛、肌肉关节痛、腹痛、呕吐、腹泻、发热、淋巴结肿大，偶有心律失常、惊厥和过敏休克。但低剂量应用尚无过敏反应报道，而对于快速输注（25mg/100mL 葡萄糖液）会引起严重变态反应的患者，改用 1～2mg/d 右旋糖酐铁常规维持还是成功的。

静脉补充时的注意事项：①在全量补充法前，先予小剂量 5mg（0.1mL 静脉输注）试验来筛查过敏者。在全量补充时，需备有复苏设备和包括麻醉师在内的一组技术熟练的急救成员以防意外。②肠外途径补充铁剂，不能忽视小肠对机体铁需要量的调节作用，小肠不仅吸收铁，而且也是排泄铁的重要器官，故长期应用添加铁剂的广泛小肠切除的 TPN 支持患者，应注意血清铁的生化监测，避免和防止铁负荷过多或铁中毒。③有潜在的促使铁依赖性病原体感染的播散作用，有报道新生儿肌注右旋糖酐铁可增加败血症的发生率。

（杨玉龙）

第八节 锌缺乏

锌是人体必须的微量元素之一，其在体内的含量仅次于铁，位居第二位，在新生儿体内的 3.4×10^{26} 个原子中，锌原子占 5.1×10^{20} 个。早在 19 世纪已经发现锌为植物生长所必须。20 世纪 30 年代，人们开始了解锌与动物生长及健康的关系。但直到 1963 年，Praead 才首先提出人类缺锌的问题。20 年来，锌对人的体格生长、发育及健康的关系进一步得到了重视。锌具有多种生理功能，其缺乏将导致多种功能紊乱。

（一）流行病学

锌缺乏症与发育迟缓有关，且可能会损坏味觉，影响食欲，还会降低免疫力，引发腹泻和妊娠并发症。最近研究人员关注缺锌会有损儿童发育。缺锌已成为导致发育迟缓的因素之一。也可导致儿童身高不足、发育不良。

40 年前，Prasad 通过缺锌对儿童生长发育作用的研究，证明了锌在人体的作用；10 年后，人体缺锌的假说在发展中国家首次正式提出。现在，锌缺乏不论在国内还是国际范围都是一个非常重要的公共卫生问题。国内外大量流行病学调查和临床经验证明，锌缺乏主要发生在婴儿和学龄前儿童。在 2002 年的世界卫生报告中锌缺乏症的问题很突出，因此要求补锌和在食物中增加锌含量的呼声正在增加，并提出补锌可帮助降低 63% 的全球儿童死亡率。一项对土耳其 7～12 岁儿童的调查中，收集发样 412 份、血样 686 份，低于正常值范围低限（发锌 150、血锌 15）的儿童分别占 88% 和 66%。在美国、巴西、危地马拉、墨西哥和波多黎各有关锌缺乏的调查发现，锌摄入量的中位数为 50%～80% RDA。东南亚和非洲撒哈拉地区拥有锌缺乏症的最高危人群，约 1/3 的人群锌摄入不足，且 40% 的学龄前儿童发育障碍。我国儿童锌缺乏率为 30%～60%，北京、上海地区儿童缺锌率也达到 20%～30%。1992 年全国营养调查发现，我国城市 6 岁以下儿童锌摄入量不到 RDA 比例的 1/2，男、女分别为 31.3% 和 32.6%。2004 年，中国 10 城市 0～6 岁儿童健康状况调查表明，锌缺乏婴幼儿比例达到 39%。

（二）锌的生理功能

1. 促进生长发育 膳食中缺锌会引起生长缓慢，可能由于锌参与了多种蛋白质、核酸合成和分解代谢酶的活性和构成，能影响细胞分裂、生长和再生。实验证明，缺锌 48 小时后，会出现蛋白质合成障碍，细胞分裂、生长受到干扰。特别是围生儿，需要足量的锌才能保证正常发育，儿童期如严重缺锌，身材矮小，甚至成为侏儒。

2. 促进免疫功能 锌缺乏者导致免疫功能受损，实验证明锌摄入量减少引起动物胸腺萎缩、T 细胞功能下降。最近的干预实验提示锌可改善营养不良儿童的各项免疫指标（如 T 细胞亚群），如给小儿不包括适量锌的完全肠外营养支持（TPN），其自然杀伤细胞的活性降低。锌可增加周围血单核

细胞合成干扰素 γ、白介素 1 和 6、肿瘤坏死因子（TNF）α 和白介素 2 受体以及刀豆蛋白 A 刺激的细胞增殖。生理水平的锌可调控这些免疫调节因子的分泌和产生，这在单核细胞活化时是非常重要的。锌可能是胸腺素结构和活性所需要的，胸腺素是血浆中的一种含有 9 个氨基酸的多肽，可刺激 T 细胞的发育。

3. 促进食欲　缺锌的小儿会出现食欲减退、厌食，这种与锌有关的厌食机制是较为复杂的，可能的机制包括与释放鸦片样物质、胆囊收缩或作用于大脑或小肠的神经肽 Y 有关。

4. 内分泌腺功能　锌极易与胰岛素形成复合物，延迟和延长≥降血糖作用，在细胞水平上，锌可能与胰岛素的释放有关。实验证明，缺锌的动物性腺发育不良，可能与垂体促性腺激素的分泌减少或睾酮生成障碍有关。其他多种激素（如雌激素、甲状腺素、甲状旁腺素等）分泌的改变也均对血锌的浓度产生影响。

（三）缺锌的原因

1. 摄入不足　食物中含锌不足为锌缺乏的主要原因，母乳中锌的生物利用率比牛乳或大豆蛋白高，推测这与母乳中一种低分子量成分有关。母乳中的蛋白质与锌结合，被认为比牛乳（蛋白质主要为酪蛋白）更容易消化吸收。人工喂养的小儿容易发生锌缺乏。较大的小儿，应及时添加辅食，添加含锌丰富的动物性蛋白质。如小儿生长速度较快，易发生锌的相对摄入不足。如给予患儿不含锌的完全肠外营养支持（TPN），也可导致锌缺乏。

2. 肠道吸收不良　如患有消化系统疾病，如慢性腹泻、慢性痢疾、胆囊纤维化、肠道感染等疾病，均可减少锌的吸收。谷类食物中含植酸盐或纤维素，可造成锌的吸收不良。当食物中其他二价离子过多，也可影响锌的吸收。

3. 丢失过多　钩虫病、疟疾可造成反复失血、溶血，引起锌的丢失。外伤、烧伤和手术时，因血锌动员到创伤组织处利用，造成血锌降低。大量出汗也会造成锌的丢失过多。

4. 疾病　长期感染、发热时的锌需要量增加，同时食欲减退，如不及时补充，则导致锌缺乏。此外，遗传性的吸收障碍性疾病，肠病性肢端皮炎也可引起锌吸收不良。

5. 药物影响　一些药物如长期使用金属螯合剂（如青霉胺、四环素、EDTA 等），可降低锌的吸收率及生物活性，这些金属螯合剂与锌结合从肠道排出体外，造成锌的缺乏。

（四）临床表现

锌缺乏的临床表现是一种或多种锌的生物学活性降低的结果。

1. 生长缓慢　儿童期缺锌的早期典型表现是生理性生长速度缓慢。缺锌阻碍核酸、蛋白质的合成和分解代谢酶的活性，导致小儿的生长发育迟缓，缺锌小儿的身高、体重常低于正常同龄儿，严重者可出现侏儒症。缺锌小儿补锌后身高、体重恢复明显。

2. 厌食、食欲降低　缺锌后常引起口腔黏膜增生及角化不全，易于脱落，而大量脱落的上皮细胞可以掩盖和阻塞舌乳头中的味蕾小孔，使食物难以接触味蕾，不易引起味觉和促进食欲。此外，缺锌对蛋白质、核酸的合成、酶的代谢均有影响，使含锌酶的活性降低，对味蕾的结构和功能也有一定的影响，进一步使食欲减退。

3. 异食癖　在缺锌的小儿中，常发现有食土、纸张、墙皮及其他嗜异物的现象，补锌后症状好转。

4. 免疫功能下降　锌缺乏的小儿易患各种感染性疾病，如腹泻等。实验证明，缺锌使小儿的免疫功能受损，补锌后各项免疫指标均有改善。

5. 伤口愈合缓慢　有资料表明，锌治疗有助于伤口的愈合，可促使烧伤后上皮的修复。缺锌后，DNA 和 RNA 合成量减少，创伤处颗粒组织中的胶原减少，肉芽组织易于破坏，使创伤、瘘管、溃疡、烧伤等愈合困难。

6. 皮肤损害　皮肤损害的表现为肠病性肢端皮炎，严重的表现为各种皮疹、大疱性皮炎、复发性口腔溃疡，皮肤损害的特征多为糜烂性、对称性，常呈急性皮炎，也可表现为过度角化。有部分小儿表现为不规则散乱的脱发，头发呈红色或浅色，锌治疗后头发颜色变深。

（五）锌缺乏的评价

评价体内锌的营养状况仍较困难。目前，在临床诊断中，敏感而特异的锌营养状况的评价标准仍然不充分。测定血清（浆）锌、白细胞锌、红细胞锌、发锌、尿锌及唾液锌，都曾作为锌的营养状况的评价指标，但均未形成一致意见，因为其都不是十分理想的评价指标。

1. 血清（浆）锌　目前，临床上血清（浆）锌的测定是比较常用的指标。正常值为 13.8μmol/L（11.5～22.95μmol/L）。由于血清锌主要与清蛋白结合，故肝肾疾病、急慢性感染、应激状态和营养不良等均可导致锌浓度下降，此外还受环境、近期饮食含锌量的影响；急性缺锌时，因组织分解增加，血锌水平仍可在正常范围内。因而测定时需排除各种干扰因素。

2. 发锌　发锌可作为慢性锌缺乏的参考指标，具有采样无痛苦、样品易保存和运输、检测方法简便的优点，但受头发生长速度、环境污染、洗涤方法、采集部位的影响，故误诊率和漏诊率可高达 20%～30%，因而并非是判断锌营养状况的可靠指标，且发锌的含量难以反映近期锌的动态。但因该方法简便，容易被接受，故可作为群体锌营养状况以及环境污染的检测指标。不能作为判断个体锌营养状况的可靠依据。

3. 尿锌　尿锌能反映锌的代谢水平，参考值为 2.3～18.4μmol/24h，但受尿量及近期膳食摄入锌的影响，有极大的个体差异。如血锌、发锌和尿锌三者同时测定，则具有一定的参考价值。

4. 白细胞锌　白细胞锌虽为反映人体锌营养水平较灵敏的指标，但测定时需要的血量较多（至少为 5mL），且操作复杂，故不是临床常用的指标。

5. 碱性磷酸酶活性　因锌参与碱性磷酸酶的活性中心的形成，故血浆碱性磷酸酶活性有助于反映锌营养状况，缺锌时碱性磷酸酶的活性下降。

6. 锌耐量试验　也有作者提出以锌耐量试验来评价锌营养状况，测定方法为空腹口服锌 1mg/kg，正常人 2 小时后血锌浓度达高峰（比空腹值高 8～10μmol/L），6 小时后恢复至空腹水平。缺锌患者峰值低下且提前回到原有水平，但锌的吸收、利用及储存三方面因素均影响检测结果，还由于需反复抽血，故临床很少采用。

7. 血浆/红细胞金属硫蛋白（metallothionei，MT）　近年来，有人研究用放射免疫法测定血浆和红细胞 MT 的合成情况来评价锌的营养状况。如缺锌时，血浆和红细胞的 MT 水平明显降低，红细胞 MT 可能是补锌计划有效的监测指标，血浆 MT 浓度可灵敏地反映人体锌营养状况。但由于其他一些金属元素（如铜、铁等）也可诱导 MT 合成，所以其实用价值尚待进一步研究。

（六）诊断

主要依靠病史、临床表现的症状和体征及实验室检查，必要时予锌剂治疗，有助于诊断锌缺乏疾病。

仔细、详细地询问病史，如婴儿是否有断奶或改用牛乳喂养的历史，是否喂养中食物含锌量过低，或存在长期吸收不良的病史。是否有生长发育迟缓、味觉灵敏度降低、食欲减退或厌食、异食癖、经常发生感染性疾病等临床表现。必要时可行实验室检查，目前临床上血清（浆）锌的测定是比较常用的指标。如高度怀疑锌营养不良性疾病，可适当补锌，如补锌后症状、体征均好转或消失，也可作为诊断的重要依据。

（七）预防

母乳中含锌量较高，范围为 3～23μg/L，应提倡母乳喂养，婴儿母乳喂养对预防锌缺乏性疾病有益。食物中海产品和肉类是锌元素的良好来源，随着年龄的增长，应及时添加含锌丰富的辅食，如牡蛎、鲱鱼等海产品以及蛋类、肉、肝脏、豆类、大白菜等，避免偏食，增加锌的摄入量，避免锌的缺乏。

我国营养学会 2000 年 DRls 提出的每天推荐摄入量：6 个月以内的婴儿为 1.5mg，7 个月～1 岁为 8mg；1～3 岁为 9mg，4～6 岁为 12mg，7～10 岁为 13.5mg；11～17 岁为 18～19mg（男）和 15～15.5mg（女）。

（八）治疗

首先要去除病因，积极治疗原发病。补锌为治疗锌缺乏疾病的主要方法。首先应摄入含锌丰富的食物，如仍不能满足需要，则需补充锌剂，其中以口服为首选，较符合人体的正常代谢过程，选用葡萄糖酸锌，口服锌的剂量为 $0.5 \sim 1.0mg/$（$kg \cdot d$）（按元素锌计算），疗程可根据病情及症状决定，对食欲缺乏、厌食、反复感染、免疫功能下降，一般 4 周为一个疗程，如为生长发育迟缓，一般需 8 周为一个疗程。如患儿存在急性或严重缺锌，因胃肠道功能紊乱、腹泻、呕吐等原因不能进行口服或口服达不到治疗目的，可静脉注射锌剂。早产儿体重 <3kg，按照 $0.3mg/$（$kg \cdot d$）补给，足月儿～5 岁按照 $0.1mg/$（$kg \cdot d$）补给，>5 岁可补给 $2.5 \sim 4mg/d$；如给予静脉营养支持时，补锌为 $0.05mg/$（$kg \cdot d$），即可满足生理需要量。

（杨玉龙）

第九节　碘缺乏病

碘是人体不可缺少的一种营养素，是甲状腺素的必须成分。甲状腺利用碘和酪氨酸合成甲状腺激素，故当碘摄入不足时，机体会出现一系列的障碍，由于机体缺碘的程度和时期不同，机体出现障碍的严重程度也不同。这些障碍，统称为碘缺乏病。碘缺乏病除了较为典型的地方性甲状腺肿、地方性克汀病以外，尚存在大量亚临床患者。

（一）流行病学

碘缺乏病的最大危害就是对胎儿、新生儿、婴幼儿和儿童的脑发育造成损害，尤其是在胎儿和婴幼儿时期，即使是轻微的碘缺乏，也会引起一定程度的智力损害，造成轻度智力低下。

碘缺乏病是当今世界上严重的公共卫生问题之一，全世界约有 10 亿人生活在缺碘地区。病区涉及人类居住的各大洲，亚洲、欧洲、大洋洲、非洲和拉丁美洲都存在病情严重流行区。由于社会经济问题，目前比较严重病区主要在发展中国家。1990 年，世界儿童首脑峰会上确定了到 2000 年消除碘缺乏病的目标。虽然这个目标并没有达到，但是通过食盐加碘工程，取得了巨大的进步。在发展中国家，居民户的合格碘盐食用率已经由 1990 年的低于 20% 上升到目前的接近 70%。现在，每年大约有 9 100 万儿童得到了保护，从而使他们免受由碘缺乏所致的学习能力的损伤以及丧失。还有 30% 的居民户没有食用加碘食盐，其中包括 4 100 万婴儿和新生儿没有得到碘的保护，4100 万新生儿仍然没有得到由碘缺乏所致学习能力损伤的保护，其中南亚和亚撒哈拉非洲地区占了 2/3。

（二）生理功能

碘的生理功能主要是作为甲状腺激素的合成原料，因此碘的生理功能也是通过甲状腺素的作用得以表现。

1. 促进体格生长　出生后的体格生长和骨骼成熟依赖于正常量的甲状腺激素分泌。在儿童发育期，促进身高、体重、骨骼和肌肉的增长和性发育，当碘供应不足时，这些都可出现延迟。

2. 参与能量代谢　甲状腺激素也主要参与机体细胞的能量代谢，最熟悉的指标就是基础代谢率。甲状腺激素可以增强机体基础代谢率，促进物质的分解代谢，增加氧耗量，产生能量，维持基本生命活动，保持体温。

3. 神经系统的发育　甲状腺激素可影响脑神经细胞的生长、迁移和树突的发育。它还可促进外周组织的生长和成熟。在脑组织发育的临界期（从妊娠开始至出生后 2 岁），神经系统的发育依赖于甲状腺素的存在。神经元的增殖、分化和髓鞘化，特别是树突、树突棘、突触及神经联系的建立，都需要甲状腺素的参与，它的缺乏会导致脑发育障碍，导致永久性的、不可逆转的脑功能不全。

4. 参与垂体的调节　垂体的正常生理功能有赖于甲状腺激素的支持和保证。如甲状腺激素的合成、释放不足，对垂体负反馈抑制减弱，垂体分泌促甲状腺激素（TSH）过多而导致甲状腺组织增生、腺体肿大。

（三）发病机制

妊娠期间，如碘的摄入不足，孕妇血浆中无机碘离子浓度降低，尽管孕妇甲状腺处于代偿性吸碘率增高的状态，但甲状腺产生的 T_3、T_4 仍相对较少。血液中的 T_3、T_4 大部分与甲状腺结合球蛋白等结合存在，仅有少量的游离 T_3、T_4，而结合的 T_3、T_4 不能通过胎盘屏障。孕妇雌激素分泌增加，血液中的甲状腺结合球蛋白减少，游离 T_3、T_4 减少，以致通过胎盘的 T_3、T_4 不能满足胎儿的需要，胎儿的生长发育即出现了一系列的障碍，中枢神经系统首先出现症状。出生以后（尤其断乳后），小儿才可直接从饮食中摄取碘，所以碘缺乏有所好转，但如饮食中缺碘严重，不能满足儿童合成甲状腺素的最低要求，儿童也可出现生长发育落后。如长期缺碘，甲状腺组织发生了由代偿到病理损伤的过程。碘不足，甲状腺激素水平降低，垂体分泌 TSH 增加，刺激甲状腺滤泡上皮增生。甲状腺组织中可见增生的滤泡，滤泡上皮增多，滤泡腔小，胶质储存减少，甲状腺体积增大，功能增强，如时间持续长，反复这样进行，则出现弥漫性甲状腺肿大。

（四）碘缺乏病的病因

1. 环境因素　其流行的原因是世界大部分地区的土壤中缺碘，尤其是冰川冲刷地带和洪水泛滥的平原。人类活动对土壤的破坏，滥砍滥伐，水土流失，也造成了环境缺碘。山区缺碘的文献报道众多。我国地方性甲状腺肿也多分布在山区，主要因为山区坡度大，雨水冲刷，碘从土壤中丢失所致。我国东北地区黑龙江的三江平原缺碘可能因为历史上频繁的泛滥以及地下水的运动活跃造成。

2. 膳食因素　膳食因素也可加重碘的缺乏。人体碘的供给有约 60% 来源于植物性食品，如土壤中的碘缺乏可导致植物性食品中碘含量不足。低蛋白、低能量可使血清中 T_3、T_4、血浆蛋白结合碘（PBI）降低，血清促甲状腺素（TSH）升高，使酪氨酸分泌减少，降低碘的有机化。低蛋白、高碳水化合物可影响甲状腺对碘的吸收和利用。关于碘缺乏的膳食因素，目前研究较多的是葡糖硫苷棉豆苷，它是木薯中的一种成分，蔬菜（如甘蓝、卷心菜、大头菜、荠菜）中也含有葡糖硫苷棉豆苷的水解产物，可抑制碘的有机化过程。人们普遍认为玉米、小米、甜薯、高粱及各种豆类中在肠道中可释放出氰化物，进而被代谢成硫氰酸盐，可抑制甲状腺摄取碘化物。钙、磷含量高的食物可妨碍碘的吸收，抑制甲状腺素的合成，加速碘的排泄。

3. 饮水因素　部分地区水中碘的含量较低，与碘缺乏病的发病率有关。在我国的西安、宝鸡、石泉及蓝田等地区，饮水中的碘含量较低，甲状腺肿的发病率也较高。

4. 药物因素　硫脲类抗甲状腺药物、四环素、磺胺类、咪唑类等药物可干扰酪氨酸的碘化过程，也有一定导致甲状腺肿作用。

（五）临床表现

碘缺乏病的临床表现取决于缺碘的程度、缺碘时机体所处发育时期以及机体对缺碘的反应性或对缺碘的代偿适应能力。如碘的缺乏时发生在胚胎脑组织发育的关键时期（从妊娠开始至出生后 2 岁），则主要影响智力发育，并有身体发育及性发育障碍，即为克汀病。如碘缺乏是在儿童期，即可发生甲状腺肿。

1. 地方性甲状腺功能减退症的临床表现　本病可分为三型：神经型、黏液性水肿型、混合型。大多数患儿表现为混合型。

（1）神经型：智力呈中度及重度减退，甲状腺轻度肿大，身高可正常，表情淡漠，聋哑，多有精神缺陷，眼多斜视，四肢痉挛或瘫痪，膝关节屈曲，膝反射亢进，可出现病理反射，甲状腺功能正常或轻度低下。

（2）黏液性水肿型：轻度智力低下，有的能说话，侏儒状态明显，生长发育和性发育落后，有甲状腺肿大和严重的甲状腺功能低下表现，有典型的面容，便秘及黏液性水肿较突出，某些患者呈家族性发病。

（3）混合型：其临床表现两者均有。两种类型地方性甲状腺功能减退症的临床表现比较见表 6-4。

表6-4　两种类型地方性甲状腺功能减退症临床表现的比较

	神经型	黏液性水肿型
黏液性水肿	–	+ + + +
身材矮小，骨骼与其他	+	+ + + +
软组织的分化发育落后		
性发育落后	+	+ + +
智力低下	+ + + +	+ +
聋哑	+ + + +	+
运动神经障碍	+ +	–
甲状腺肿	±	–

2. 地方性甲状腺肿的临床表现　主要表现为甲状腺肿大，甲状腺常呈轻度或中度弥漫性肿大，质地较软，无压痛：随着病情进展，甲状腺可逐渐增大，甚至引起压迫症状。正常甲状腺呈"H"型，分左右两叶，附着于喉及气管起始部的两侧，于皮肤外较难触到或看到。

当甲状腺肿大时，可根据临床诊断分度：

1）正常：甲状腺看不见，摸不着。

生理增大：头部保持正常位置时，甲状腺容易摸到，相当于人拇指末节，特点是"摸得着"。

2）Ⅰ度：头部保持正常位置时，甲状腺容易看到。由超过本人拇指末节到相当于1/3个拳头，特点是"看得见"。甲状腺不超过本人拇指末节，但摸到结节时也算1度。

3）Ⅱ度：由于甲状腺肿大，脖根明显变粗，大于本人1/3个拳头到相当于2/3个拳头，特点是"脖根粗"。

4）Ⅲ度：颈部失去正常形状，甲状腺大于本人2/3个拳头到相当于一个拳头，特点是"颈变形"。

5）Ⅳ度：甲状腺大于本人一个拳头，多带有结节。

根据甲状腺肿中是否有结节，临床上又可分为三型：①弥漫型：甲状腺均匀增大，摸不到结节；②结节型：在甲状腺上摸到一个或几个结节；③混合型：在弥漫肿大的甲状腺上，摸到一个或几个结节。

甲状腺如肿大明显，可压迫气管引起咳嗽和呼吸困难，压迫食管引起咽下困难，压迫喉返神经引起声音嘶哑，胸骨后甲状腺肿可使头部、颈部、上肢静脉回流受阻，表现为面部青紫、水肿。

除了明显的甲状腺功能减退症和地方性甲状腺肿外，还存在着许多亚临床患者。De Quarrain 与 Wegelin 首先用类甲状腺功能减退症来描述亚临床患者。并作如下规定：如有可疑甲状腺功能低下、可疑智力低下或两者均有，只要有其中一项，则考虑为类甲状腺功能减退症。亚临床体格发育落后综合征：主要是身高和体重低于正常儿童，某些生理检查指标（如握力、肺活量和血压等）也偏低，少数人还有轻度骨龄发育落后，性发育落后一般不明显。

（六）营养状况评价

1. 尿碘　习惯上根据尿碘的排出量来评价机体碘的营养状况，儿童尿碘低于100μg/24h，提示碘营养不良。

2. 激素水平　包括 T_3、FT_3、T_4、FT_4、TSH 的水平。其中，T_4 和 FT_4 下降、TSH 升高是碘缺乏的表现。

3. 地区儿童甲状腺肿大率　如地区儿童甲状腺肿大率大于5%，则提示该地区存在碘营养不良。有些甲状腺肿可能是过去碘缺乏所造成，碘缺乏予以纠正以后，甲状腺肿可能需数月甚至数年才能消退，而此时尿碘则已在正常水平。

（七）诊断

1. 地方性甲状腺功能减退症的诊断标准

（1）出生、居住于低碘地方性甲状腺肿病地区。

（2）有精神、神经发育不全，主要表现为不同程度的智力障碍、语言障碍和运动神经障碍。

（3）不同程度的体格和性发育障碍，特殊的典型面容。

（4）辅助检查包括 T_3、T_4、TSH 的水平异常。X 线表现为骨龄落后，以成骨中心及骨骺不能按时出现为突出，颅骨脑回压迹增多，颅底短小，蝶鞍偶见增大。

如具有上述任何一项症状或体征，再加上一项辅助检查指标者，而又可排除分娩损伤、脑炎、脑膜炎及药物中毒等病史者，即可诊断为地方性甲状腺功能减退症。

2. 地方性甲状腺肿的诊断标准　居住在地方性低碘甲状腺肿病的流行区，有甲状腺肿大的临床表现及相关的压迫症状，排除甲状腺肿大的其他甲状腺疾病，实验室检查表现为尿碘偏低，血浆中 TSH 可有不同程度增高，血浆中 T_4、T_3 浓度多属于正常，但严重患者 T_4 低于正常，T_3 稍高，甲状腺扫描也可见弥漫型或结节性甲状腺肿大。

（八）预防和治疗

1. 去除病因　首先去除病因，由膳食因素引起，应先调整饮食，如为药物引起，要停药或换另一种药物代替。

2. 饮食疗法　每天碘的推荐摄入量：3 岁以内为 50μg，7～10 岁的儿童为 90μg，11～17 岁为 120～150μg，成人 150μg；孕妇和乳母为 200μg。如碘摄入不足，可适当补充含碘高的食物，海产品中碘的含量较高，如海带、紫菜、干贝等。食盐中加碘也是防治碘缺乏的重要措施，进入用户的食盐中碘比例 1∶50 000（含量不得低于 20mg/kg）可有效地预防地方性甲状腺肿，1∶20 000（含量为 50mg/kg）可预防地方性甲状腺功能减退症。现在，我国大部分地区食盐中已经加碘，明显减少了碘缺乏病的发生率。

3. 药物治疗　可通过碘化油的口服或注射来满足机体对碘的需要。碘化油是一种长效、经济、方便、副作用小的防治药物，目前常用的是巴黎 Guerter 实验室的产品，名为 Lipodol UF 的产品用于肌注，Oridol 的产品用于口服。但在剂量方面，仍存在分歧。需根据缺碘的程度和具体条件予以补充，一般来说，推荐剂量是 1mL，每 6 个月需重复一次口服剂量。如补碘后，甲状腺肿大仍不能控制，可采用甲状腺素制剂治疗，以补充内源性甲状腺激素不足，可使甲状腺减小或消失。

4. 手术治疗　一般不采取手术治疗，但甲状腺肿大严重、引起压迫症状且内科治疗无效者，可行手术治疗。

（杨玉龙）

第七章

呼吸系统疾病

第一节　急性上呼吸道感染

急性上呼吸道感染（上感），俗称"感冒"，是由各种病原体引起的上呼吸道炎症，是小儿时期最常见的疾病。根据病原体所侵犯的部位不同可分为急性鼻炎、急性咽炎、急性扁桃体炎等。局部感染定位不确切者统称"急性上呼吸道炎"。主要临床表现为发热、咳嗽、流涕、咽痛等。因婴幼儿呼吸系统特殊的解剖生理特点和免疫特点，炎症易向邻近器官扩散引起中耳炎、肺炎、咽后壁脓肿等并发症。

一、诊断步骤

（一）病史采集要点

1. 起病情况　因年龄、体质、病变部位的不同，起病的轻重缓急也不同。一般年长儿症状较轻，以局部症状为主；婴幼儿可急起高热，全身症状重而局部症状轻。

2. 主要临床表现　局部症状表现为鼻塞、流涕、喷嚏、咽痛、轻咳等。全身症状可有发热、头痛、乏力、精神不振、食欲减退等。发热可高达 39～40℃，在婴幼儿高热时可出现惊厥。热程 2～3 天至 1 周左右。部分患儿可出现消化道症状如恶心、呕吐、腹泻等。

（二）体格检查要点

1. 一般情况　大多数患儿一般情况好。

2. 咽部检查　咽部可见充血，扁桃体肿大、充血，可见滤泡或分泌物渗出。

3. 其他　可有颌下和颈部淋巴结肿大，心肺听诊正常。肠道病毒感染者可有不同形态的皮疹。

（三）门诊资料分析

血常规上感多为病毒感染引起，白细胞计数正常或偏低，中性粒细胞减少，淋巴细胞相对增高。若为细菌感染则可见白细胞增高，中性粒细胞增高。

（四）进一步检查项目

1. 病原学检查　鼻咽分泌物病毒分离、细菌培养和血清学检查等可确定病原体。

2. C 反应蛋白（CRP）　若为细菌感染者 CRP 增高，较血常规更有诊断意义。

3. ASO　若为链球菌感染则 2～3 周后 ASO 可增高。

二、诊断对策

（一）诊断要点

根据患儿发热、咳嗽、流涕、体检见咽部充血、肺部听诊无异常可明确诊断，但应尽量判断是病毒或细菌感染以指导治疗。

（二）鉴别诊断要点

注意与以下疾病鉴别：

1. 流行性感冒　由流感病毒或副流感病毒引起，有较明显的流行病史，全身症状重而局部症状轻，可有高热、头痛、四肢肌肉酸痛等，病程较长，并发症较多。

2. 急性传染病早期　各种传染病早期可出现类似上感的前驱症状，如麻疹、流行性脑脊髓膜炎、百日咳、猩红热等，应结合流行病史、临床表现及实验室检查等以综合分析，尤应注意观察病情变化加以鉴别。

3. 消化系统疾病　婴幼儿上感往往有呕吐、腹痛、腹泻等消化道症状，可被误诊为胃肠炎等消化道疾病，需加以鉴别。上感伴腹痛者需与急性阑尾炎鉴别。后者腹痛先于发热，以右下腹痛为主，呈持续性；体查有右下腹固定压痛点，可有腹肌紧张和反跳痛，腰大肌试验阳性；血常规有白细胞及中性粒细胞增高。

4. 过敏性鼻炎　病史较长，常打喷嚏、鼻痒、流清涕，而无发热、咽痛等。体查可见鼻黏膜苍白水肿，咽部无充血；鼻腔分泌物涂片示嗜酸性粒细胞增多，皮肤点刺试验可提示对何种过敏源过敏，血总 IgE 及特异性 IgE 可增高。

（三）临床类型

除一般类型上感，临床上还常见两种特殊类型上感。

1. 疱疹性咽峡炎　由柯萨奇 A 组病毒引起，好发于夏秋季。起病急骤，出现高热、明显咽痛、流涎、厌食、呕吐等；体查见咽部明显充血，在咽腭弓、软腭、悬雍垂的黏膜上可见数个至十数个 2 ~ 4mm 大小的灰白色疱疹，周围有红晕，1 ~ 2 日后破溃形成小溃疡，疱疹也可发生在口腔的其他部位。病程约 1 周左右。

2. 咽结合膜热　病原体为腺病毒 3、7 型。好发于春夏季，可散发或有小流行。以发热、咽炎、眼结膜炎为特征。主要表现为高热、咽痛、眼痛，有时伴消化道症状。体查可见咽部充血，可有白色点块状分泌物，周围无红晕，易剥离；一侧或双侧滤泡性眼结膜炎，可伴球结膜充血；颈及耳后淋巴结可肿大，病程 1 ~ 2 周。

三、治疗对策

（一）治疗原则

①重视一般治疗，注意休息。②尽可能明确病因，分清病毒性或细菌性感染，避免滥用抗生素。③对症治疗。④预防并发症。

（二）治疗计划

1. 一般治疗　注意休息，多饮水，周围环境应注意空气流通，保持合适的环境温度。病毒感染者，应告知家长该病的自限性和治疗目的，防止交叉感染，预防并发症。

2. 抗感染治疗

（1）抗病毒药物：大多数上感由病毒感染引起，可用利巴韦林 10 ~ 15mg/（kg·d），口服或静脉点滴；或雾化吸入治疗，疗程为 3 ~ 5 天；或可用中成药如抗病毒口服液等。

（2）抗生素药物：细菌感染或病毒感染继发细菌感染者应选用抗生素治疗。常选用青霉素类或 1、2 代头孢、大环内酯类抗生素。咽拭子培养阳性的药敏试验有助于指导抗生素的选择。若证实为链球菌感染，或既往有风湿热、肾炎病史者，青霉素疗程应为 10 ~ 14 天。

3. 对症治疗

（1）发热：体温在 38℃ 以内者一般可不处理。高热者可口服对乙酰氨基酚或布洛芬，或用小儿退热栓塞肛；3 岁以内小儿可用安乃近滴鼻，但需注意小婴儿易致体温不升；使用退热药物的同时可用物理降温的方法，例如温水浴、头部冰敷等。对超高热者可用冷盐水灌肠。需注意高热伴寒战者慎用酒精擦浴或冷盐水灌肠，因可加重寒战。

（2）高热惊厥：发生高热惊厥者应即予镇静止惊、吸氧、退热等处理。

（3）其他：咳嗽痰多者可用祛痰药如氨溴索、富露施；流涕鼻塞者可用氯苯那敏、氯雷他定等；咽痛者可含服咽喉片等。

四、病程观察及处理

（一）病情观察要点

①监测体温变化，高热时及时处理。②注意观察可能发生的并发症。③因上感可为各种传染病的前驱症状，注意观察病情的变化，出现新的症状或体征需考虑是否需要修正诊断。

（二）疗效判断与处理

1. 疗效评定标准

（1）治愈：症状、体征全部消失，异常的化验检查恢复正常。

（2）好转：症状、体征部分或大部分消失，异常的化验指标好转，但未达到正常。

（3）未愈：症状、体征无好转或进一步加重。

2. 处理

（1）有效者：继续原方案治疗，直至痊愈。

（2）病情无好转或加重：考虑是否并发细菌感染，需加用抗生素；或根据药敏选用抗生素；考虑是否出现并发症、是否需要修正诊断，并根据病情调整治疗方案。

五、预后评估

急性上呼吸道炎预后良好。病毒性感染为自限性疾病；年长儿若患 A 组溶血性链球菌咽峡炎偶可引起急性肾小球肾炎或风湿热，应注意在上感后 1~3 周监测尿常规。

六、出院随访

①出院带药：可予抗病毒口服液、祛痰药等。②定期门诊呼吸专科随诊。③出院时应注意的问题注意休息，预防感染。

（杨玉龙）

第二节　细菌性肺炎

一、肺炎链球菌肺炎

肺炎链球菌常引起以肺大叶或肺节段为单位的炎症，但在年幼儿童，由于免疫功能尚不成熟，病菌沿支气管播散形成以小气道周围实变为特征的病变（支气管肺炎）。

年长儿童肺炎链球菌肺炎（pneumococcal pneumonia）的临床表现与成人相似。可先有短暂轻微的上呼吸道感染症状，继而寒战、高热，伴烦躁及嗜睡、干咳、气急、发绀及鼻翼、锁骨上、肋间隙及肋弓下凹陷等。可伴有铁锈色痰。早期常缺乏体征，多在 2~3d 后出现肺部实变体征。重症患儿可并发感染性休克、中毒脑病、脑水肿甚至脑疝。

婴儿肺炎链球菌肺炎的临床表现多变。常先有鼻塞、厌食等先驱症状，数天后突然发热、烦躁不安、呼吸困难、发绀，伴气急、心动过速、三凹征等。体格检查常无特征性，实变区域可表现叩诊浊音、管性呼吸音，有时可闻啰音。肺部体征在整个病程中变化较少，但恢复期湿啰音增多。右上叶累及时可出现颈强直。

外周血白细胞计数常增高，达（15~40）×10^9/L，以中性粒细胞为主。多数患儿鼻咽分泌物中可培养出肺炎链球菌，但其致病意义无法肯定。如能在抗生素应用前进行血培养或胸腔积液培养，具有一定的诊断意义。X线改变与临床过程不一定平行，实变病灶出现较肺部体征早，但在临床缓解后数周仍未完全消散。年幼儿童实变病灶并不常见。可有胸膜反应伴渗出。

肺炎链球菌肺炎患儿10%～30%存在菌血症，但由于抗生素的早期应用，国内血培养阳性率甚低。血清学方法，如测定患儿血清、尿液或唾液中的肺炎链球菌抗原可协助诊断，但也有研究者认为此法无法区别肺炎链球菌的感染和定植。最近有报道通过测定血清 Pneumolysin 抗体，或含有针对肺炎链球菌种特异荚膜多糖、型特异荚膜多糖复合物、蛋白抗原 Pneumolysin 抗体的循环免疫复合物进行诊断，但在婴儿，其敏感性尚嫌不足。亦可通过聚合酶链反应检测胸腔积液或血中的肺炎链球菌 DNA 协助诊断。

肺炎链球菌肺炎的临床表现无法与其他病原引起的肺炎相鉴别。此外，年长儿右下叶肺炎常由于刺激横膈引起腹痛，需与急性阑尾炎鉴别。

肺炎链球菌耐药性问题已引起普遍关注。在一些国家及我国台湾地区耐青霉素菌株已高达50%～80%。我国内陆各地区肺炎链球菌耐药情况有较大差异，2000年监测资料表明，北京为14%，上海35.7%，而广州高达60%。对青霉素敏感株仍可选用青霉素 G 10 万 U/（kg·d）治疗，但青霉素低度耐药株（MIC 2.0～4.0μg/ml）应加大青霉素剂量至 10 万～30 万 U/（kg·d），以上治疗无效、病情危重或高度耐药者（MIC>4.0μg/ml）应选用第三代头孢霉素，如头孢噻肟、头孢曲松或万古霉素。

二、流感嗜血杆菌肺炎

流感嗜血汗菌（Hi）肺炎（hemophilus influenzae pneumonia）常见于5岁以下婴儿和年幼儿童。应用特异性免疫血清可将 Hi 分为 a～f 6 型，其中以 b 型（Hib）致病力最强。由于 Hib 疫苗的接种，20世纪90年代以后美国等发达国家 Hib 所致肺炎下降了95%。近年来也有较多非 b 型 Hi 感染的报道。

本病临床表现无特异性。但起病多较缓慢，病程可长达数周之久。幼婴常伴有菌血症，易出现脓胸、心包炎等化脓性并发症。外周血白细胞计数常中度升高。多数患儿 X 线表现为大叶性或节段性病灶，下叶多受累。幼婴常伴胸膜受累。本病诊断有赖于从血、胸腔积液或肺穿刺液中分离到病菌。由于 Hi 在正常人群的咽部中有一定的携带率，托幼机构中更高，因而呼吸道标本诊断价值不大。

治疗时必须注意 Hi 的耐药问题。目前分离的 Hi 主要耐药机制是产生 β-内酰胺酶，美国、我国香港等地 Hi 菌株产酶率已高达30%以上。国内各地关于氨苄西林耐药率和产酶率差异较大。如对病菌不产酶，可使用氨苄西林，如不能明确其是否产酶，首选头孢噻肟、头孢曲松等。如最初反应良好，可改为口服，疗程为 10～14d。在大环内酯类中，阿奇霉素、克拉霉素对 Hi 有较好的敏感性。

三、葡萄球菌肺炎

葡萄球菌肺炎（staphylococcal pneumonia）多发生于新生儿和婴儿。Goel 等报道 100 例患儿中，1 岁以内占78%，平均年龄5个月。金黄色葡萄球（金葡菌）和表皮葡萄球菌均可致病，但以前者致病最强。由于金葡菌可产生多种毒素和酶，具有高度组织破坏性和化脓趋势，因而金葡菌肺炎以广泛出血性坏死、多发性小脓肿形成特点。

临床上以起病急、发展快、变化大、化脓性并发症多为特征。一开始可有 1～2d 的上呼吸道感染症状，或皮肤疖肿史，病情迅速恶化，出现高热、咳嗽、呻吟、喘憋、气急、发绀，肺部体征出现较早。易出现脓胸、脓气胸、肺大疱等并发症。外周血白细胞计数常明显升高，以中性粒细胞为主。可伴轻至中度贫血。胸片改变特点：发展快、变化多、吸收慢。肺部病灶可在数小时内发展成为多发性小脓肿或肺大疱，并出现脓胸、脓气胸等并发症。X线改变吸收缓慢，可持续2个月或更久。

1 岁以下，尤其是3月龄以内的小婴儿，如肺炎病情发展迅速，伴肺大疱、脓胸或肺脓肿形成者应高度怀疑本病。在抗生素使用前必须进行痰、鼻咽拭子、浆膜腔液、血液或肺穿刺物的培养。痰或胸腔积液涂片染色可发现中性粒细胞和革兰阳性球菌呈葡萄串链状排列。血清中磷壁酸抗体测定可作为病原学诊断的补充。

合适的抗生素治疗和脓液的引流是治疗的关键。在获取培养标本后应立即给予敏感的杀菌药物，并足量、联合、静脉用药。疗程不少于4～6周，有并发症者适当延长。宜首选耐青霉素酶窄谱青霉素类，如苯唑西林等，可联合头孢霉素类使用。如为耐甲氧西林金葡菌（MRSA）引起，应选用万古霉素治疗。

四、链球菌性肺炎

A 组链球菌（group A streptococcus，GAS）主要引起咽炎等上呼吸道感染，但在出疹性疾病、流感病毒感染等情况下可发生链球菌肺炎（streptococcal pneumonia），多发生于 3～5 岁的儿童。B 组链球菌（GBS）则是新生儿肺炎的主要病原。

GAS 所致肺炎与肺炎链球菌肺炎的症状体征相似。常起病突然，以高热、寒战、呼吸困难为特点，也可表现为隐袭起病，过程轻微，表现咳嗽、低热等。

外周血白细胞计数常升高，血抗 O 抗体滴度升高有助于诊断。确定诊断有赖于从胸腔积液、血或肺穿刺物中分离出链球菌。

首选青霉素 G 治疗，临床改善后改口服，疗程 2～3 周。

五、其他革兰阴性杆菌肺炎

常见的革兰阴性杆菌包括大肠埃希菌、肺炎克雷白杆菌、铜绿假单胞菌等。主要见于新生儿和小婴儿，常有以下诱因：①广谱抗生素的大量应用或联合应用；②医源性因素如气管插管、血管插管、人工呼吸机等的应用；③先天性或获得性免疫功能缺陷，如营养不良、白血病、恶性淋巴瘤、长期使用皮质激素或免疫抑制剂等。因而本病多为院内感染。

本病临床过程难以与其他细菌性肺炎鉴别。原有肺炎经适当治疗好转后又见恶化，或原发病迁延不愈，应怀疑此类肺部感染。诊断主要依靠气管吸出物、血或胸腔积液培养结果。

多数革兰阴性杆菌耐药率较高，一旦诊断此类感染，宜首选第三代头孢霉素或复合 β - 内酰胺类（含 β - 内酰胺酶抑制剂）。如致病菌株产生超广谱 β - 内酰胺酶（ESBL），应选用头孢霉素类、复合 β - 内酰胺类，严重者选用碳青霉烯类抗生素如亚胺培南。

六、沙门菌肺炎

由伤寒、副伤寒、鼠伤寒或其他非伤寒沙门菌引起，发生于沙门菌感染的病程中，较为少见。多发于幼小婴儿。

可表现为大叶性肺炎或支气管肺炎症状。较为特殊的表现为痰常呈血性或带血丝。在沙门菌感染的病程中，如发生呼吸道症状如咳嗽、气急，即使无肺部体征，也应进行摄片。如有肺炎改变应考虑为沙门菌肺炎（salmonella pneumonia）。

在美国，约 20% 沙门菌株对氨苄西林耐药。如病情严重、耐药情况不明，宜首选第三代头孢霉素，如头孢曲松、头孢噻肟等，如为敏感株感染则可用氨苄西林，或 SMZ - TMP 治疗。

七、百日咳肺炎

百日咳肺炎（pertussis pneumonia）由百日咳杆菌引起，多为间质性肺炎，亦可因继发细菌感染而引起支气管肺炎。患儿在百日咳病程中突然发热、气急，呼吸增快与体温不成比例，严重者可出现呼吸困难、发绀。肺部可闻及细湿啰音，或出现实变体征。剧烈咳嗽有时可造成肺泡破裂引起气胸、纵隔气肿或皮下气肿。

有原发病者出现肺炎症状较易诊断。继发细菌感染者应送检痰培养及血培养。

治疗首选红霉素，10～14d 为一疗程。必要时加用氨苄西林或利福平等。有报道用阿奇霉素 10mg/（kg·d）5d 或克拉霉素 10mg/（kg·d）7d 亦取得了良好疗效。百日咳高价免疫球蛋白正处于研究阶段，常规免疫球蛋白不推荐使用。

八、军团菌肺炎

军团菌病可暴发流行，散发病例则以机会感染或院内感染为主。多见于中老年人，但年幼儿也可发生。

军团菌肺炎（legionaires disease）是一种严重的多系统损害性疾病，主要表现为发热和呼吸道症状。外周血白细胞计数常明显升高，伴核左移。但由于其临床表现错综复杂，缺乏特异性，与其他肺炎难以区别。确诊必须依靠特殊的化验检查，如应用特殊培养基从呼吸道标本或血、胸腔积液中分离出病菌；应用免疫荧光或免疫酶法测定上述标本中的军团菌抗原或血清标本中的特异抗体。β-内酰胺类抗生素治疗无效有助于本病的诊断。

首选大环内酯类，如红霉素及阿奇霉素、克拉霉素、罗红霉素等，疗程为2~3周。可加用利福平。喹诺酮类和氨基糖苷类虽有较好的抗菌活性，但儿童期尤其是年幼儿童禁用。

九、厌氧菌肺炎

厌氧菌肺炎（anaerobic pneumonia）主要为吸入性肺炎，多发生于小婴儿，或昏迷患者。起病大多缓慢，表现为发热，咳嗽、进行性呼吸困难、胸痛，咳恶臭痰是本病的特征。也可有寒战、消瘦、贫血、黄疸等。本病表现为坏死性肺炎，常发生肺脓肿和脓胸、脓气胸。当患儿咳恶臭痰、X线有肺炎或肺脓肿或脓胸时应考虑到本病可能。化验检查常有外周血白细胞计数和中性粒细胞比例的升高。确诊需做气管吸出物厌氧菌培养。

抗生素可选用青霉素G、克林霉素、甲硝唑等。应加强支持治疗。脓胸者需及时开放引流。

十、L型菌肺炎

L型菌肺炎是临床上难治性呼吸道感染的病原体之一。患儿常有肺炎不能解释的迁延发热，或原发病已愈，找不到继续发热的原因。病情多不重，β-内酰胺类抗生素治疗无效。外周血白细胞计数大多正常。X线改变无特异性，多呈间质性肺炎改变。普通培养阴性，L型高渗培养基上培养阳性可确诊。治疗应采用兼治原型和L型菌的抗生素，如氨苄西林或头孢霉素类加大环内酯类。一般需治疗至体温正常后10~14d，培养阴性为止。

十一、肺脓肿

肺脓肿（lung abscess）又称肺化脓症，由多种病原菌引起。常继发于细菌性肺炎，亦可为吸入性或血源性感染。由于抗生素的广泛应用，目前已较少见。

起病急剧，有畏寒、高热，伴阵咳、咳出大量脓痰，病程长者可反复咯血、贫血、消瘦等。外周血白细胞计数和中性粒细胞升高，结合X线后前位及侧位胸片，诊断多不困难。痰培养、血培养可明确病原。怀疑金葡菌者宜首选苯唑西林或万古霉素；厌氧菌感染给予青霉素G、克林霉素、哌拉西林钠、甲硝唑等。最好根据细菌培养和药物敏感试验结果选用。疗程要足，一般需1~2个月。

（倪　征）

第三节　病毒性肺炎

一、呼吸道合胞病毒性肺炎

呼吸道合胞病毒（RSV）是婴儿下呼吸道感染的主要病原，尤其易发生于2~4月龄的小婴儿。一般以冬季多见，持续4~5个月。据观察，冬春季节RSV感染占3岁以下婴幼儿肺炎的35%左右。RSV毛细支气管炎的发病机制尚不明确，但有证据表明，免疫损伤可能参与了其发病过程。

初期上呼吸道感染症状突出，如鼻塞、流涕，继而咳嗽、低热、喘鸣。随病情进展，出现呼吸困难、鼻扇、呼气延长、呼吸时呻吟和三凹征等。易并发急性心力衰竭。年龄小于2个月的患儿、低体温、高碳酸血症者易发生呼吸暂停。初期听诊呼吸音减弱、哮鸣音为主，而后可闻细湿啰音。X线检查见肺纹理增粗或点片状阴影，部分见肺不张或以肺气肿为主要表现。外周血白细胞计数和分类一般无异常。鼻咽部脱落细胞病毒免疫荧光或免疫酶检查，均可在数小时内获得结果。急性期可有 RSV 特异 IgM 升高。年龄小、喘憋出现早是本病的特点，但确诊要靠血清学和病毒学检查。

二、腺病毒肺炎

腺病毒肺炎（adenoviral pneumonia）以腺病毒 3 型和 7 型为主。多发生于 6 个月至 2 岁的婴幼儿。近年来发病率已明显降低，病情减轻。起病大多急骤，先有上呼吸道感染症状。随后出现持续高热，咳嗽出现早，呈单声咳、频咳或阵咳，继而出现呼吸困难。肺部体征出现迟，多在高热 3～4d 后出现湿啰音。早期可出现中毒症状和多系统受累表现，如肝、脾肿大、嗜睡或烦躁不安，甚至中毒性脑病。外周血白细胞计数大多轻度减少。X 线改变以肺实变阴影及病灶融合为特点，其范围不受肺叶的限制。约 1/6 的病例可有胸膜炎，病灶吸收较慢，一般要 1 个月或更久。

根据上述临床表现，结合 X 线特点，诊断不难。根据血清学和病毒学检查结果可确诊。

三、流感病毒性肺炎

流感病毒性肺炎（influenza pneumonia）大多骤起高热，伴明显咳嗽、呼吸困难，肺部可闻细湿啰音。多数患儿有呕吐、腹泻，严重者可出现胃肠道出血、腹胀、甚至神经系统症状。X 线检查肺部可有斑片状或大片状阴影。

流行性感冒流行期间，有呼吸道症状和体征；非流行期间持续高热、抗生素治疗无效的肺炎均应考虑到本病可能。确诊有赖于血清学和病毒学检查。

四、副流感病毒性肺炎

副流感病毒性肺炎（parainfluenza pneumonia）易感对象为 3 个月至 1 岁的婴儿。其发病率仅次于 RSV。多有 3～5d 的中等程度发热或高热及呼吸困难、哮吼样咳嗽、三凹征、肺部干湿啰音等，但多数患儿表现较轻，一般无中毒症状，病程较短。X 线检查肺野可有小片状阴影。临床上无法与其他病毒性肺炎相区别，根据血清学和病毒学检查结果确定诊断。

五、巨细胞病毒肺炎

巨细胞病毒（CMV）感染各年龄组均可发生，但巨细胞病毒肺炎（cytomegalovirus pneumonia）以小婴儿居多。因属全身性感染，呼吸道症状常被掩盖。临床上常以呼吸、消化和神经系统症状为主。可有发热、气急、咳喘、腹泻、拒奶、烦躁等，伴肝、脾肿大，重者及新生儿患者可有黄疸、细小出血性皮疹、溶血性贫血等表现。肺部 X 线改变以间质性和小叶性病变为主。可通过测定呼吸道标本中的 CMV、血清中的 CMV 抗原或特异 IgM 确诊。

六、麻疹病毒性肺炎

在麻疹过程中多数患儿存在不同程度的肺炎改变。可由麻疹病毒本身引起，常表现为间质性肺炎。在麻疹极期病情很快加重，出现频繁咳嗽、高热、肺部细湿啰音等。在出疹及体温下降后消退。如继发细菌感染，多表现为支气管肺炎。常见致病菌为肺炎链球菌、金黄色葡萄球菌、流感嗜血杆菌等，易并发脓胸或脓气胸。

麻疹发病初期和出疹前出现的肺炎多为麻疹病毒引起，以后则多为继发感染引起的细菌性肺炎。有报道，麻疹相关肺炎中混合感染者占 53%。麻疹流行期间，麻疹易感儿具有肺炎的症状和体征，不管有无皮疹，均应考虑到本病可能。确诊有赖于病毒分离、免疫荧光或免疫酶检测、双份血清抗体测定等方法。

七、腮腺炎病毒性肺炎

腮腺炎病毒性肺炎（mumps pneumonia）常因其呼吸道症状不明显，易为腮腺肿大及其并发症所掩盖，以及极少进行 X 线肺部检查而漏诊。临床表现大多较轻，一般无呼吸困难和发绀。肺部呈局限性呼吸音粗糙，少数可闻水泡音。外周血白细胞计数多不升高。X 线表现肺野斑片状或大片状阴影，或呈毛玻璃样改变。根据典型腮腺炎表现，加上述 X 线改变，可考虑本病。

八、EB 病毒性肺炎

3～5 岁为感染高峰年龄。EB 病毒感染后可累及全身各系统。在呼吸系统可表现为反复间质性肺炎、持续性咽峡炎等。除一般肺炎的症状和体征外，可有时隐时现的咳嗽和反复发热，常伴有肝、脾和淋巴结肿大。胸部 X 线检查以间质性病变为主。急性期外周血白细胞计数常明显增高，以淋巴细胞为主，并出现异常淋巴细胞。确诊常需依赖特异性抗体测定。

九、水痘肺炎

水痘肺炎（varicella pneumonia）由水痘 - 带状疱疹病毒引起，为全身性疾病，可发生支气管炎和间质性肺炎。年龄越小越易发生肺炎。多在水痘发生 1 周内，表现咳嗽，肺部有湿性啰音，X 线检查呈现双肺野结节性浸润阴影。水痘患儿如出现呼吸道症状和体征，应考虑本病。部分年幼婴儿，水痘肺炎可出现在皮疹之前，极易误诊和漏诊。因而有明确水痘接触史者，如发生肺炎，亦应考虑本病，并予以隔离。

十、肠道病毒所致下呼吸道感染

主要由柯萨奇病毒 B 组和埃可病毒引起。多见于夏秋季，呼吸道症状一般较轻，但婴幼儿肠道病毒感染大多较重，年龄愈小，病情愈重。常并发其他系统的症状，如腹泻、疱疹性咽炎、皮疹等。

十一、轮状病毒性下呼吸道感染

多见于秋冬季寒冷季节。好发于婴幼儿，其呼吸道症状体征常较轻。在轮状病毒感染流行期间，如患儿具有典型秋季腹泻特点，同时有呼吸道症状和体征，应考虑到本病可能。

十二、病毒性肺炎的药物治疗

目前尚缺乏理想的抗病毒药物。对呼吸道病毒治疗功效较肯定的仅限于流感病毒神经氨酸酶抑制剂和 M_2 蛋白抑制剂（金刚烷胺、金刚乙胺）及雾化吸入利巴韦林。

1. 利巴韦林　为广谱抗病毒剂，已广泛用于各类病毒性感染。早期应用雾化吸入或静脉给药，有一定疗效，但对重症病毒性肺炎单独使用作用尚不可靠。10～15mg/（kg·d），必要时 30～40mg/（kg·d），分 2 次静脉滴注，也可肌内注射，或 0.1% 溶液喷雾吸入，国外主要通过雾化吸入治疗严重 RSV 感染。

2. 金刚烷胺或金刚乙胺　可用于流感病毒 A 感染的防治。后者活性比前者强，呼吸道药物浓度亦较高。但由于神经系统不良反应、对 B 型流感病毒无效及耐药株的出现，限制了其在临床的应用。

3. 神经氨酸酶抑制剂　是一类新型的抗流感病毒药物。目前已用于临床的神经氨酸酶抑制剂包括扎那米韦、奥司他韦（达菲），可选择性抑制 A 型和 B 型流感病毒的神经氨酸酶活性，从而改变病毒正常的凝集和释放功能，减轻受感染的程度，缩短病程。前者只能吸入给药，因而婴幼儿患者常无法使用。奥司他韦则口服给药，每次儿童 2mg/kg，2 次/天。

4. 免疫球蛋白　近年来有报道 RSV 免疫球蛋白静脉使用可显著减轻病情、缩短住院时间，取得较好疗效。

5. 干扰素　可使受感染细胞转化为抗病毒状态，不断生成具有高度抗病毒活性的蛋白质，从而发挥抗病毒作用。可肌内注射、静脉注射或静脉滴注，也可滴鼻或喷雾吸入。

6. 阿昔洛韦（无环鸟苷）　主要适用于单纯疱疹病毒、水痘 - 带状疱疹病毒及 CMV 感染者。一般情况下每次 5mg/kg，静脉滴注，3 次/天，疗程 7d。

7. 更昔洛韦（丙氟鸟苷）　是抑制 CMV 作用较强的药物。诱导期 10mg/（kg·d），2 次/天，连用 14~21d，静脉滴注；维持量 5~7.5mg/（kg·d），1 次/天，每周 5~7 次，静脉滴注，或每次 5~10mg/kg，2 次/天，口服。

8. 其他　白细胞介素 -2（IL-2）、胸腺素、阿糖腺苷、双嘧达莫、聚肌胞、泰瑞宁和丙基乙磺酸及中药制剂。

（倪　征）

第四节　支原体肺炎

支原体肺炎（mycoplasmal pneumonia）由肺炎支原体（mycoplasma pneumoniae，MP）引起。多见于儿童和青少年，但近年来发现婴幼儿并非少见。全年均可发病，以秋、冬季多见。北京首都儿科研究所报道，MP 肺炎占住院儿童肺炎的 19.2%~21.9%。北美和欧洲的研究表明，MP 占肺炎的 15.0%~34.3%，并随年龄增长而增多。

一、病因

该病病原体为 MP，它是介于细菌和病毒之间的一种微生物，能在细胞外独立生活，具有 RNA 和 DNA，但没有细胞壁。

二、临床表现

潜伏期一般为 2~3 周。一般起病较缓慢，但亦有急性起病者。患儿常有发热、畏寒、头痛、咽痛、咳嗽、全身不适、疲乏、食欲缺乏、恶心、呕吐、腹泻等症状，但鼻部卡他症状少见。体温多数在 39℃ 左右，热型不定。咳嗽多较严重，初为干咳，很快转为顽固性剧咳，有时表现为百日咳样咳嗽，咳少量黏痰，偶见痰中带血丝或血块。婴幼儿可表现为憋气，年长儿可感胸闷、胸痛。年长患儿肺部常无阳性体征，这是本病的特点之一。少数病例呼吸音减弱，有干、湿啰音，这些体征常在 X 线改变之后出现。此外，可发生肺脓肿、胸膜炎、肺不张、支气管扩张症、弥漫性间质性肺纤维化等。本病尚可并发神经系统、血液系统、心血管系统、皮肤、肌肉和关节等肺外并发症，如脑膜脑炎、神经根神经炎、心肌炎、心包炎、肾炎、血小板减少、溶血性贫血、噬血细胞综合征及皮疹，尤其是 Stevens - Johnson 综合征。多发生在呼吸道症状出现后 10d 左右。

三、实验室检查

X 线胸部摄片多表现为单侧病变，大多数侵犯下叶，以右下叶为多，常呈淡薄片状或云雾状浸润，从肺门延伸至肺野，呈支气管肺炎的改变。少数呈均匀的实变阴影，类似大叶性肺炎。有时两肺野可见弥漫性网状或结节样浸润阴影，呈间质性肺炎的改变。大部分患儿有肺门淋巴结肿大或肺门阴影增宽。有时伴胸腔积液。肺部 X 线变化较快也是其特点之一。

外周血白细胞计数大多正常，但也有白细胞减少或偏高者。血沉轻、中度增快。抗 "O" 抗体滴度正常。部分患儿血清转氨酶、乳酸脱氢酶、碱性磷酸酶增高。早期患儿可用 PCR 法检测患儿痰等分泌物中 MP-DNA，亦可从痰、鼻分泌物、咽拭子中分离培养出 MP。血清抗体可通过补体结合试验、间接血球凝集试验、酶联免疫吸附试验、间接免疫荧光试验等方法测定，或通过检测抗原得到早期诊断。冷凝集试验 >1：32 可作为临床诊断的参考。

四、诊断与鉴别诊断

根据以下临床特征可初步诊断：①多发年龄 5~18 岁；②咳嗽突出而持久；③肺部体征少而 X 线改变出现早且严重；④用青霉素无效，红霉素治疗效果好；⑤外周血白细胞计数正常或升高；⑥血清冷凝集阳性。确诊必须靠呼吸道分泌物中检出 MP 及特异性抗体 IgM 检查阳性。早期诊断法有 ELISA 法、单克隆抗体法检测 MP 抗原，特异 IgM 及 PCR 法检测 DNA 等。

五、治疗

首选大环内酯类抗生素如红霉素，疗程一般较长，不少于 2 周，停药过早易于复发。近年来研究表明新合成的大环内酯类抗生素阿奇霉素、克拉霉素等具有与红霉素同等的抗菌活性，而且耐受性较好。

对难治性患儿应关注并发症如胸腔积液、阻塞性甚至坏死性肺炎的可能，及时进行胸腔穿刺或胸腔闭锁引流，必要时进行纤维支气管镜下支气管灌洗治疗。近年来有人认为重症 MP 肺炎的发病可能与人体免疫反应有关，因此，对急性期病情较重者，或肺部病变迁延而出现肺不张、肺间质纤维化，支气管扩张者，或有肺外并发症者，可应用肾上腺皮质激素口服或静脉用药，一般疗程为 3~5d。

（倪　征）

第五节　衣原体肺炎

衣原体是一种细胞内寄生的微生物，含 DNA 和 RNA。有沙眼衣原体、肺炎衣原体和鹦鹉热衣原体三种，均可引起上呼吸道感染和肺炎。

一、沙眼衣原体肺炎

沙眼衣原体肺炎（chlamydia trachomatis pneumonia）为沙眼衣原体（CT）引起。多由受染的母亲传染或眼部感染经鼻泪管传入呼吸道。国内研究表明，CT 占婴儿肺炎的 18.4%。本病潜伏期 2~3 周，症状多在出生后 3~12 周出现，起病缓慢，先有鼻塞，然后出现咳嗽和气促，一般不发热。肺部可有湿啰音。部分患儿有新生儿期患结合膜炎的病史。如病变侵犯细支气管，可出现喘息，偶见呼吸暂停。病程可持续数周或 1 个月以上，多可自愈。胸部 X 线检查可表现为肺间质性病变、斑片状浸润和肺气肿。血常规中白细胞总数正常，50%~70% 患儿可有轻、中度嗜酸性粒细胞增多。血 IgG、IgM 和 IgA 可增高。鼻咽拭子可分离到沙眼衣原体，经酶联免疫吸附试验和微量免疫荧光试验可检测沙眼衣原体抗体。PCR 或 DNA 杂交技术可直接检测沙眼衣原体 DNA，或通过 ELISA 等方法检测衣原体抗原。

新生儿出生后 3~12 周发生肺炎，尤其是无热性肺炎者应考虑本病，并及时送鼻咽部分泌物或血标本作病原学检测。治疗首选大环内酯类抗生素。重症或不能口服者静脉给药。疗程约 2 周。

二、肺炎衣原体肺炎

肺炎衣原体（chlamydia pneumoniae）能引起多种呼吸系统疾病，但以肺炎为主。已公认肺炎衣原体是 5 岁以上儿童肺炎的重要病原。其表现与肺炎支原体肺炎极为相似。起病缓慢，病程较长，一般症状轻，常伴发咽、喉炎及鼻窦炎为其特点。再感染和并发感染多见。如遇到不能以病毒、细菌或支原体解释的年长儿肺炎，应想到本病。治疗同沙眼衣原体肺炎。

三、鹦鹉热衣原体肺炎

鹦鹉热衣原体肺炎（chlamydia psittaci pneumonia）属人畜共患性疾病。鸟、猫等为终末宿主。多由吸入含衣原体的鸟类干燥排泄物或污染的尘埃等引起。多见于成人和年长儿。本病临床症状与支气管肺炎相似，但起病较急，全身症状明显如寒战、头痛、肌痛、乏力、发热等，咳嗽剧烈。肺部体征早期常不明显或缺如。胸部 X 线检查早期即有肺浸润，呈非典型性肺炎变化。如有上述症状及与鸟类、猫等密切接触史，应怀疑本病，并进行相应的病原学检查。本病国外首选四环素治疗。但由于其对小儿骨骼和牙齿发育的不良影响，8 岁以内小儿仍首选红霉素治疗，疗程延长至 3 周左右。

（倪　征）

第六节　吸入性肺炎

吸入性肺炎（aspiration pneumonia）是指呼吸道直接吸入有机或无机物质造成的肺部炎性病变。大多见于早产、弱小婴儿、重度营养不良或有腭裂的婴儿，如平卧喂奶或小儿哭叫时强迫服药易造成吸入；也见于用麻醉剂、中枢神经系统疾病等导致咽部反射或咳嗽反射失灵的患儿。少数可由于意外而引起，如工业事故、溺水等。

吸入物进入呼吸道后可产生物理或化学刺激，初期多为细支气管和毛细支气管痉挛，导致肺气肿或不张，以后可发生肺实质、肺间质、支气管的炎性病变。因吸入量的大小和吸入物的性质不同，临床症状及演变过程可能有较大的差异。

一、类脂性肺炎

类脂性肺炎（lipoid pneumonia）系鱼肝油、液状石蜡、油性滴鼻剂等油脂性物质吸入造成的一种肺炎，病理特征为慢性间质性肺炎。

多数患儿除咳嗽及轻度呼吸困难外，缺乏一般症状。重者可出现阵发性呼吸暂停及发绀。一般无发热。急性期外周血白细胞数增高。肺部可闻湿啰音、痰鸣音，亦可有肺实变体征。胸部 X 线检查常见肺门阴影增大、变浓，重症可见两肺气肿、肺门旁及肺野内有片絮状密度增深阴影，也可有条索状间质性浸润。

根据年龄及病史，病变不易吸收，痰中找到含油滴的巨噬细胞即可以确诊。

急性期应进行体位引流及气管吸引，排出油剂。必要时进行纤维支气管镜下吸引。注意防治感染。婴幼儿慎用油类口服药物，尤其勿强制灌药。半昏迷时更应避免，并禁止油剂滴鼻。

二、爽身粉吸入

婴幼儿使用爽身粉、痱子粉时误吸所致。多含有矽酸镁或其他矽酸盐。吸入肺部后造成细支气管阻塞。长期吸入可引起间质性肺炎、肺纤维变性。

主要症状为咳嗽伴气急。开始为干咳，以后有痰。可有低热。有的表现反复呼吸道感染。两肺听诊可闻及干湿啰音。大量吸入者可立即出现呛咳、气喘、进行性呼吸困难、发绀等，未经处理可在 1～2d 内死亡。胸部 X 线表现中下肺野有条索状、小片状、斑点状或网状阴影。病程长、出现纤维化时，表现两下肺野细小网状影。并发感染时可有片絮状阴影。

以对症处理为主，急性大量吸入者可采用支气管镜下冲洗，立即在高湿度下吸氧。早期使用肾上腺皮质激素可减轻炎症反应。并发感染时应给予适当抗生素治疗。

三、食物和呕吐物吸入

除食物本身的刺激外，反流的胃酸亦是肺损伤的重要决定因素。

吸入后可有短暂的无症状期，但 90% 以上患儿在吸入后 1h 内出现症状，主要表现咳嗽、气急、发热，重者发绀和休克。肺部可闻广泛湿啰音和哮鸣音。受累呼吸道黏膜易继发细菌感染。X 线胸片多为两侧广泛肺泡性或网状浸润阴影，部分可伴局灶性实变。

应立即清理呼吸道，给氧。严重者气管内吸引和机械通气。继发感染者给予抗生素治疗。既往健康者常继发口腔寄生菌（尤其是厌氧菌）感染，可选用克林霉素或青霉素治疗；住院儿童则易发生大肠埃希菌、肺炎克雷白杆菌等革兰阴性菌感染，需加用第三代头孢菌素或复合 β - 内酰胺类等抗生素。

（倪　征）

第七节　急性支气管炎

急性支气管炎是由于支气管黏膜发生炎症，临床上多继发于上呼吸道感染，以咳嗽为主要表现的一种呼吸道疾病，中医属"咳嗽"范畴。

一、病因

（1）病原为各种病毒或细菌，或为混合感染。能引起上呼吸道感染的病原都可引起支气管炎。

（2）免疫功能低下、特异性体质、营养不良、佝偻病支气管局部结构异常等都为病危因素。

（3）病原体释放毒素及代谢产物导致支气管黏膜充血、水肿、渗出以及支气管平滑肌痉挛等引起通气障碍，从而出现一系列临床症状。

二、诊断

（1）多数患儿先有上呼吸道感染症状，发热高低不一，数日后出现干咳，或咳白痰或黄白痰。

（2）年长儿可诉头痛、胸痛；婴幼儿多伴有呕吐、腹泻等消化道症状。

（3）两肺呼吸音粗糙或有干啰音，可有不同程度的呼吸困难，呼吸频率增快。

（4）外周血白细胞多数正常或降低，细菌感染时可升高。

（5）胸部 X 线片示两肺纹理增粗、增强，透过度增高。

具备（1）～（4）即可临床诊断；加（5）可确诊。

三、鉴别诊断

（1）早期支气管肺炎：支气管肺炎早期与支气管炎症状十分相似，鉴别主要依靠胸部 X 平片，肺部可见点片状阴影足以鉴别。

（2）支气管哮喘：该病也可出现咳嗽等症状，但肺部听诊两肺可闻及哮鸣音，有反复发作史及家族史。

四、治疗

（1）一般疗法：注意呼吸道隔离，减少继发感染，保持空气新鲜，经常变换体位以利于呼吸道分泌物排出。

（2）对症治疗：退热、止咳、祛痰治疗，一般不用镇咳剂或镇静剂。对喘较重，黏稠痰不易咳出者，给予超声雾化吸入治疗，雾化 15min 后吸痰，每日 1～2 次。对刺激性咳嗽可用复方甘草合剂，急支糖浆等口服；痰稠者可予 1% 氯化铵，每次 0.1～0.2mL/kg；止喘可用氨茶碱 4～6mg/（kg·次）分 3 次口服；喘息严重者可用糖皮质激素（泼尼松）静脉点注或沙丁胺醇吸入。

（3）控制感染：对于病毒感染，一般不用抗生素治疗，如病情较重，婴幼儿、体弱儿及不能除外细菌感染时可适当选用抗生素，如青霉素或其他广谱抗生素。

（倪　征）

第八节　支气管哮喘

支气管哮喘（asthma）是儿科常见的呼吸道疾病之一，我国儿童哮喘患病率为 0.5%～2%，个别地区高达 5%，哮喘的患病率仍呈上升趋势。支气管哮喘是由多种细胞，包括炎性细胞（嗜酸性粒细胞、肥大细胞、T 淋巴细胞、中性粒细胞等）、气道结构细胞（气道平滑肌细胞和上皮细胞等）和细胞组分参与的气道慢性炎症性疾病。这种慢性炎症导致易感个体气道反应性增高，当接触物理、化学、生物等诱发因素时，发生广泛多变的可逆性气流受限，从而引起反复发作的、可逆的喘息、咳嗽、气促、胸闷等症状。但儿童哮喘在不同年龄具有不同的病因、发病机制，甚至有不同的病理特征，在疾病治疗和预后方面也存在很大的不同。

一、病因及发病机制

（一）5岁以下儿童喘息

5岁以下儿童易患喘息性疾病，但其喘息发作的病因、发病机制与自然病程具有很大的不同。根据起病年龄及预后可以将5岁以下儿童喘息分成3种临床表型，其病因也有明显的不同：

1. 早期一过性喘息　多见于早产和父母吸烟者，喘息主要是由于环境因素、宫内发育异常或感染导致肺发育延迟所致，年龄的增长使肺的发育逐渐成熟，大多数患儿在生后3岁之内喘息逐渐消失。

2. 早期起病的持续性喘息（指3岁前起病）　主要表现为与急性呼吸道病毒感染（小于2岁的儿童通常为呼吸道合胞病毒感染，2岁以上的儿童与鼻病毒等其他病毒感染有关）相关的反复喘息，本人无特应症表现，也无家族过敏性疾病史。其原因可能是病毒感染导致的一过性气道反应性增高，随着年龄增大，呼吸道病毒感染减少，症状逐渐减轻，喘息症状一般持续至学龄期，部分患儿在12岁时仍然有症状。

3. 迟发性喘息/哮喘　这些儿童有典型的特应症背景，往往伴有湿疹，哮喘症状常迁延持续至成人期，气道有典型的哮喘病理特征。

（二）儿童哮喘

60%~80%的5岁以上儿童哮喘与呼吸道过敏有关，气道有大量嗜酸性粒细胞、肥大细胞、淋巴细胞等炎性细胞浸润及广泛的黏膜上皮细胞脱落；主要由持续反复吸入低剂量变应原引起，可以使气道反应性明显持续的增加。由于呼吸道尘螨过敏的表达需要2年左右的时间，因而儿童过敏性哮喘多在2岁左右开始起病。

（三）咳嗽变异性哮喘

发病机制与支气管哮喘相似，其只咳不喘的原因或机制还不是非常清楚，部分学者认为可能为气道炎症和气道高反应没有达到哮喘发作的程度；另一些学者认为慢性气道炎症主要集中在中央气道，大气道平滑肌收缩刺激肌梭内咳嗽感受器引起剧烈咳嗽，而没有小气道阻塞表现。

二、哮喘的诱因

（一）呼吸道感染

1. 呼吸道病毒感染　在婴幼儿期主要有呼吸道合胞病毒（RSV），其次为副流感病毒、流感病毒和腺病毒，其他如麻疹病毒、腮腺炎病毒、肠道病毒、脊髓灰质炎病毒偶尔可见。年长儿多见鼻病毒感染。

2. 支原体感染　由于婴幼儿免疫系统不成熟，支原体可以引起婴幼儿呼吸道慢性感染，若处理不恰当，可以导致反复不愈的咳嗽和喘息。

3. 呼吸道局灶性感染　慢性鼻窦炎、鼻炎、中耳炎、慢性扁桃体炎，是常见的儿童上呼吸道慢性局灶性病变，一方面，可以引起反复的感染，另一方面又可以通过神经反射引起反复的咳嗽，需要对这些病灶进行及时处理。

（二）吸入过敏物质

持续低浓度变应原吸入可以诱发慢性气道变应性炎症，促进气道高反应形成，但短时间吸入高浓度变应原可以诱发急性哮喘发作。这类诱因诱发的哮喘发作较为突然，无上呼吸道感染症状，多数在环境中过敏源浓度较高的季节发作。

（三）胃食管反流

由于解剖结构的原因，也有医源性因素（如应用氨茶碱、β受体兴奋药等）可以引起胃食管反流，在婴幼儿尤为多见，它是导致喘息反复不愈的重要原因之一。临床上多表现为入睡中出现剧烈的咳嗽、喘息，平时有回奶或呕吐现象。

（四）其他

吸入刺激性气体或剧烈运动、哭闹，以及油漆、煤烟、冷空气吸入均可作为非特异性刺激物诱发哮喘发作，其中油漆散发的气体可触发严重而持续的咳喘发作，应尽量避免。剧烈运动、哭闹使呼吸运动加快，呼吸道温度降低或呼吸道内液体渗透压改变，而诱发哮喘发作。

三、病理改变

气道黏膜充血、水肿，上皮细胞脱落、崩解；黏膜杯状细胞增多，黏液腺增生；包括炎性细胞（嗜酸性粒细胞、肥大细胞、T淋巴细胞、中性粒细胞等）、气道结构细胞（气道平滑肌细胞和上皮细胞等）明显增多；支气管平滑肌肥厚，基底膜变厚，使支气管壁增厚，重建；支气管腔内可见黏液或黏液栓，引起肺泡膨胀，过度充气或肺不张。

四、临床表现

儿童哮喘起病可因不同年龄、不同诱因，临床上有不同的特点：

（1）婴幼儿期哮喘发作多数在上呼吸道病毒感染后诱发，有上呼吸道感染的前驱过程，起病相对较缓，哮鸣音音调较低，对糖皮质激素反应差。

（2）而儿童过敏性哮喘多在2岁以后逐渐出现呼吸道过敏症状，包括过敏性鼻炎症状，发病季节与过敏源类型有关，有明显的平滑肌痉挛，哮鸣音音调高，对糖皮质激素反应较好。

（3）咳嗽变异性哮喘表现为长期慢性咳嗽，无喘息症状，咳嗽在夜间或清晨以及剧烈运动后加重，抗生素治疗无效，支气管扩张药及糖皮质激素有特效，一些患儿最终发展成支气管哮喘。

哮喘发病初主要表现为刺激性干咳，随后出现喘息症状，喘息轻重不一。轻者无气急，双肺仅闻散在哮鸣音和呼气时间延长；重者出现严重的呼气性呼吸困难，烦躁不安，端坐呼吸，甚至出现面色苍白，唇、指甲端发绀以及意识模糊等病情危重表现。体检时可见三凹征，呼气时肋间饱满，叩音两肺呈鼓音，肝上界下移，心界缩小，表现有明显的肺气肿存在，全肺可闻及哮鸣音，如支气管渗出较多，可出现湿性啰音，严重病例由于肺通气量极少，两肺哮鸣音可以消失，甚至听不到呼吸音。哮喘一般自行或给予药物治疗后缓解。

本病为反复发作，部分患者有明确的季节性，夜间发病较多。发作间歇期，多数患儿症状可完全消失，少数患儿有夜间咳嗽、自觉胸闷不适。

五、诊断标准

各年龄段哮喘儿童由于呼吸系统解剖、生理、免疫、病理特点不同，哮喘的临床表型不同，但相互之间也存在一定的共性。

（1）反复发作喘息、咳嗽、气促、胸闷，多与接触变应原、冷空气、物理、化学性刺激、呼吸道感染以及运动等有关，常在夜间和（或）清晨发作或加剧。

（2）发作时双肺可闻及散在或弥漫性、以呼气相为主的哮鸣音，呼气相时间延长。

（3）上述症状和体征经抗哮喘治疗有效或自行缓解。

（4）除外其他疾病所引起的喘息、咳嗽、气促和胸闷。

（5）临床表现不典型者（如无明显喘息或哮鸣音），应至少具备以下1项：

1）支气管激发试验或运动激发试验阳性。

2）证实存在可逆性气流受限：①支气管舒张试验阳性：吸入速效 β_2 受体激动剂［如沙丁胺醇（salbutamol）］后15分钟第一秒用力呼气量（FEV_1）增加≥12%；或②抗哮喘治疗有效：使用支气管舒张剂和口服（或吸入）糖皮质激素治疗1~2周后，FEV_1 增加≥12%。

3）最大呼气流量（PEF）每日变异率（连续监测1~2周）≥20%。

（6）咳嗽变异性哮喘（CVA）是儿童慢性咳嗽最常见原因之一，以咳嗽为唯一或主要表现，不伴有明显喘息。诊断依据：

1）咳嗽持续＞4周，常在夜间和（或）清晨发作或加重，以干咳为主。

2）临床上无感染征象，或经较长时间抗生素治疗无效。

3）抗哮喘药物诊断性治疗有效。

4）排除其他原因引起的慢性咳嗽。

5）支气管激发试验阳性和（或）PEF每日变异率（连续监测1~2周）≥20%。

6）个人或一、二级亲属特应性疾病史，或变应原检测阳性。以上1~4项为诊断基本条件。

六、治疗目标与原则

1. 治疗目标

（1）达到并维持症状的控制。

（2）维持正常活动，包括运动能力。

（3）使肺功能水平尽量接近正常。

（4）预防哮喘急性发作。

（5）避免因哮喘药物治疗导致的不良反应。

（6）预防哮喘导致的死亡。

2. 防治原则　哮喘控制治疗应越早越好，要坚持长期、持续、规范、个体化治疗原则。治疗包括：

（1）急性发作期：快速缓解症状，如平喘、抗感染治疗。

（2）慢性持续期和临床缓解期：防止症状加重和预防复发，如避免触发因素、抗炎、降低气道高反应性、防止气道重塑，并做好自我管理。

七、喷射雾化方案

（一）应用原理

通过高压气体冲击液体，产生雾滴，它具有雾滴直径均匀，大小适中（1~5μm），对液体中药物成分无影响等优点。

（二）应用原则

原则为：①平喘药物可用拟肾上腺素和抗胆碱能药物合用，拟肾上腺素药物起效快，但维持时间短；抗胆碱能药物起效相对较慢，但维持时间较长，因而两者合用有互补作用。②如要用雾化吸入糖皮质激素，最好先吸入平喘药物，再吸糖皮质激素，以增加糖皮质激素的吸入量。③要严格掌握用药剂量（表7-1），用药期间注意心血管方面不良反应的产生。

表7-1　喷射性雾化吸入用药

药品名	药物	英文名	剂型	用法
糖皮质激素				
普米克令舒	布地奈德	Budesonide	1mg/2mL	0.5~1mg，每天2次
β受体兴奋剂				
万托林溶液	沙丁胺醇	Ventoline	10mg/20mL	＜20kg：2.5mg/次；＞20kg：5mg/次
博利康尼	特布他林	Terbutaline	5mg/2mL	＜20kg：2.5mg/次；＞20kg：5mg/次
抗胆碱能药				
爱全乐（Atrovent）	异丙托溴铵	Ipratropium Bromide	0.025%溶液20mL	＜2岁：0.5mL，＜4次/日；
				＞2岁：1mL，＜4次/日

注：普米克令舒可与0.9%生理盐水、特布他林、沙丁胺醇、色甘酸钠和溴化异丙托品混合使用。

八、GINA 治疗方案

（一）GINA 治疗方案的形成与演变

1994 年在美国国立卫生院心肺血液研究所与世界卫生组织的共同努力下，17 个国家的 30 多位专家组成小组，制定了关于哮喘管理和预防的全球策略，即《全球哮喘防治创议》（Global Initiative for Asthma，GINA），用来规范哮喘的防治。随着在全球的推广，GINA 方案进行了多次改版。

早期 GINA 是根据症状、气流受限的程度以及肺功能的改变，对哮喘病情进行严重程度的分级（即间歇、轻度持续、中度持续、重度持续），并根据分级采用相应的治疗方案。此方案对初始治疗较有意义。但随着在临床上广泛的推广，也感觉到哮喘严重程度既涉及疾病本身的严重性，也涉及其对治疗的反应。而且哮喘严重程度在具体某一哮喘患儿也不是一成不变的，可能在不同季节或环境改变后发生改变。所以，就哮喘管理的持续性而言，根据控制水平对哮喘进行分类更符合实际情况（表 7 - 2）。

表 7 - 2 儿童哮喘严重度分级

严重程度	日间症状	夜间症状/憋醒	应急缓解药的使用	活动受限	肺功能（≥5 岁者适用）	急性发作（需使用全身激素治疗）
<5 岁						
间歇状态（第 1 级）	≤2 天/周，发作间歇无症状	无	≤2 天/周	无		0~1 次/年
轻度持续（第 2 级）	>2 天/周，但非每天有症状	1~2 次/月	>2 天/周，但非每天使用	轻微受限		6 个月内≥2 次，根据发作的频度和严重度确定分级
中度持续（第 3 级）	每天有症状	3~4 次/月	每天使用	部分受限		
重度持续（第 4 级）	每天持续有症状	>1 次/周	每天多次使用	严重受限		
≥5 岁						
间歇状态（第 1 级）	≤2 天/周，发作间歇无症状	≤2 次/月	≤2 天/周	无	FEV$_1$ 或 PEF≥正常预计值的 80%，PEF 或 FEV$_1$ 变异率 <20%	0~1 次/年
轻度持续（第 2 级）	>2 天/周，但非每天有症状	3~4 次/月	>2 天/周，但非每天使用	轻微受限	FEV$_1$ 或 PEF≥正常预计值的 80%，PEF 或 FEV$_1$ 变异率 20%~30%	≥2 次/年，根据发作的频度和严重度确定分级
中度持续（第 3 级）	每天有症状	>1 次/周，但非每晚有症状	每天使用	部分受限	FEV$_1$ 或 PEF 达正常预计值的 60%~79%，PEF 或 FEV$_1$ 变异率 >30%	
重度持续（第 4 级）	每天持续有症状	经常出现，通常每晚均有症状	每天多次使用	严重受限	FEV$_1$ 或 PEF < 正常预计值的 60%，PEF 或 FEV$_1$ 变异率 >30%	

注：①评估过去 2~4 周日间症状、夜间症状/憋醒、应急缓解药使用和活动受限情况；②患儿只要具有某级严重程度的任一项特点，就将其列为该级别；③任何级别严重程度，包括间歇状态，都可以出现严重的急性发作。

（二）确定长期治疗方案

根据年龄分为 5 岁及以上儿童哮喘和 5 岁以下儿童哮喘的长期治疗方案。长期治疗方案分为 5 级，从第 2 级到第 5 级的治疗方案中都有不同的哮喘控制药物可供选择。对以往未经规范治疗的初诊哮喘患儿根据病情严重程度分级，选择第 2 级、第 3 级或第 4 级治疗方案（图 7-1、图 7-2）。每 1~3 个月审核 1 次治疗方案，根据病情控制情况（表 7-3），适当调整治疗方案。如哮喘控制，并维持至少 3 个月，治疗方案可考虑降级，直至确定维持哮喘控制的最小剂量。如部分控制，可考虑升级治疗以达到控制。但升级治疗之前首先要检查患儿吸药技术、遵循用药方案的情况、变应原回避和其他触发因素等情况。如未控制，升级或越级治疗直至达到控制。

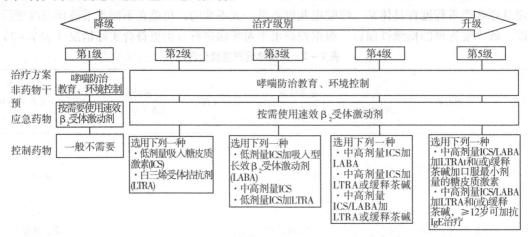

图 7-1 ≥5 岁儿童哮喘的长期治疗方案

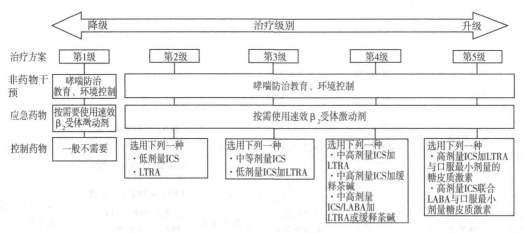

图 7-2 小于 5 岁儿童哮喘的长期治疗方案

表 7-3 儿童哮喘控制水平分级

控制程度	日间症状	夜间症状/憋醒	应急缓解药的使用	活动受限	肺功能（≥5 岁者适用）	定级标准	急性发作（需使用全身激素治疗）
控制	无（或≤2 天/周）	无	无（或≤2 次/周）	无	≥正常预计值或本人最佳值的 80%	满足前述所有条件	0~1 次/年
部分控制	>2 天/周或≤2 天/周但多次出现	有	>2 次/周	有	<正常预计值或本人最佳值的 80%	在任何 1 周内出现前述 1 项特征	2~3 次/年

控制程度	日间症状	夜间症状/憋醒	应急缓解药的使用	活动受限	肺功能（≥5 岁者适用）	定级标准	急性发作（需使用全身激素治疗）
未控制						在任何 1 周内出现≥3 项"部分控制"中的特征	>3 次/年

注：①评估过去 2～4 周日间症状、夜间症状/憋醒、应急缓解药使用和活动受限情况；②出现任何一次急性发作都应复核维持治疗方案是否需要调整。

（三）常用哮喘维持治疗药物

吸入糖皮质激素（ICS）种类：ICS 治疗哮喘的高效性和局部选择性的主要化学基础是在于激素甾体核的 16α 和 17α 或 17β 位置上有一个亲脂基团的置换。当甾体核的 D 环上用亲脂基团替代可得到三种重要特性：①与激素受体有非常高度的亲和性，这是在呼吸道黏膜发挥作用所必须的；②能增加局部摄取（浓度）和延长在组织中储存时间；③全身吸收后，易被肝脏转化而快速灭活。但一定程度的水溶性也十分重要，ICS 必须首先溶解在气道黏液中，然后才能作用于气道组织，因而一个理想的 ICS 除了较强的脂溶性外，还需要一定的水溶性。

ICS 的局部/全身作用的比例取决于：①药物在气道中的局部活性；②下呼吸道与口咽部药物沉积之比；③药物经肺或胃肠道吸收和首过代谢的周身活性。目前临床上常用的 ICS 有以下三大类：

（1）二丙酸倍氯米松（beclomethasonide，BDP）：如必可酮、贝可乐；BDP 是丙酸倍氯米松（BMP）的前体，BMP 比 BDP 具有更高的受体亲和力，BDP 水溶性低，在肺组织中转化成 BMP。肝脏灭活速度慢，并且在肝脏代谢后会产生另一种活性产物（倍氯米松）；因而全身不良反应相对较大。

（2）布地奈德（budesonide，BUD）：普米克都保或 pMDI、英福美；BUD 比 BDP 有较高的受体亲和性和水溶性，而与 BMP 接近。BUD 肝脏灭活速度较 BMP 快，肝脏通过两种代谢途径进行代谢，首过代谢为 90%，半衰期 2.8 小时。

（3）氟地卡松（fluticasone propionate，FP）：如辅舒酮 pMDI。FP 与 BDP 一样水溶性低，但受体亲和力高；FP 只通过一种代谢途径，首过代谢为 99%，半衰期 8～14 小时。长半衰期增加了反复用药的危险性，可导致组织内药物高浓度；FP 的长半衰期可能与其高亲脂性有关，可增加组织结合和分布容积。

应用 ICS 应注意根据年龄选择合适的吸入装置，以增加吸入效率（表 7-4）。

表 7-4　不同年龄的吸入策略

年龄	吸入策略
≤2 岁	喷射雾化
≤5 岁	带活瓣系统和面罩的储雾罐；症状重者，喷射雾化
≤9 岁	干粉吸入剂呼吸–激动 pMDI
>9 岁	pMDI

（四）白三烯受体拮抗剂

白三烯是人体三种必须脂肪酸之一的花生四烯酸的脂氧化酶代谢产物，包括 LTA_4LTB_4、LTC_4、LTD_4 和 LTE_4；其中 LTC_4、LTD_4 和 LTE_4 被称为"半胱氨酰白三烯"，因为它们都包含一个硫醚连接的肽，主要由嗜酸性粒细胞、肥大细胞、巨噬细胞、单核细胞和嗜碱粒细胞产生。半胱氨酰白三烯是引起哮喘慢性气道炎症的重要炎性介质之一。

孟鲁司特钠和扎鲁司特是口服的选择性白三烯受体拮抗剂，能特异性抑制半胱氨酰白三烯（Cys-LTl）受体，以阻断白三烯引起的气道炎症；与糖皮质激素合用，可减少激素用量。

常用药物为孟鲁司特钠（montelukast sodium），商品名为顺尔宁颗粒剂或咀嚼片：6～14 岁 5mg，

2～5岁4mg，每晚服。

（五）肥大细胞膜稳定剂

是一种非糖皮质激素类抗炎制剂，可抑制肥大细胞释放介质，对其他炎症细胞释放介质也有选择性抑制作用；主要用于轻中度哮喘患者。因临床疗效有限，现已不推荐常规使用。此类药物包括：色甘酸钠、尼多酸钠和酮替酚。

（六）长效或缓释支气管扩张剂

主要用于缓解期的轻中度咳喘症状，特别是夜间咳喘以及运动后咳喘。

1. 长效或控释 β_2 受体激动剂

（1）沙丁胺醇缓释片（Etinoline）：每片4mg。3～12岁，2～4mg，12小时一次。

（2）丙卡特罗（Meptin）：每片25μg。<6岁，每次1μg/kg；>6岁，每次25μg，12小时一次。

（3）班布特罗（Bambec）：1mg/ml，100mL/瓶。2～6岁，5mL；>6岁，10mL，每晚服。

2. 氨茶碱控释片

（1）舒弗美：每片100mg。3～6岁，50mg；>6岁，100mg，每日两次。

（2）优喘平：每片400mg。200～400mg，每晚服。

九、特异性免疫治疗（脱敏治疗）

变应原特异性免疫治疗是通过使用高效、标准化的纯化抗原，使机体对变应原反应性降低，以减轻气道慢性特应性炎症；与成人哮喘相比，呼吸道过敏在儿童哮喘中更为突出，使变应原特异性免疫成为一种重要的治疗儿童过敏性哮喘方法。

天然变应性原制剂疗法有几十年的历史，是 IgE 介导的过敏疾患的唯一对因疗法。这种疗法的唯一缺点是需要多次注射才能达到（个体）最大剂量，而且由于 IgE 介导的（B细胞抗原决定族引起的）不良反应，每次注射的变应原剂量不能随意增大。通过对变应原加工，进行化学修饰（如使用甲醛），改变蛋白结构，可以制成类变应原。理论上使用类变应原可以减少不良反应，延长作用持续时间，减少注射次数。但是目前尚未普遍应用于临床。

目前认为变应原特异性免疫治疗对下列物质过敏治疗有效：

（1）花粉引起的哮喘和过敏性鼻炎：桦属和桦木科植物花粉、禾本科植物花粉、豚草属植物花粉、Parietaria 植物花粉。

（2）屋尘螨引起的哮喘和过敏性鼻炎。

（3）猫皮屑引起的哮喘。

（4）真菌引起的哮喘：链格孢属、支孢霉属霉菌。

现强调治疗应从早期开始，它既可以抑制已形成的变应原过敏状态的进一步发展，还能阻止机体对其他变应原过敏的形成。但具体开始治疗年龄还要考虑治疗的安全性，目前多在5岁以后才开始考虑进行变应原特异性免疫治疗，治疗之前应进行特异性变应原诊断试验，以明确机体对什么过敏，以及过敏的强度，特异性诊断试验包括皮肤试验、变应原支气管激发试验、血清变应原特异性 IgE 测定等方法。治疗包括两个阶段：递增阶段和维持阶段。递增阶段是一个逐渐增加变应原浓度的过程，目的是在减少机体反应性同时，使 IgE 介导的不良反应降低到最低程度。维持阶段的时间至少需要3～5年。目前国内主要使用的是螨特异性免疫治疗，并已有舌下螨脱敏制剂开始应用于临床。

十、哮喘的长期管理计划

长期管理是哮喘防治的重要环节之一，由于哮喘是一种慢性呼吸道疾病，治疗时间长，而且大部分时间在家中治疗，因而对患儿进行病情的随访、监控，及时接受患儿及家长的咨询，对于控制疾病尤为重要。哮喘的长期管理计划包括以下六个部分：

（1）教育患者与医生发展成伙伴关系。

（2）尽可能应用肺功能评估和监测哮喘的症状的严重程度。

（3）避免和控制哮喘的触发因素。

（4）建立长期管理计划。

（5）建立哮喘发作时的计划。

（6）提供定期的随访。

十一、哮喘持续状态

哮喘持续状态是指对常规哮喘治疗反应差，呈急性进行性加重的严重发作，如不及时处理会发展成呼吸衰竭。疾病初期气道阻力非匀称增加，V/Q 比例失调引起低氧血症，并代偿性出现 $PaCO_2$ 下降；气道阻进一步增加，代偿机制恶化，通气量明显下降，引起严重低氧血症和高碳酸血症；最后可以出现混合性酸中毒，肺动脉高压和右心功能及中枢神经系统功能异常。

（一）诱发因素

如患儿哮喘治疗不当，长期应用 β_2 受体激动剂，而未进行抗感染治疗；以及短期内吸入大量的过敏物质或强烈理化气体（如油漆）可以引起哮喘重度发作；此外脱水引起气道分泌物干燥，痰栓阻塞气道；伴有各种并发症出现（气胸、肺不张等），造成哮喘治疗困难。

（二）临床表现

除了明显喘憋、面色苍白、口唇发绀以及烦躁外，体格检查有助于判断疾病的严重程度：①呼吸是伴有明显的三凹征，提示 FEV_1 和呼气流速峰值低于正常的50%；②奇脉血压超过 2.93kPa（22mmHg）常提示 $PaCO_2$ 升高；③有呼气动作，但呼气音低，听不到哮鸣音，表明喘憋严重。

根据 Wood 临床评分标准可以对哮喘的病情做出判断（表7－5）。

表7－5　Wood 临床评分标准

项目	0分	1分	2分
PaO_2（kPa）	9.3~11.3in air	<9.3in air	<9.3in 40% O_2
或 SaO_2	93%~100%in air	<93%in air	<93%in 40% O_2
或发绀	未发绀	发绀	明显发绀
吸气呼气音	正常	不对称	减弱或消失
辅助呼吸运动	无	中度	极度费力
喘鸣音	无	中度	明显
脑功能	正常	嗜睡或烦躁	昏迷

注：≥5分，为呼吸功能不全；≥7分，伴 $PaCO_2$ >8.7kPa 为呼吸衰竭。

（三）治疗

1. 吸氧　给予吸入经湿化后的30%~50%浓度的氧，维持 PaO_2 60~80mmHg，SaO_2 92%~95%。

2. 保持呼吸道湿润　补充足够的液体，但补液速度不能过快；同时要避免环境过分干燥。

3. 支气管扩张药　静脉用 β 受体兴奋剂的心血管不良反应较大，现已少用；目前多采用喷射式雾化吸入方法；吸入沙丁胺醇 2.5~5mg/次，第一小时每20分钟一次，连用3次，然后每小时一次，根据喘息缓解情况，逐渐延长用药间隔。反复用药时要监测心血管功能和血钾，保持心率 <180 次/分，无室性异位节律发生。

同时可加用氨茶碱静脉注射；以每 1mg/kg 的负荷剂量增加血中氨茶碱浓度大约 $2\mu g/ml$ 计算，对那些以前从未接受氨茶碱或口服茶碱制剂的患者，首次给予 4~6mg/kg 的氨茶碱负荷剂量以取得 $12\mu g/ml$ 的水平；然后用维持量，剂量为每小时 0.8~1mg/kg，严密观察毒性反应（胃不适、心律失常、抽搐）和氨茶碱水平，尽量维持在 13~16$\mu g/ml$ 的稳定状态。

除了喷射雾化吸入 β_2 受体兴奋剂外，还可同时吸入抗胆碱能药物；它能够减轻气道炎症引起的局部迷走神经反射，与 β_2 受体兴奋剂合用有互补作用。可以与 β 受体兴奋剂同时吸入。

硫酸镁通过抑制钙离子介导的平滑肌收缩，扩张支气管；可用于 6 岁以上，对其他平喘治疗无效患儿。硫酸镁：每次 25mg/kg + 100mL 生理盐水静脉滴注 20 ~ 30 分钟，有低血压、心动过缓、面色潮红等不良反应。

4. 应用糖皮质激素　静脉用甲基泼尼松龙，第 1 次剂量 2mg/kg，然后每 6 小时 1 次，每次 1mg/kg；或氢化可的松，每 6 ~ 8 小时 1 次，每次 5 ~ 10mg/kg。可同时吸入 Budesonide，每次 1mg。病情缓解后全身用糖皮质激素应逐渐减量，可继续吸入普米克令舒。

5. 控制感染　尽管目前还有争论，但由于气道分泌物增加、环境条件差，加上大量糖皮质激素应用，应用抗生素有一定的合理性。

6. 观察和监护　随访血气分析，分析气道阻塞程度；对长期应用 β 受体兴奋剂患儿要监测血电解质，注意低钾血症发生；对治疗效果不明显或病情恶化患儿，要注意肺部并发症存在，摄胸片观察是否伴有肺不张、气胸、气道异物。

7. 机械通气　对经过以上处理病情不能改善，呼吸衰竭持续存在的情况下应考虑机械通气。

机械通气指征：持续严重的呼吸困难，哮鸣音和呼吸音明显减弱；呼吸肌极度疲劳；在吸入纯氧下 $PaO_2 < 8kPa$（60mmHg），$PaCO_2 > 6.65kPa$（50mmHg）；有并发症（气胸、纵隔气肿等）。

机械通气原则：①在尽量减少气压伤的基础上，维持足够的氧合和通气量直至其他治疗充分起效；②用定容型呼吸模式，以利控制合适的潮气量；③长呼气时间，低呼吸频率，保证足够的呼气时间；④呼气末正压应保持在低值，⑤通过呼吸机管路，吸入 β 受体兴奋药物；⑥机械通气下，伴有代酸患儿，可用 $NaHCO_3$ 纠酸。

（倪　征）

第九节　反复呼吸道感染

反复呼吸道感染（recurrent respiratory tract infections，RRTIs）是儿科常见的一种临床现象，1987 年第一届全国小儿呼吸道疾病学术会议上，制定了《反复呼吸道感染的诊断参考标准》。2007 年在"慢性咳嗽和反复呼吸道感染的学术研讨会"上，将"反复呼吸道感染"的病名诊断理解为"临床概念"，将"诊断参考标准"修改为反复呼吸道感染的"判断条件"。

一、定义

反复呼吸道感染是指 1 年以内发生上、下呼吸道感染的次数频繁，超出正常范围（表 7 - 6）。

表 7 - 6　反复呼吸道感染判断条件

年龄（岁）	反复上呼吸道感染（次/年）	反复下呼吸道感染（次/年）	
		反复气管支气管炎	反复肺炎
0 ~ 2 岁	7	3	2
3 ~ 5 岁	6	2	2
6 ~ 14 岁	5	2	2

注：1. 反复上感两次间隔时间至少在 7 天以上；2. 若上感次数不够，可将上下感次数相加，反之不能，但是若复感是以下呼吸道感染为主，则应定义为反复下呼吸道感染；3. 确定次数须连续观察一年；4. 反复肺炎指一年内反复患肺炎 ≥ 2 次，肺炎须由肺部体征和影像学证实，两次肺炎诊断间期肺炎体征和影像学改变应完全消失。

二、反复上呼吸道感染的病因分析和处理原则

（一）病因

多与护理不当、入托幼机构起始阶段、缺乏锻炼、迁移住地、被动吸入烟雾、环境污染、微量元素

缺乏或其他营养成分搭配不合理等因素有关；部分与鼻咽部慢性病灶有关，如鼻炎、鼻窦炎，扁桃体肥大、腺样体肥大，慢性扁桃体炎等。

（二）处理原则

（1）寻找致病因素并给予相应处理：对鼻咽部慢性病灶，必要时请耳鼻咽喉科协助诊断。由于大部分上呼吸道感染系病毒感染，故不应滥用抗菌药物。

（2）注意营养和饮食习惯以及增强体质方面的指导。

（3）护理恰当。

（4）养成良好的卫生习惯、预防交叉感染。

（5）必要时给予针对性的免疫调节剂。

三、反复下呼吸道感染的病因分析和处理原则

（一）反复气管支气管炎

1. 病因　多由于反复上呼吸道感染治疗不当，使病情向下蔓延所致。大多也是致病微生物引起，少数与原发性免疫功能缺陷及气道畸形有关。

2. 处理原则　如下所述。

（1）寻找致病因素并给予相应处理。

（2）注意与支气管哮喘、喘息性支气管炎、复发性痉挛性喉炎等鉴别。

（3）抗感染药物治疗需根据病原学检测结果和机体的免疫状态而定，合理应用抗生素。

（4）对症治疗同反复肺炎。

（二）反复肺炎

对于反复肺炎，除必须考虑何种致病微生物，更重要的是认真寻找导致反复肺炎的基础病变。①免疫缺陷病（特异性与非特异性）。②先天性疾病（气道、肺及血管、心脏畸形）。③纤毛运动障碍（原发与继发）。④管腔内阻塞或管外压迫。⑤反复吸入。

1. 病因　见图7-3。

（1）原发性免疫缺陷病：原发性抗体缺陷病、细胞免疫缺陷病、联合免疫缺陷病、补体缺陷病、图4吞噬功能缺陷病以及其他原发性免疫缺陷病等。常见的原发性抗体免疫缺陷病有：X-连锁无丙种球蛋白血症、常见变异型免疫缺陷病（CVID）、IgG亚类缺乏症、选择性IgA缺乏症、慢性肉芽肿病等。

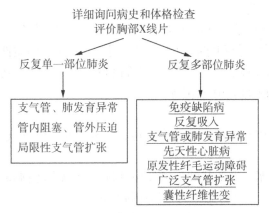

图7-3　反复肺炎病因分析

（2）先天性肺实质、肺血管发育异常：先天性肺实质发育异常的患儿，如肺隔离症、肺囊肿等，易发生反复肺炎或慢性肺炎。这些畸形常在并发肺炎时发现，表现为同一肺叶反复感染或肺部固定阴影不能完全吸收。肺血管发育异常导致肺瘀血或缺血，易并发感染，引起反复肺炎或咯血。

（3）先天性气道发育异常：如气管-支气管狭窄、气管-支气管软化、气管-支气管桥，这些畸

形常引起气道分泌物阻塞，反复发生肺炎。由于气道不通畅，患儿多伴有喘息、吸气性或双相性呼吸困难、咳嗽有时呈金属声。纤维支气管镜或 CT 气道重建可协助诊断。

（4）先天性心脏畸形：各种先天性心脏病尤其是左向右分流型，由于肺部瘀血，可引起反复肺炎。

（5）原发性纤毛运动障碍：纤毛结构或功能障碍时，呼吸道黏液清除障碍，病原微生物滞留于呼吸道易导致反复肺炎或慢性肺炎。临床特点是痰多，可伴有喘息，由于整个呼吸道黏膜均受累，还表现为慢性化脓性鼻炎、鼻窦炎、慢性分泌性中耳炎。诊断依赖纤毛活检。如果患儿有内脏转位、支气管扩张、鼻窦炎三联征，可临床诊断 Kartagener's 综合征。

（6）囊性纤维性变：在西方国家，是儿童反复肺炎最常见的原因。东方黄色人种罕见，我国大陆及台湾地区曾报道了个别儿童病例，提示我国儿童有可能存在本病。当患儿有反复肺炎，同时伴有外分泌腺尤其是胰腺功能障碍、肝硬化时，应考虑本病，汗液检查氯化钠含量高于正常对照可确诊。

（7）气道内阻塞或管外压迫：儿童引起气道内阻塞的最常见疾病为支气管异物，其次是结核性肉芽肿和干酪性物质阻塞，偶见气管和支气管原发肿瘤。气道管外压迫的原因多为纵隔、气管支气管淋巴结结核、肿瘤、血管畸形以及真菌感染引起的肿大淋巴结压迫所致，由于局部通气不良，造成反复肺炎。

（8）支气管扩张：各种原因引起的局限性或是广泛性支气管扩张，由于分泌物清除障碍，可反复发生肺炎。表现为长期咳嗽、咳脓痰，反复肺炎，杵状指（趾）。CT 检查看到扩张的支气管征象可明确诊断。支气管扩张可由许多原因如免疫缺陷性疾病、麻疹、腺病毒、结核感染后等引起。

（9）反复吸入：吞咽功能障碍患儿如智力低下、环咽肌肉发育延迟、神经肌肉疾病以及胃食管反流患儿，由于长期反复吸入，导致肺炎迁延不愈或反复肺炎。

2. 反复肺炎的鉴别诊断　需与反复肺炎鉴别的疾病：肺结核、特发性肺含铁血黄素沉着症、哮喘、闭塞性细支气管炎并机化性肺炎（BOOP）、嗜酸细胞性肺炎、过敏性肺泡炎、特发性间质性肺炎等。

3. 辅助检查　如下所述。

（1）耳鼻咽喉科检查：可发现某些先天发育异常和急、慢性感染灶。

（2）病原微生物检测：应进行多病原联合检测，以获得致病微生物的提示。

（3）肺部 CT 和气道、血管重建显影：可提示支气管扩张、气道狭窄（腔内阻塞和管外压迫）、气道发育畸形、肺发育异常、血管压迫等。

（4）免疫功能测定：有助于发现原发、继发免疫缺陷病。

（5）支气管镜（包括硬质、纤维和电子支气管镜）检查：可诊断异物、支气管扩张、气道腔内阻塞和管外压迫、气道发育畸形等。

（6）肺功能测定：通气功能测定和必要时进行的支气管激发试验、支气管舒张试验有助于鉴别变态反应性下呼吸道疾病；换气功能和弥散功能测定可利于鉴别某些间质性肺疾患。

（7）特殊检查：呼吸道（鼻、支气管）黏膜活检观察纤毛结构、功能；汗液氯化钠测定和 CFRT 基因检查；环咽肌功能检查或 24h pH 测定等。

4. 处理原则　如下所述。

（1）寻找病因、针对基础病处理：如清除异物、手术切除气管支气管肺畸形、选用针对的免疫调节剂治疗原发性免疫缺陷病。

（2）抗感染治疗：主张基于循证基础上的经验性选择抗感染药物和针对病原体检查和药敏试验结果的目标性用药。强调高度疑似病毒感染者不滥用抗生素。

（3）对症处理：根据不同年龄和病情，正确地选择应用祛痰药物，平喘、镇咳药物，雾化治疗、肺部体位引流和肺部物理治疗等。

（4）合理进行疫苗接种。

5. 病情严重的提示　如下所述。

（1）持续或反复发热。

（2）生长发育受阻、体重不增或消瘦。

（3）持续或反复咯脓性痰、反复咯血或大咯血。

（4）持续呼吸增快或喘憋、活动不耐受。

（5）持续或反复肺浸润、持续或反复肺部啰音。

（6）持续肺不张或肺气肿。

（7）低氧血症和/或高碳酸血症。

（8）杵状指（趾）。

（9）持续肺功能异常。

（10）家族中有遗传性肺疾患者。

6. RRTI 的免疫治疗　由于 RRTI 与机体的免疫功能异常有密切关系。因此，适当应用免疫调节剂增强和改善小儿免疫功能在 RRI 的治疗中占重要的地位。所谓免疫调节剂泛指调节、增强、兴奋和恢复机体免疫功能的药物。此类药物能激活一种或多种免疫活性细胞，增强机体的非特异性和特异性免疫功能，包括增强淋巴细胞对抗原的免疫应答能力，提高机体内 IgA、IgG 水平，从而使 RRI 患儿低下的免疫功能好转或恢复正常，以达到减少呼吸道感染的次数。根据情况可选用下列免疫调节剂。

（1）非特异性免疫调节剂

1）必思添：含有两个从克雷白肺炎杆菌中提取的糖蛋白，是一种生物免疫调节刺激剂，能增强巨噬细胞的趋化作用和使白细胞介素 1 分泌增加，从而提高特异性和非特异性细胞免疫及体液免疫，增加 T、B 淋巴细胞活性，提高 NK 细胞、多核细胞、单核细胞的吞噬功能。用法为每月服用 8d，停 22d。第 1 个月为 1mg，2 次/天；第 2、3 个月为 1mg，1 次/天。空腹口服。连续 3 个月为 1 疗程。这种疗法是通过反复刺激机体免疫系统，使淋巴细胞活化，并产生免疫回忆反应，达到增强免疫功能的作用。

2）泛福舒：提取自 8 种呼吸道常见致病菌（流感嗜血杆菌、肺炎链球菌、肺炎和臭鼻克雷白杆菌、金黄色葡萄球菌、化脓性和绿色链球菌、脑膜炎奈瑟菌），是一种口服免疫调节剂，具有特异和非特异免疫刺激作用，能提高 RRI 患儿 T 淋巴细胞反应性及抗病毒活性，能激活黏膜源性淋巴细胞（MALT），刺激补体及细胞活素生成及促进气管黏膜分泌型免疫球蛋白。实验表明，口服泛福舒后能提高 IgA 在小鼠血清中的浓度及肠、肺中的分泌。用法为每日早晨空腹口服 1 粒胶囊（3.5mg/cap），连服 10d，停 20d，3 个月为 1 个疗程。

3）兰菌净（lantigen B）：为呼吸道常见的 6 种致病菌（肺炎链球菌、流感嗜血杆菌 b 型、卡他布兰汉姆菌、金黄色葡萄球菌、A 组化脓性链球菌和肺炎克雷伯菌）经特殊处理而制成的含有细菌溶解物和核糖体提取物的混悬液，抗原可透过口腔黏膜，进入白细胞丰富的黏膜下层，通过刺激巨噬细胞，释放淋巴因子激活 T 淋巴细胞和促进 B 淋巴细胞成熟，并向浆细胞转化产生 IgA。研究证实，舌下滴入兰菌净可提高唾液分泌型 IgA（SIgA）水平。尤适用于婴幼儿 RRI。用法为将药液滴于舌下或唇与牙龈之间。小于 10 岁：7 滴/次，早晚各 1 次，直至用完 1 瓶（18mL）；大于 10 岁：15 滴/次，早晚各 1 次，直至用完 2 瓶（36mL）。用完上述剂量后停药 2 周，不限年龄再用 1 瓶。

（2）病种球蛋白

1）丙种球蛋白（IVIG）：是由 B 细胞产生的蛋白，是人体免疫系统的主要效应分子，其中 IgG 占 95% 以上。IgG 又有 IgG1～4，除能防止某些细菌（金葡菌、白喉杆菌、链球菌）感染外，对呼吸道合胞病毒（RSV）、腺病毒（ADV）、埃可病毒引起的感染也十分有效。IVIG 的生物功能主要是识别、清除抗原和参与免疫反应的调节。用于替代原发性低丙种球蛋白血症或 IgG 亚类缺陷症，血清 IgG < 2.5g/L 者，常用剂量为 0.4g/（kg·次），Qm，静滴。也可短期应用于继发性免疫缺陷患儿的血清 IgG 水平，补充多种抗体，防治感染或控制已发生的感染。但选择性 IgA 缺乏者禁用。

2）干扰素（IFN）：能诱导靶器官的细胞转录出翻译抑制蛋白（TIP）–mRNA 蛋白，它能指导合成 TIP，TIF 与核蛋白体结合使病毒的 mRNA 与宿主细胞核蛋白体的结合受到抑制，因而妨碍病毒蛋白、病毒核酸以及复制病毒所需的酶合成，使病毒的繁殖受到抑制。其还具有明显的免疫调节活性及增强巨噬细胞功能。1 次/天，10 万～50 万 U/次，肌内注射。3～5d 为 1 个疗程。也可用干扰素雾化吸入防治呼吸道感染。

3）转移因子（TF）：是从健康人白细胞、脾、扁桃体提取的小分子肽类物质，作用机制可能是诱导原有无活性的淋巴细胞合成细胞膜上的特异性受体，使之成为活性淋巴细胞，这种致敏淋巴细胞遇到相应抗原后能识别自己，排斥异己而引起一系列细胞反应，致敏的小淋巴细胞变为淋巴母细胞，并进一步增殖、分裂，并释放出多种免疫活性介质，以提高和触发机体的免疫防御功能，改善机体免疫状态。1~2次/周，2mL/次，肌内注射或上臂或大腿内侧腹股沟下方皮下注射。3个月为1个疗程。PTF口服液含有多种免疫调节因子，与注射用TF有相似作用，且无明显不良反应，更易被患儿接受。

4）胸腺素：从动物（小牛或猪）或人胚胸腺提取纯化而得。可使由骨髓产生的干细胞转变成T淋巴细胞，它可诱导T淋巴细胞分化发育，使之成为效应T细胞，也能调节T细胞各亚群的平衡，并对白细胞介素、干扰素、集落刺激因子等生物合成起调节作用，从而增强人体细胞免疫功能。用于原发或继发免疫缺陷病的辅助治疗。2~3次/周，2~4mg/次，肌内注射或皮下注射，3个月为1个疗程。使用前应做皮试。

（3）中药制剂：黄芪是一种常用的扶正中药，具有增强机体和非特异免疫功能的作用。能使脾脏重量及其细胞数量增加，促进抗体生成，增加NK细胞活性和单核细胞吞噬功能。重庆儿童医院研究发现黄芪在体内、外均能上调IgG亚类缺陷病患儿的免疫功能，使患儿T细胞增殖反应和IL-2、IL-4、IL-6活性提高；使IgG1、IgG3水平升高达到同龄正常儿童水平。我院用黄芪精口服液治疗RRI患儿，对免疫功能轻微低下或处于正常下限的患儿作用较明显，能使患儿抗生素用药时间缩短，剂量减少，病程缩短；连服2个月，可使多数患儿感染次数明显减少。

（4）化学性免疫调节剂

1）西咪替丁：为H_2受体阻断剂，近年发现其有抗病毒及免疫增强作用。15~20mg/（kg/d），分2~3次口服，每2周连服5d，3个月为1个疗程。

2）左旋咪唑：为小分子免疫调节剂，可激活免疫活性细胞，促进T细胞有丝分裂，长期服用可使IgA分泌增加，增强网状内皮系统的吞噬能力，因此能预防RRI。2~3mg/（kg/d），分1~2次口服，每周连服2~3d，3个月为1个疗程。

（5）其他

1）卡慢舒：可使胸腺增大，胸腺细胞增多，选择性刺激T细胞，提高细胞免疫功能，增加血清IgG、IgA浓度。3岁以下5mL/次；3~6岁10mL/次；7岁以上15mL/次。口服，3次/d，3个月为1个疗程。

2）卡介苗素：系减毒的卡介苗及其膜成分的提取物。能调节体内细胞免疫、体液免疫、刺激网状内皮系统，激活单核-巨噬细胞功能，增强NK细胞活性，诱生白细胞介素、干扰素来增强机体抗病毒能力，可用于RRI治疗。2~3次/周，0.5mL/次（0.5mg/支），肌内注射，3个月为1个疗程。

3）SIgA：临床用SIgA制剂有乳清液，为人乳初乳所制成，富含SIgA。SIgA可防止细菌、病毒吸附、繁殖；对侵入黏膜中的细菌、病毒、真菌、毒素等具有抗侵袭的局部防御作用。2次/d，5mL（支）/次，口服连服2~3周。

（6）亚临床营养紊乱的治疗：补锌补铁及多种维生素等。

（倪　征）

第十节　小儿呼吸衰竭

呼吸衰竭（respiratory failure）是指由于各种原因导致中枢和（或）外周性呼吸生理功能障碍，使动脉血氧分压（PaO_2）<8kPa（60mmHg）和动脉二氧化碳分压（$PaCO_2$）>6.67kPa（50mmHg），并存在呼吸困难症状的临床综合征。小儿多见急性呼吸衰竭。目前随着小儿危重病救治技术的完善和提高，尤其在急诊室和重症监护救治手段的应用，对于传统意义上的呼吸衰竭定义和认识有待进一步的发展。

一、病因和分类

（一）根据年龄分类

1. 新生儿阶段 一般指出生后 28 天内出现的呼吸系统或其他系统疾病导致的呼吸衰竭。多因窒息、缺氧、肺发育不成熟、吸入羊水胎粪、肺部或全身感染导致。此外，先天性畸形和发育障碍导致上、下呼吸道梗阻，膈疝使肺部受压迫等，也可以导致呼吸衰竭。

2. 婴幼儿阶段 一般为出生后 1 个月至 2 岁。此阶段气道免疫系统发育尚不完善，容易感染细菌和病毒，导致呼吸衰竭的原因多为支气管肺炎、中枢感染等。

3. 儿童阶段 多可因肺炎、先天性心脏病、哮喘持续状态、感染性疾病、肺外脏器功能衰竭等发展而来。此外，外伤、手术创伤、气道异物、溺水、中毒等也会严重影响到呼吸功能，导致急性呼吸衰竭。

（二）根据中枢性和外周性病因的分类

1. 中枢性 原发病对脑部的伤害、脑水肿或颅内高压影响呼吸中枢的正常功能，导致中枢呼吸运动神经元的冲动发放异常，而出现呼吸频率和节律异常，临床主要为通气功能异常。如颅内感染、出血、头颅创伤，窒息和缺氧等。药物中毒、酸中毒、肝肾功能障碍也可以导致中枢性呼吸衰竭。

2. 外周性 原发于呼吸器官，如气道、肺、胸廓和呼吸肌病变，或继发于肺部及胸腔以外脏器系统病变的各种疾病。

（三）根据感染和非感染性病因的分类

1. 感染性疾病 如细菌、病毒、真菌、原虫性肺炎并发呼吸衰竭，或脓毒症等全身性感染导致急性肺部炎症、损伤、水肿、出血等病变。中枢感染也是导致呼吸衰竭的重要原因。

2. 非感染性 如手术、创伤、吸入、淹溺、中毒等导致的中枢性和外周性呼吸衰竭。

（四）直接根据疾病种类的分类

直接根据原发疾病所出现的呼吸衰竭加以分类区别，如肺炎并发呼吸衰竭，脑炎、脑膜炎并发呼吸衰竭，或者多脏器功能衰竭并发呼吸衰竭。

（五）根据病理生理特点的分类

1. 急性呼吸衰竭 多为急性发作并出现持续低氧血症，依赖紧急复苏抢救。

2. 慢性呼吸衰竭 多表现为肺部基础疾病进行性损害，导致失代偿，出现高碳酸血症和酸中毒。偶尔也可见于肺外疾病，如 Duchenne 型肌营养不良时进行性膈肌无力导致的气体交换不足。

3. 血氧和二氧化碳水平 根据血气分析临床可诊断呼吸衰竭为 Ⅰ 型（低氧血症型）和 Ⅱ 型（低氧血症伴高碳酸血症）。

二、病理生理

（一）低氧血症及其对机体的影响

1. 氧摄取困难 当通气不足或通气中氧含量太低时，会出现机体氧摄取不足。氧分压降低时，刺激颈动脉体和主动脉弓的化学感受器，通过兴奋呼吸中枢，增强呼吸活动。慢性缺氧对刺激呼吸的影响，则主要通过促红细胞生成素调节机制，使红细胞生成增加，提高携带氧功能，以保证组织脏器供氧。

2. 通气 - 灌流失调 正常情况下，肺通气和肺血管灌流比例保持 0.8。全肺各部分通气 - 灌流比例实际上并不一致，只是理论上每一部分肺泡保持此比例，才能保持和发挥肺脏的最大换气效率。如果肺泡通气量显著大于灌流，或肺灌流量显著减少，此部分通气 - 灌流比例显著大于 1.0，则该部分肺泡不能保证血液氧和二氧化碳的交换，通气无效，无效腔通气量增加。如果通气量显著减少，此时肺内通气，灌流比例低于 0.8，没有获得气体交换的血液经肺泡毛细血管流入肺静脉，出现静动脉分流。

3. 对脏器功能的影响 小儿体内氧储存量较少，以 10kg 体重小儿为例，肺泡功能残气中氧含量 50～60mL，血液中氧与血红蛋白的结合量约 180mL，总计约 240mL。按动静脉氧含量差为 33%（相当于 SaO_2 由 90% 下降到 60%），可以提供基础代谢所需耗氧 60～80mL/min。体内储氧量仅够维持数分钟，且 PaO_2 < 4kPa 时，大脑皮质出现不可复原的损伤。因此，机体能够耐受的急性缺氧极限时间在 5 分钟以下。从有氧代谢转化为无氧代谢，能量转化效率显著降低，产生大量乳酸，可以引起代谢性酸中毒等代谢紊乱和脏器系统功能失调。

（1）肺：持续处于低氧状态可以使肺小动脉痉挛，产生肺动脉高压和肺水肿，可以导致严重的肺通气-灌流失调。

（2）心血管：缺氧通过交感神经兴奋使心率加快、血压升高、心输出量增加。严重缺氧时心率下降、血压降低、心输出量下降。

（3）中枢神经：随缺氧程度逐渐加重，可以出现脑细胞水肿，血-脑屏障通透性增加，脑血管扩张，脑血流增加，最终导致脑水肿和颅内高压，出现中枢性呼吸衰竭的症状。

（4）肾脏：缺氧非常容易导致肾脏血管痉挛，肾血流显著下降，滤过减少，出现少尿和无尿。肾素-血管紧张素，醛固酮系统对血管张力、水、盐、电解质代谢的调节作用，亦随全身性低氧状况而丧失，进一步加重临床症状。

（5）胃肠道和肝脏：缺氧导致的循环障碍使胃肠道瘀血，引起出血、坏死性小肠结肠炎，肝脏出现小叶中心坏死，功能受损失去对体内代谢产物的加工处理。

（6）造血系统：低氧可以增加促红细胞生成素（erythropoietin，EPO），刺激骨髓红细胞生成增加。EPO 主要在肾脏活化。红细胞增加可以提高携氧能力，代偿组织缺氧。但在急性呼吸衰竭时，低氧对骨髓的抑制，使 EPO 的作用产生缓慢或不起作用。

（二）二氧化碳潴留及其对机体的影响

1. 中枢对二氧化碳的调节敏感性和反应性 动脉血二氧化碳分压变化通过延髓和颈动脉体化学感受器影响呼吸运动强弱和通气量。二氧化碳透过血-脑屏障，进入脑脊液，解离出氢离子，刺激感受器。反应机制中颈动脉体的作用占 1/3，反应快；延脑作用占 2/3，作用较持续。当代谢增加，二氧化碳分压升高，可以刺激呼吸兴奋加强，同时出现精神兴奋、烦躁不安。当二氧化碳进一步升高时，可以抑制大脑皮质下层，出现嗜睡和呼吸抑制。一般而言，吸入气二氧化碳提高 0.5%～1% 可以显著提高通气，达到 4%～5% 时，通气量可以增加一至数倍；达 5%～10% 时，或 $PaCO_2$ 在 6～10kPa，通气量增加可以达到 10 倍。超过 10% 后，或 $PaCO_2$ > 12kPa 且持续太长时间，呼吸中枢即转为抑制，通气量迅速下降。不同个体和不同疾病状况下，外周和中枢化学感受器对于二氧化碳的不同程度变化，其敏感性和反应性不同。对于呼吸衰竭出现兴奋烦躁、与呼吸机对抗者，可以通过应用镇静剂，以降低中枢对二氧化碳反应的敏感性，但仍然可以维持中枢对二氧化碳的调节反应性。呼吸肌长期负担过重而导致动力性衰竭，或长期二氧化碳潴留，可以出现敏感性和反应性同时下降。过多使用肌松剂导致呼吸肌失用性变性等，也可以导致对二氧化碳呼吸调节作用的下降。

2. 二氧化碳潴留对脏器功能的影响

（1）呼吸系统：机体二氧化碳代谢特点表现为由组织-循环血，肺泡的二氧化碳分压递降。呼吸衰竭时可因肺通气障碍，导致肺泡内二氧化碳排出困难，在通气不足时，组织、循环和肺泡内二氧化碳潴留，而呼出气二氧化碳分压降低。当通气改善而肺血流灌注不良时，出现组织和循环二氧化碳潴留，肺泡内气和呼出气二氧化碳分压降低。当通气-灌流和肺换气功能改善，但外周循环没有改善，则循环血和呼出气二氧化碳分压逐渐提高，而且差别减小；当外周循环改善后，会出现循环血和呼出气二氧化碳分压增高的阶段，然后随组织二氧化碳潴留的解除，循环血和呼出气二氧化碳分压水平恢复到正常。呼吸运动强弱取决于中枢对二氧化碳的调节敏感性和反应性。二氧化碳增加可以使肺血管收缩，肺血流量下降。

（2）中枢神经系统：正常人脑循环对于二氧化碳敏感。当吸入气含 CO_2 5% 时，或 $PaCO_2$ 提高 1～2kPa 时，脑血流量可提高 40%～50%，可以出现颅内压上升，致头痛、视盘水肿、肌张力增高、瞳孔变化等症状和体征。颅高压严重者可以发展为脑疝，延髓受压迫后中枢呼吸停止而死亡。

（3）心血管系统：二氧化碳分压升高可以使心率、血压、心输出量反射性增加。如果二氧化碳上升过高，可以出现心率、血压、心输出量降低，出现心律不齐，外周血管扩张症状。

（4）肾脏：二氧化碳潴留存在轻度酸中毒时，肾血管血流增加，促进肾脏排尿作用。当呼吸性酸中毒失代偿时，pH 显著下降，肾血管痉挛、血流减少，尿量和钠离子排出量亦显著减少。

3. 酸碱失衡和电解质紊乱　二氧化碳潴留可以导致呼吸性酸中毒，并出现一系列电解质紊乱。

（1）碳酸氢根/碳酸对酸中毒的调节失代偿：组织生成的 CO_2 主要在红细胞和肾小管上皮细胞内，经碳酸酐酶催化生成碳酸，碳酸迅速解离成 H^+ 和 HCO_3 离子。血液中 5% 的 CO_2 溶解在血浆中，95% 的 CO_2 进入红细胞，而大部分的 HCO_3^- 逸出红细胞外，相应的 Cl^- 进入红细胞内（氯移现象），伴随血清氯离子减少。血浆中 CO_2 总量包括溶解的 CO_2 和 HCO_3^-。HCO_3^- 的增加可以使代偿的 PCO_2 增高，原发性 HCO_3^- 升高或降低，将出现代偿的 PCO_2 升高或降低。原发性酸碱紊乱变化如果大于代偿变化，即会影响到 pH 变化方向及超出正常范围的程度。如 HCO_3^- 和 $PaCO_2$ 呈相反变化，表明有混合性酸碱紊乱存在。如 HCO_3^- 和 $PaCO_2$ 明显异常而 pH 正常时，也应考虑混合性酸碱紊乱存在可能。当 HCO_3^-/H_2CO_3 保持 0.6/1 或 $HCO_3^-/PaCO_2$ 为 20/1 时，pH = 7.40。HCO_3^- 反映酸碱变化的代谢成分，PCO_2 反映呼吸成分。呼吸性酸中毒主要为 $PaCO_2$ 变化（升高）。当呼吸性酸中毒并发代谢性酸中毒时，可以出现 HCO_3^- 的下降，还可出现严重电解质紊乱和阴离子间隙升高。

（2）氢－钾交换：细胞内酸中毒时大量氢离子产生，细胞内钾离子和细胞外液中氢离子交换（3 个钾离子与 2 个钠离子、1 个氢离子交换），可以导致细胞内酸中毒和低钾。此外，远端肾小管氢－钾交换加强，随氢离子大量排出，血清钾水平升高。呼吸性酸中毒时血清钾离子水平与 pH 呈负相关，pH 越低，血钾越高。

（3）阴离子间隙：阴离子间隙（anion gap，AG）是间接判断酸碱紊乱的指标之一，其表达方式近似为：$AG = (Na^+ + K^+) - (Cl^- + HCO_3^-)$，为总未测定阴离子（UA）和总未测定阳离子（UC）的差值（UA – UC）。理论上血浆阳离子总数和阴离子总数相等，$Na^+ + UC = Cl^- + HCO_3^- + UA$，对上式移项得到：$UA – UC = Na^+ - (Cl^- + HCO_3^-)$，正常范围为 8 ~ 16mmol/L，平均 12mmol/L。呼吸衰竭时，由于组织缺氧，组织无氧代谢，糖酵解增强，可以出现乳酸增高伴酸中毒，为乳酸性酸中毒，常见于呼吸性酸中毒时，可以通过测定血乳酸、AG 加以诊断。尤其当治疗过程中补碱液、机体代偿使 HCO_3^- 增加并恢复到正常范围，但酸中毒仍然存在时，如果 AG 增高，仍可以判断有代谢性紊乱。但危重呼吸衰竭时，应根据临床病情和处理综合判断。

三、临床表现

小儿临床多见急性呼吸衰竭，出现低氧血症，或并发高碳酸血症，出现多种临床异常情况。

（一）呼吸系统

由于小儿肺容量小，为满足代谢需要，肺代偿通气主要依靠呼吸频率加快获得。当呼吸频率 > 40 次/分钟，有效肺泡通气量呈下降趋势。因此呼吸困难多表现为浅快，婴幼儿甚至可以达到 80 ~ 100 次/分钟。当呼吸肌疲劳后，呼吸速度变慢，同时伴严重低氧和高二氧化碳潴留，出现多种临床异常表现；当血氧饱和度 < 80% 时（$PaO_2 < 6.67kPa$）出现发绀；但如果患儿贫血，发绀可以不明显。高碳酸血症时，可以出现皮肤潮红、口唇樱桃红色，并不反映循环改善，须加以区别。

（二）神经系统

低氧血症时出现烦躁不安、意识不清、嗜睡、昏迷、惊厥。中枢性呼吸衰竭出现呼吸节律不齐、潮式呼吸；呼吸衰竭后期出现叹息样呼吸、呼吸暂停等。出现颅内高压、脑水肿时，肌张力发生改变；当视神经受到压迫，可以出现瞳孔不等大改变。

（三）心血管系统

低氧血症早期心率加快、心输出量提高、血压上升；后期出现心率减慢、心音低钝、血压下降、心律失常。

（四）其他脏器系统

低氧可以导致内脏血管应激性收缩，消化道出血和坏死，肝功能损害出现代谢酶异常增高，肾脏功能损害可出现蛋白尿、少尿和无尿等症状。

（五）酸碱平衡失调和水盐电解质紊乱

低氧血症和酸中毒使组织细胞代谢异常，加上能量摄入不足、限制补液、利尿剂应用等，可以使患儿血液生化检查出现高血钾、低血钾、低血钠、高血氯及低钙血症。小儿肾脏对酸碱、水盐电解质平衡的调节作用有限，特别在低氧血症时，肾脏血流下降，进一步限制了肾脏的调节作用，可以加重全身性酸碱平衡失调和水、盐电解质紊乱。

四、诊断和鉴别诊断

（一）临床诊断

根据以上呼吸系统表现，加上神经系统、心血管、内脏功能变化的表现，结合血气分析，可以初步做出呼吸衰竭的临床诊断。

（二）血气分析诊断

一般认为在海平面大气压水平，吸入空气时，$PaCO_2 > 8kPa$，$PaO_2 < 6.67kPa$，提示呼吸衰竭。对于小儿急性和慢性呼吸衰竭的血气检查主要有以下特点。

1. 呼吸性酸中毒　动脉血 $pH < 7.35$，$PaCO_2 > 7kPa$，$PaO_2 > 8kPa$，$BE > -5mmol/L$，$HCO_3^- > 20mmol/L$。多见于急性梗阻性通气障碍、通气 - 灌流失调。

2. 混合性酸中毒　动脉血 $pH < 7.25$，$PaCO_2 > 7kPa$，$PaO_2 < 8kPa$，$BE < -5mmol/L$，$HCO_3^- < 20mmol/L$。多见于持续低氧血症伴通气、换气障碍，严重通气 - 灌流失调。

3. 呼吸性碱中毒　动脉血 $pH > 7.45$，$PaCO_2 < 4kPa$，$PaO_2 > 8kPa$，$BE > 5mmol/L$，$HCO_3^- < 20mmol/L$。多见于机械通气过度时。

4. 代谢性酸中毒并发呼吸性碱中毒　表现为动脉血 $pH < 7.45$，$PaCO_2 < 4kPa$，$PaO_2 > 8kPa$，$BE < -5mmol/L$，$HCO_3^- < 20mmol/L$。可见于呼吸衰竭应用利尿剂后，以及机械通气纠正呼吸性酸中毒后。

5. 代谢性碱中毒并发呼吸性酸中毒　发生代谢性碱中毒的原因与长时间应用碱液、呋塞米、甘露醇、肾上腺皮质激素等药物，吐泻引起的低钾，机械通气掌握不当，以及肾脏调节慢等有关。

6. 氧合指数（oxygenation index，OI）　结合血气参数和机械通气参数可以判断呼吸衰竭的危重程度，可以采用 OI [$OI = FiO_2 \times MAP \times 100/PaO_2$，MAP 为平均气道压（$cmH_2O$），可以从呼吸机直接读取，$PaO_2$ 单位 mmHg]。此公式结合吸入氧、机械通气/辅助通气参数、血气指标，从治疗措施、病儿反应等多方面因素综合。$OI < 5$，正常或轻度呼吸功能不全；$OI = 5 \sim 10$，呼吸功能不全和呼吸衰竭，如果气体交换有明显障碍，需要机械通气；$OI = 10 \sim 20$，中 - 重度呼吸衰竭，依赖机械通气；$OI = 20 \sim 30$，严重呼吸衰竭，可能伴有肺内静 - 动脉分流，有应用气道滴入肺表面活性物质治疗指征。$OI = 30 \sim 40$，严重呼吸衰竭伴有肺动脉高压和肺外右向左分流，有吸入一氧化氮，体外膜肺等特殊呼吸治疗、生命支持治疗指征。

（三）鉴别诊断

1. 呼吸功能不全　单纯使用血气值作为呼吸衰竭的诊断依据并不十分准确。比如在吸入 30% ~ 40% 氧后 30 ~ 60 分钟，患儿 $PaO_2 > 8kPa$，有可能为呼吸功能不全。因此，在对呼吸困难症状出现时，采用持续非介入性正压通气，或气道插管机械通气和气道清洗使黏稠分泌物导致的气道阻塞复通后，呼吸困难症状迅速缓解。因此，需要与单纯性原发于肺部或肺外疾病演变发展的严重呼吸困难加以区别。动态检查血气，进行心率和呼吸监测。

2. 急性呼吸窘迫综合征（ARDS）　ARDS 是与肺部和其他脏器感染等有关的急性肺部炎症损伤导

致的临床综合征，因肺泡－毛细血管通透性增加而有严重肺水肿。小儿 ARDS 多为急性起病，主要表现为呼吸窘迫症状，放射学检查为双侧肺弥漫性炎症和渗出改变，血气分析提示严重低氧血症，PaO_2/FiO_2 < 27kPa（200mmHg）。可以并发严重肺内分流和肺动脉高压，应用常规机械通气往往效果差。随着急救技术的提高和肺保护性策略的应用，临床预后已有明显改善。

3. 感染性休克和全身性炎症反应综合征　小儿感染性休克时可因心肌麻痹、肺血管痉挛、全身炎症反应时毒素刺激等，导致肺部严重损伤和呼吸功能障碍。此时应及时处理原发病因，采取抗感染和抗休克措施，解除导致呼吸功能障碍的主要原因。

五、治疗

（一）氧疗

对于呼吸功能不全者，吸入低，中浓度氧（FiO_2 0.3 ~ 0.5）数小时，可以提高血氧饱和度（SpO_2 > 90%），一般认为有效。呼吸衰竭患者吸入氧 12 ~ 24 小时，可以解除低氧血症，发绀和呼吸困难逐渐消退。长时间吸入低浓度氧一般不会产生严重不良反应。但吸入氧 > 0.8，24 ~ 48 小时可以导致气道炎症和水肿，甚至严重的气道黏膜过氧化损伤。血氧水平过高，可以导致视网膜病变。动脉氧水平的提高必须和缺氧症状的改善相联系，因组织摄取氧的能力受到氧解离曲线、血红蛋白水平、心输出量等因素影响。

（二）气道管理

保持呼吸道湿化和雾化，防止气道上皮细胞过于干燥而变性坏死。清除气道分泌物可以采用拍背、气道雾化等方法，也可以使用沐舒坦等药物化痰。对于先天性或获得性气道发育导致通气障碍者，或二氧化碳潴留者，应给予气道插管、机械通气和必要的手术处理，目的为解除气道阻塞、修复窦道等先天性畸形。气道插管后应每隔 1 ~ 2 小时向气道滴入生理盐水，然后行负压气道吸引。

（三）机械通气

1. 一般参数设置原则　调节潮气和通气频率，保持通气量相对稳定，控制 $PaCO_2$ 在 4.7 ~ 6kPa（35 ~ 45mmHg）。新生儿和小于 3 个月的婴儿通气频率 40 ~ 50 次/分，幼儿为 30 ~ 50 次/分，儿童为 20 ~ 40 次/分。容量控制或压力控制时的通气潮气量在 6mL/kg 体重。如果 FiO_2 > 0.4 方能够维持 SpO_2 > 85%，应将 PEEP 设置在 2 ~ 4cmH_2O。

2. 机械通气效果判断　对于肺泡通气量与血氧合状况是否合适，采用以下公式可以判断潜在的通气和换气效率：a/A（PO_2）= PaO_2/PAO_2，其中 PAO_2 = FiO_2 ×（PB － PH_2O）－ $PaCO_2$/R，PAO_2 为肺泡气氧分压，PB 为海平面大气压（760mmHg），PH_2O 为肺泡气水蒸发分压（47mmHg），R 为呼吸商（0.8）。如果 a/A > 0.5，正常或轻度呼吸功能不全；a/A < 0.5，呼吸衰竭或严重呼吸功能不全；a/A < 0.3，严重呼吸衰竭，可以有呼吸窘迫。表 7 - 7 显示肺泡氧分压与通气和血气参数的关系。

表 7 - 7　肺泡通气和血气参数的关系

通气方式	$PaCO_2$（mmHg）	R	FiO_2	PB（mmHg）	PAO_2（mmHg）
正常通气	40	0.8	0.21	760	100
过度通气	20	0.8	0.21	760	125
过低通气	80	0.8	0.21	760	50
过低通气	80	0.8	0.40	760	185
正常通气	40	0.8	0.21	630	72

3. 过度通气　目前不主张采用过度通气的方法，因可能导致新生儿和婴幼儿脑血流显著下降，诱发缺血缺氧性脑损伤。对于通气效果不佳者，可以容许存在一定程度的高碳酸血症，即 $PaCO_2$ 能够保持在 7 ~ 9kPa（50 ~ 65mmHg），而不必调高通气潮气量和气道峰压。必要时可以考虑将通气频率加快到 50 ~ 70 次/分，以增加分钟通气量。

（四）呼吸兴奋剂

对于中枢性急性呼吸衰竭，可以使用尼可刹米（可拉明）、盐酸洛贝林（山梗菜碱）等药物兴奋呼吸中枢，但疗效不持久，使用时必须确定气道通畅，新生儿一般不用。尼可刹米肌内、皮下或静脉注射，小于 6 个月 75mg/次，1～3 岁 125mg/次，4～7 岁 175mg/次。盐酸洛贝林皮下或肌内 1～3mg/次，静脉注射 0.3～3mg/次，必要时间隔 30 分钟可重复使用。

（五）降低颅内压

遇有脑水肿时，原则上采用"边脱边补"的方式，控制出入液量，达到轻度脱水程度。常用药为甘露醇，静脉推注每次 0.25～0.5g/kg，间隔 4～6 小时重复应用。一般用药后 20 分钟颅内压开始下降。或采用甘露醇、复方甘油（0.5～1.0g/kg）交替应用，间隔 4～6 小时，直至症状缓解可逐渐停药。利尿剂多采用呋塞米，肌内或静脉注射，每次 1～2mg/kg，新生儿应间隔 12～24 小时。主要不良反应为脱水、低血压、低血钠、低血钾、低血氯、低血钙等。已经存在水、盐电解质紊乱者应注意及时纠正。

（六）纠正酸中毒

1. 呼吸性酸中毒　呼吸衰竭时的主要代谢失衡是呼吸性酸中毒。一般应保持气道通畅，兴奋呼吸，必要时采用机械通气方式，降低组织和循环血中的二氧化碳。

2. 代谢性酸中毒　采用碱性药物，如碳酸氢钠，通过中和体内固定酸，提高血浆 HCO_3^-，纠正酸中毒。此外，酸中毒可以刺激气道痉挛和降低支气管扩张剂的作用，碳酸氢钠可以缓解支气管痉挛。低氧和酸中毒可以导致心肌麻痹及肺内小血管痉挛，补充碳酸氢钠可以起强心和舒张肺内血管作用，有利于改善肺内血液灌流。一般应用 5% 碳酸氢钠，首剂可用 1～1.5mmol/kg（1mL ＝ 0.6mmol）。计算方法：HCO_3^-（mmol）＝ 0.3 × BE × 体重（kg），先用半量。静脉滴注或慢推注时，可以将 5% 碳酸氢钠用乳酸 - 林格液或葡萄糖生理盐水稀释（1：2vol/vol），以降低碱性液对静脉血管的刺激。如果补充碱性液过快，或没有及时改善通气和外周循环，可能产生代谢性碱中毒，可以导致昏迷和心搏停止。在出现代谢性碱中毒时，可以迅速适当降低通气量产生呼吸性酸中毒、补充生理盐水，或给予口服氯化铵、静脉注射或口服氯化钾纠正。

（七）强心药和血管活性药的应用

在持续低氧血症并发心力衰竭时可以使用洋地黄制剂、利尿剂、血管张力调节制剂等。

1. 毛花苷 C 和地高辛　在呼吸衰竭时心肌缺氧，容易导致洋地黄中毒，应考虑减少其用量。

2. 多巴胺和多巴酚丁胺　兴奋心脏 β_1 受体，扩张肾、脑、肺血管作用，增加肾血流量和尿量，为休克和难治性心力衰竭的主要药物。其半衰期非常短，必须连续静脉滴注。多巴胺 2～10μg/（kg·min），多巴酚丁胺 2～20μg/（kg·min），可以联合应用，从低剂量开始。

3. 酚妥拉明　为 α 受体阻滞剂，可以直接扩张外周小动脉和毛细血管，显著降低周围血管阻力及心脏后负荷，提高心输出量。适用于低氧引起的肺血管痉挛、重症肺炎、急性肺水肿、充血性心力衰竭等疾病时的呼吸衰竭。剂量为静脉滴注 0.1～0.3mg/次，用 5% 葡萄糖盐水稀释，每分钟 2～6μg 速度滴入。应用中注意纠正低血压和心律失常，在伴有中毒性休克时应补充血容量。

4. 一氧化氮（NO）吸入　新生儿低氧性呼吸衰竭伴持续肺动脉高压，可以吸入 NO 治疗。起始剂量为 10～20ppm 3～6 小时，随后改为 5～10ppm，可以维持 1～7 天或更长时间，直到缺氧状况根本缓解。

（八）利尿剂

在呼吸衰竭伴急性肺水肿、急性心力衰竭时，可以应用呋塞米促进肺液吸收、减轻心脏负荷。

六、并发症处理和临床转归

（一）发展为严重肺损伤和急性呼吸窘迫综合征

中枢性呼吸衰竭可以发展为呼吸机相关性肺炎和肺损伤。持续机械通气时，呼吸管理不善，可以导致气道肺泡发育不良，呼吸道细菌感染，发展为肺炎，加重呼吸衰竭。化疗和免疫抑制时、肠道缺血缺氧、再灌注性损伤等可以导致严重肺部感染性损伤，并发展为 ARDS。

（二）发展为肺外脏器衰竭

呼吸衰竭时持续低氧血症可以导致肺部和肺外脏器功能衰竭。主要由于肺部炎症细胞大量集聚，释放促炎症介质进入循环，攻击肺外脏器，导致肺外脏器的功能和结构损害，可以发展为多脏器功能障碍和衰竭。

（丁燕燕）

第八章

循环系统疾病

第一节　心律失常

正常心脏激动起源于窦房结，并按一定的频率、速度及顺序传导到结间传导束、房室结、房室束、左右束支及蒲肯野纤维网而到达心室肌，此称窦性心律。如激动的频率、起源或激动传导不正常，都可构成心律失常（cardiac arrhythmia）。

一、期前收缩

（一）概述

期前收缩又称过早搏动（prematurebeat），简称早搏，由心脏异位兴奋灶发放的冲动所引起，为小儿时期最常见的心律失常。根据异位起搏点的部位不同可分为房性、房室交界性及室性期前收缩。期前收缩常见于无器质性心脏病的小儿，可由疲劳、精神紧张、自主神经功能不稳定等引起，也可发生于先天性心脏病、心肌炎。此外，药物及毒物中毒、电解质紊乱、心导管检查等均可引起期前收缩。健康学龄儿童约有1%～2%有期前收缩。

（二）诊断思路

1. 病史要点　小儿症状较轻，常缺乏主诉。个别年长儿可述心悸、胸闷、胸部不适。既往可有发作病史。

2. 查体要点　扪测脉搏或心脏听诊可检测到期前收缩，期前收缩次数因人而异，同一患儿在不同时间亦可有较大出入。某些患儿于运动后心率增快时期前收缩减少，但也有反而增多者。后者提示可能同时有器质性心脏病存在的可能。

3. 辅助检查

（1）常规检查

1）常规12导心电图：在发作时检查能确诊。

2）24h动态心电图：监测一天内的心律，诊断阳性率及意义较大。

（2）其他检查

1）窦房结心电图：可进一步明确房性/交界性期前收缩及窦房结功能。

2）二维超声心动图：了解有无心内结构异常或器质性病变。

4. 诊断标准

（1）心脏听诊可听到提前的心搏之后有较长的间隙。

（2）心电图特点

1）房性期前收缩：①P'波提前，可与前-心动的T波重叠，形态与窦性P波稍有差异，但方向一致。②P'-R>0.10s。③期前收缩之后代偿间隙不完全。④P'之后的QRS波形态与窦性相同，如发生室内差异性传导，则QRS波可呈宽大畸形；P'波之后如无QRS波，称为阻滞性期前收缩。

2）交界性期前收缩：①QRS-T波提前，形态、时限正常，亦可出现室内差异性传导。②提前的

QRS 波前或后有逆行 P′波，P′－R＜0.10s，R－P′＜0.20s，P′有时可与 QRS 波重叠。③代偿间隙不完全。

3）室性期前收缩：①QRS 波提前，形态异常、宽大，QRS 波＞0.10s，T 波与主波方向相反。②代偿间隙完全。③有时在同一导联出现形态不一，配对时间不等的室性期前收缩，称为多源性期前收缩。

5. 鉴别诊断 根据室性期前收缩发生的基础，临床上又将室性期前收缩分为功能性期前收缩（良性期前收缩）和病理性期前收缩（器质性期前收缩）两类。

（1）功能性期前收缩：其特点是：①多为偶发性。②无器质性心脏病，即通过查体和 X 线检查、超声心动图及有关的化验均未发现其他异常。③运动后期前收缩减少或消失，休息或卧床时期前收缩可增加。④心电图除有期前收缩外，无其他异常。⑤期前收缩多起源于右室，QRS 波呈左束支传导阻滞图形。

（2）病理性期前收缩：其特点是：①心电图上 QRS 波形态宽大畸形特别明显，其时限可＞0.16s。②期前收缩频发（≥8 次/分），心电图上在同一导联其形态多变，呈多源性或多形性，多呈二联律、三联律或四联律。③联律间期不等或过短或并行心律性期前收缩。④有时提前出现的 QRS 波落在 T 波上，此称 R－on－T 现象，可致室性心动过速或心室颤动。⑤期前收缩后常继以 ST 段或 T 波的改变。⑥运动后期前收缩增加。⑦心电图上有 QRS 波低电压或几种类型的期前收缩同时存在。⑧期前收缩伴 Q－T 间期延长或 P－R 间期改变。⑨期前收缩多起源于左室，QRS 波呈右束支传导阻滞图形。⑩通过查体、X 线检查、超声心动图或有关化验检查，多发现有心脏病的基础。应用洋地黄类药物出现期前收缩时，应考虑药物中毒，应予停药。

（三）治疗措施

1. 一般治疗 生活规律，睡眠充足，避免过累或紧张，停用可疑药物，避免接触毒物。必须针对基本病因治疗原发病。

2. 基本药物治疗

（1）室上性（房性及交界性）期前收缩：大多数发生于无明显其他症状的小儿，一般不须治疗。如果有以下情况则须进行治疗：①器质性心脏病伴室上性期前收缩增多。②虽无器质性心脏病但有较重自觉症状。③室上性期前收缩触发室上性心动过速。治疗可选用以下药物之一：①普罗帕酮（心律平）：用于心功能正常者，每日 8～15mg/kg，分 3 次口服。②β₁ 受体阻滞剂：适用于活动、情绪激动或窦性心律增加时易发的期前收缩。普萘洛尔（心得安），每日 1mg/kg，分 3 次口服。③上述药物疗效不佳者，可口服地高辛，或地高辛与普萘洛尔联合用药，亦可选用维罗帕米（异搏定）、奎尼丁、胺碘酮等。

（2）室性期前收缩：无明显其他症状、无器质性心脏病者一般不需治疗。如果以下两种情况并存，有可能发生室速与室颤而须用药物治疗：①有器质性心脏病（风湿性心脏病、心肌炎）证据。②出现复杂的室性期前收缩，如多源、成对或起始于 T 波或 U 波上的期前收缩。③期前收缩次数＞10 次/min，有自觉症状。常用药物有普萘洛尔，每日 1mg/kg，分 3 次口服；普罗帕酮每日 8～15mg/kg，分 3 次口服，也可选用美西律（慢心律），每日 10mg/kg，分 3 次口服；胺碘酮每日 10mg/kg，7～10 天后减为每日 5mg/kg；莫雷西嗪（乙吗噻嗪）每次 2～6mg/kg，每 8h 一次口服。如为洋地黄中毒者，除停用洋地黄外，首选苯妥英钠，每次 3～5mg/kg，每日 3 次口服；并口服氯化钾每日 75～100mg/kg。心脏手术后发生的室性期前收缩也可用苯妥英钠。Q－T 间期延长综合征发生的室性期前收缩需长期服较大剂量的普萘洛尔，并避免用延长 Q－T 间期的药物如胺碘酮、奎尼丁。

（四）预后

本病预后取决于原发疾病。有些无器质性心脏病的患儿期前收缩可持续多年，不少患儿期前收缩最终消失，个别患儿可发展为更严重的心律失常，如室性心动过速等。应该指出，小儿时期绝大多数期前收缩预后是良好的。

（五）预防

避免诱发因素，如疲劳、紧张；对可能引起期前收缩的心脏病，如风湿性心脏病、心肌炎要积极治疗和预防，注意电解质紊乱或药物的影响。

二、阵发性室上性心动过速

（一）概述

阵发性室上性心动过速（paroxysmal supraventricular tachycardia）简称室上速，是由心房或房室交界处异位兴奋灶快速释放冲动所产生的快速心律失常。可发生于任何年龄，但初次发作多见于1岁以内的婴儿，有反复发作倾向，是对药物反应良好的儿科急症之一，若不及时治疗易致心力衰竭。该心律失常多发生于无器质性心脏病的小儿，可由疲劳、精神紧张、过度换气、呼吸道感染等诱发，但也见于器质性心脏病的患儿，如先天性心脏病、心内膜弹力纤维增生症、预激综合征、病毒性心肌炎、扩张型心肌病、风湿性心瓣膜病等，也见于心脏手术时和手术后及心导管检查等。

（二）诊断思路

1. 病史要点

（1）现病史：询问患儿有无发作性烦躁不安、面色青灰、皮肤湿冷、呼吸增快、脉搏细弱现象。询问在上述发作时有无伴发干咳或呕吐现象。对年长儿询问有无心悸、心前区不适、头晕等症状，并注意询问是否有突然发作和突然停止特点，每次治疗后发作持续时间多久。发作前有无疲劳、精神紧张、过度换气等。

（2）过去史：询问有无先天性心脏病、心内膜弹力纤维增生症、预激综合征、病毒性心肌炎、扩张型心肌病、风湿性心瓣膜病、洋地黄中毒、呼吸道感染、心脏手术、心导管检查等病史。

（3）个人史：询问出生时是否是早产儿，询问自幼是否有喂养困难现象。

（4）家族史：询问直系亲属中有无类似心动过速发作史，有无心脏病史。

2. 查体要点

（1）一般表现：发作时患儿突然表现烦躁不安，面色青灰，口唇发绀，皮肤湿冷、多汗，呼吸增快，脉搏细弱。

（2）心脏检查：室上性心动过速以阵发性、突发突停、心率加速、心律绝对匀齐为特点。心率突然增快在160～300次/分，第一心音强度完全一致。每次发作可持续数秒至数日。发作停止时心率突然恢复正常，如发作时间超过24h，可查见肝大等心力衰竭体征。

3. 辅助检查

（1）常规检查：常规12导心电图或24h动态心电图，心电图特点见下述，在室上性心动过速发作间歇期部分患儿可有预激综合征的心电图表现。

（2）其他检查

1）X线胸片及二维超声心动图（2-DE）检查取决于原来有无器质性心脏病变和心力衰竭。透视及2-DE下可见心脏搏动减弱。

2）原发病为病毒性心肌炎、先天性心脏病、心内膜弹力纤维增生症、风湿性心瓣膜病、感染时各有相应的实验室检查表现。

4. 诊断标准

（1）临床表现：心动过速突发突止。发作时患儿突然出现面色苍白、烦躁不安、口唇发绀、呼吸急促；儿童心率>160次/分，婴儿心率>230次/分，心音强弱一致，心律绝对规则。每次发作时持续数秒、数分或数小时，然后突然终止。

（2）心电图表现

1）P-R间期绝对匀齐，心室率婴儿230～325次/分，儿童160～220次/分。

2）QRS波形态同窦性，若伴有室内差异性传导则呈右束支阻滞型。

3）P波常与前-心动的T波重叠，无法分辨。若P波出现，房性心动过速P-R间期>0.10，交界性心动过速P波呈逆行性，PⅡ、PⅢ、PavF倒置，PavR直立，P'-R间期<0.10s。

4）发作时间较久者可有暂时性 ST - T 波改变，发作终止后仍可持续 1~2 周。

5. 鉴别诊断

（1）窦性心动过速：与室上性心动过速的鉴别见表 8 - 1。

表 8 - 1　室上性心动过速与窦性心动过速鉴别

项别	室上性心动过速	窦性心动过速
病史	既往有反复发作史	多由哭闹、发热、运动、缺氧引起
心率	心率快而匀齐，心率多在 200 次/分左右	心率快，有时有窦性心律不齐，心率 <160~180 次/min
刺激迷走神经	可使发作突然终止	仅使心率减慢
心电图	P 波显示不清或形态变异，R - R 间期均匀	正常窦性 P 波，R - R 间期不均匀

（2）室性心动过速：与室上性心动过速的鉴别见表 8 - 2。

表 8 - 2　室上性心动过速与室性心动过速鉴别

项别	室上性心动过速	室性心动过速
病史	常有反复发作，多无器质性心脏病史	较少反复发作，多在严重心脏病的基础上发生
查体	心率快而匀齐，心音强度一致，颈静脉搏动与心率一致	心率多 <230 次/分，不匀齐，心音不一致，颈静脉搏动与心率不一致
刺激迷走神经	有效	无效
心电图	P - R 间期正常，QRS 波正常 P 波形态异常，发作开始可先有房性或交界性期前收缩	QRS 波宽大畸形，P 波消失或呈房室分离

（三）治疗措施

1. 一般治疗

（1）潜水反射法：可提高迷走神经张力。用 4~5℃ 的湿毛巾敷患儿面部，每次 10~15s，隔 3~5min 可重复再用，一般不超过 3 次，此法适用于新生儿、小婴儿。对年长儿可令其吸气后屏气，再将面部浸入 5℃ 冷水中，未终止者可停数分钟后重复 1 次。

（2）压迫颈动脉窦法：用于年长儿，可提高迷走神经张力。患者仰卧，头略后仰、侧颈。在甲状软骨水平触到右侧颈动脉搏动后，用大拇指向颈椎横突方向压迫，以按摩为主，每次 5~10s，一旦转律，立即停止，如无效，再试压左侧，禁忌两侧同时压迫。

（3）刺激咽部：以压舌板或手指刺激患儿咽部，使之产生恶心、呕吐。

（4）屏气法：用于较大儿童，让患儿深吸气后屏气 10~20s。

2. 药物治疗

（1）洋地黄类药物：平均复律时间 2h。用于发作 >24h、病情较重或并发心力衰竭者。禁忌证：①室性心动过速或洋地黄中毒引起的室上性心动过速者。②逆传型房室折返性心动过速。低血钾、心肌炎、伴房室传导阻滞者慎用。一般采用快速饱和法。毛花苷 C（西地兰）饱和量，<2 岁者 0.03~0.04mg/kg，>2 岁者 0.02~0.03mg/kg；地高辛饱和量，<2 岁者 0.05~0.06mg/kg，>2 岁者 0.03~0.05mg/kg，总量不超过 1.5mg/kg。均先以半量静脉推注，余量每 6~8h 后分 2 次静脉推注。12h 内完成饱和量。

（2）普罗帕酮（心律平）：平均复律时间 8min。剂量为每次 1~1.5mg/kg，溶于 10mL 葡萄糖溶液中，静脉缓慢推注 10~15min。无效者可于 10~20min 后重复 1~2 次。有效时可改为口服，剂量每次 5mg/kg，每 6~8 小时 1 次。有心力衰竭、房室传导阻滞者禁用。

（3）β_1 受体阻滞剂：可用于预激综合征或自律性室上性心动过速。常用普萘洛尔，小儿静脉注射剂量为每次 0.05~0.2mg/kg，以 5% 葡萄糖溶液稀释后缓慢静脉推注，时间 5~10min，可每 6~8 小时重复一次。重度房室传导阻滞，伴有哮喘症及心力衰竭者禁用。

（4）维拉帕米（异搏定）：剂量为每次 0.1mg/kg，静脉滴注或缓慢静脉推注，每分钟不超过 1mg，最大量<3mg。有心力衰竭、低血压、逆传型房室折返性心动过速、新生儿和3个月以下的婴儿禁用。

（5）三磷酸腺苷（ATP）：平均复律时间20s。有房室传导阻滞及窦房结功能不全者慎用。剂量0.1mg/kg，在3~5s内快速静脉推注，如无效，3min后可重复第2剂，每次按0.05~0.1mg/kg递增，直至最大量0.25~0.3mg/kg。不良反应有面色潮红、恶心呕吐、头痛、窦性心动过缓、房室传导阻滞等，多持续数秒钟消失。若心动过缓不消失，可用氨茶碱解救，剂量5~6mg/kg，静脉推注。

（6）奎尼丁或普鲁卡因胺：奎尼丁口服剂量开始为每日30mg/kg，分4~5次，每2~3小时口服1次，转律后改用维持量。普鲁卡因胺口服剂量为每日50mg/kg，分4~6次口服；肌内注射用量为每次6mg/kg，每6小时一次，至心动过速停止或出现中毒反应为止。

（7）胺碘酮：主要用于顽固性病例，尤其是用于普罗帕酮治疗无效者或疗效较差者。1mg/kg，用5%的葡萄糖稀释后静脉推注，或每分钟5~10μg/kg静脉滴注，注意避光。口服每日10mg/kg，分3次口服，7天后减量为每日5mg/kg，分2次口服，每周服5天，停2天。注意甲状腺功能亢进或甲状腺功能减低、心动过缓、低血压等。

3. 其他治疗　对药物疗效不佳者可考虑用同步直流电击复律，或心房调搏治疗。近年来对发作频繁、药物难以满意控制的室上性心动过速、房室旁道折返动过速采用射频消融术治疗取得成功。

（四）预后

阵发性室上性心动过速属于对药物反应好、可以完全治愈的儿科急症之一，若不及时治疗易致心力衰竭。本病急性发作期，经治疗终止发作，发作终止后口服药物预防复发，对反复发作或并发心力衰竭者，发作终止后可口服地高辛维持量6~12个月。对预激综合征患者奎尼丁或普萘洛尔预防复发的效果较好，可持续用半年至1年。部分患儿随年龄增长而自愈。如治疗效果不理想，应注意导致室上性心动过速的原因，改用确切药物治疗。对反复发作患儿而且确诊为房室旁道折返所致，应进行射频消融术治疗。经射频消融术治疗后随访3年无复发且无器质性心脏病者为治愈。

（五）预防

避免诱发因素，如疲劳、精神紧张、过度换气、呼吸道感染等，对可能引起发作的器质性心脏病如先天性心脏病、预激综合征、病毒性心肌炎、风湿性心瓣膜病等，应积极治疗，对心脏手术时和手术后、心导管检查中可能引起的发作也应积极处理。

三、阵发性室性心动过速

（一）概述

阵发性室性心动过速（paroxysmal ventricular tachycardia）简称室速，是由心室异位兴奋灶快速释放冲动所产生的以连续发生3个或3个以上的室性期前收缩为特征的快速心律失常。室速可导致严重的心排血量不足，也可为室颤的前奏。多发生于器质性心脏病如心肌炎、扩张型心肌病、先天性心脏病、心肌浦肯野细胞瘤等，也见于心脏手术、心导管检查、药物中毒、抗心律失常药的作用、酸中毒、感染、缺氧、电解质紊乱等患儿，小儿时期较少见。

（二）诊断思路

1. 病史要点

（1）现病史：询问患儿在发作前有无诱因，如有无感染、缺氧及电解质紊乱等。询问患儿发作时有无烦躁不安、面色苍白、呼吸急促等。对年长儿询问有无心悸、心前区痛、胸闷，有无晕厥、休克及心力衰竭等表现。

（2）过去史：有无心肌炎、先天性心脏病、扩张型心肌病、心肌浦肯野细胞瘤病史，有无接受心脏手术、心导管检查病史。有无接受抗心律失常药治疗。

（3）个人史：询问患儿出生时及生长发育时有无心率过快或过慢现象。

（4）家族史：询问患儿父母及其他亲属中有无类似发作史，有无心脏病史。

2. 查体要点

（1）一般表现：注意患儿有无面色苍白、气促、烦躁不安等情况。注意有无原发病的表现。

（2）心脏检查：听诊时注意在患儿体温正常及安静时心率是否增快，常 >150 次/分，节律整齐或稍有不齐，心音可有强弱不等。对发作持续 24h 以上者注意有无肝脏肿大等心力衰竭体征。

3. 辅助检查

（1）常规检查：常规 12 导心电图或 24h 动态心电图，心电图特点见下述。

（2）其他检查

1）X 线胸片及二维超声心动图：（2 - DE）检查取决于原来有无器质性心脏病变和心力衰竭。透视及 2 - DE 下可见心脏搏动减弱。

2）原发病为病毒性心肌炎、先天性心脏病、扩张型心肌病、酸中毒、感染、缺氧、电解质紊乱时各有相应的实验室检查表现。

4. 诊断标准

（1）临床表现：起病快，在原有心脏病的基础上突然烦躁、心悸、气促、胸闷、头晕，严重者可引起心力衰竭、心源性脑缺血综合征（阿 - 斯综合征），甚至猝死。心率 150 ~ 250 次/分，婴儿可达 300 次/分，稍有心律不齐，第一心音强弱不等。

（2）心电图表现

1）QRS 波畸形宽大，时间 >0.10s，T 波与 QRS 波主波方向相反。

2）心室率 150 ~ 250 次/分，R - R 间期略不齐。

3）P 波频率较 QRS 波为慢，P 波与 QRS 波之间无固定关系。

4）可出现心室夺获及室性融合波。

5. 鉴别诊断

（1）室上性心动过速伴室内差异性传导：常发生于无明显器质性心脏病患儿，一般情况相对较好，有反复发作史，刺激迷走神经可终止发作。心电图 T 波中可发现 P 波，QRS 呈右束支阻滞型，R - R 匀齐，心率多 >200 次/分。

（2）非阵发性室性心动过速：心室率 100 次/分左右，心室率与窦性心律相近或稍快，无症状。

（三）治疗措施

1. 一般治疗　立即卧床休息，吸氧。针对病因治疗原发病。

2. 药物治疗　注意分析室速病因，选用恰当药物治疗，以免发展为室颤，如治疗后仍有反复发作者可在治疗原发病同时试用射频消融治疗。

（1）利多卡因：为首选药物，用于无血流动力学障碍者。剂量为 1mg/kg 静脉滴注或缓慢静脉推注。必要时可每 10 ~ 15min 重复，总量不超过 5mg/kg。控制心动过速后，以每分钟 20 ~ 50μg/kg 静脉滴注。该药剂量过大能引起惊厥、传导阻滞等毒性反应，少数患者对此药有过敏现象。

（2）美西律（慢心律）：1 ~ 2mg/kg 加入 5% 葡萄糖溶液 20mL 静脉推注。必要时 20 分钟后重复使用，不超过 3 次。见效后改为每分钟 5 ~ 10μg/kg 静脉滴注或口服。对心肌疾病及心功能不全者亦较安全。有严重心动过缓及传导阻滞者禁用。

（3）苯妥英钠：3 ~ 5mg/kg 溶于生理盐水 20mL 缓慢静脉推注，一次量不宜超过 150mg。有效后改为口服。对洋地黄中毒引起的室性心律失常治疗效果较佳。该药为强碱性，不可溢出静脉外。

（4）普罗帕酮：1 ~ 1.5mg/kg 溶于 5% 葡萄糖 20mL 静脉推注，数分钟起作用，必要时 20min 可再用。有效后改口服。有心功能不全者联合应用地高辛。

（5）普萘洛尔：0.1 ~ 0.15mg/kg 加入 5% 葡萄糖 10 ~ 20mL，于 10min 缓慢静脉推注，一次量不超过 3mg。注射后 2 ~ 5min 起作用，必要时 6 ~ 8h 可重复注射。有效后改为口服。此药对 Q - T 间期延长综合征及二尖瓣脱垂引起的室性心律失常治疗效果好。

（6）异丙肾上腺素：0.5 ~ 1mg 溶于 5% 葡萄糖 200mL 静脉滴注，每分钟 0.1 ~ 0.25μg/kg，用于 Q - T 间期延期综合征并发的尖端扭转型室性心动过速。

（7）胺碘酮：2.5～5mg/kg 加入 5% 葡萄糖溶液 20mL 静脉推注。可重复 2～3 次。

3. 其他治疗

（1）同步直流电击复律：对急性重症病例、有血流动力学障碍者、药物治疗无效者可应用同步直流电击复律。禁用于洋地黄中毒者。术前静脉推注地西泮（安定）0.2～0.5mg/kg，或氯胺酮 0.7～1.0mg/kg，再用利多卡因 1mg/kg 静脉滴注。开始放电，电能量 2J/kg，无效时隔 20～30min 重复电击，不宜超过 3 次。个别患儿采用射频消融治疗获得痊愈。

（2）手术治疗：心肌浦肯野细胞瘤须手术切除。

（四）预后

本病的预后比室上性心动过速严重，同时有心脏病存在者病死率可达 50% 以上，原先无心脏病者可发展为心室颤动，甚至死亡。所以必须及时诊断，予以适当处理。对重症病例首选同步直流电复律。药物治疗首选利多卡因。室性心动过速经治疗消失后，如随访 3 年无复发且无器质性心脏病者为治愈。肥厚型心肌病者可服用普萘洛尔或维拉帕米（异搏定）预防复发。心肌炎、扩张型心肌病及缺血性心肌病可口服普罗帕酮、莫雷西嗪、胺碘酮、美西律预防复发。先天性心脏病者可口服苯妥英钠、胺碘酮预防复发。

（五）预防

对可能引起发作的器质性心脏病如心肌炎、扩张型心肌病、先天性心脏病、心肌浦肯野细胞瘤等，应积极治疗，对心脏手术时和手术后、心导管检查中可能引起的发作也应积极处理。

四、房室传导阻滞

（一）概述

房室传导阻滞（atrioventricular conduction block）是由于房室传导系统某部位的不应期异常延长，致使激动传导延缓或部分甚至全部不能下传所发生的缓慢性心律失常。按其阻滞程度不同，在心电图上分三度：第 Ⅰ 度：全部激动能下传到心室，但速度减慢；第 Ⅱ 度：部分激动不能下传到心室；第 Ⅲ 度，全部激动不能达到心室，又称完全性房室传导阻滞。常见的病因有：①药物作用：以洋地黄作用最为常见，过量的奎尼丁或普鲁卡因酰胺也可产生 Ⅰ 度或 Ⅱ 度阻滞。②各种感染：以风湿性心脏炎最为常见。病毒性或原因不明的心肌炎、急性感染也可引起房室传导阻滞。③先天性心脏病：房间隔或室间隔缺损最常见。④原因不明的心肌病，特别是扩张型心肌病。⑤其他：迷走神经张力过高、心脏手术对传导系统的创伤，先天性完全性房室传导阻滞可见于母亲患系统性红斑狼疮的婴儿。

（二）诊断思路

1. 病史要点

（1）现病史：询问患儿有无乏力、气短、胸闷、心悸、眩晕和晕厥，甚至发生阿-斯综合征现象，可突然意识丧失、抽搐。询问婴儿有无嗜睡、拒奶、无力。询问有无发热、关节疼痛、环形红斑、舞蹈病等风湿热表现及病毒性心肌炎表现。询问是否在服用强心药或某些抗心律失常药物。

（2）过去史：询问自幼患儿体质如何，有无先天性心脏病、风湿性心肌炎、心肌炎、心肌病、心内膜弹力纤维增生症、低血钙、酸中毒、白喉病史。是否接受过心脏手术。

（3）个人史：询问患儿有无按时接受预防接种。

（4）家族史：询问家属中有无类似患者。询问母亲在妊娠早期有无先兆流产、感染、接触放射线等病史。母亲有无系统性红斑狼疮或其他自身免疫性疾病病史。

2. 查体要点

（1）一般表现：注意有无意识改变、血压改变，有无心力衰竭表现如肝大、水肿等。

（2）心脏检查：注意有无心界扩大。注意有无第一心音低钝、强弱不齐，有无第三或第四心音，有无心律不齐、搏动脱漏。心底部是否有喷射性收缩期杂音。先天性完全性房室传导阻滞者生后心率缓慢，有时心房与心室同时收缩使第一心音增强呈"大炮音"，心脏多无畸形。

3. 辅助检查

（1）常规检查：常规12导心电图或24h动态心电图，心电图特点见下述。

（2）其他检查

1）X线胸片及二维超声心动图（2-DE）检查取决于原来有无器质性心脏病变和心力衰竭。

2）可有原发病的表现如血沉增快、ASO或心肌酶谱升高等。

4. 诊断标准

（1）临床表现

1）Ⅰ度房室传导阻滞：多无自觉症状，仅第一心音较低钝。

2）Ⅱ度房室传导阻滞：亦可无症状，有时有头晕、乏力、心悸，剧烈运动时可由Ⅱ度转为Ⅲ度房室传导阻滞而引起心源性脑缺血综合征。

3）Ⅲ度房室传导阻滞：有头晕、乏力、心悸、气急，亦可无症状，剧烈运动诱发心源性脑缺血综合征时，有休克表现。心率慢而规则，心率多在40次/分左右，第一心音强弱不一，有时可闻及第三心音或第四心音。大部分患儿在心底部可听到Ⅰ~Ⅱ级喷射性杂音。

（2）心电图表现

1）Ⅰ度房室传导阻滞：P-R间期延长超过正常最高值，小儿 > 0.18s，成人 > 0.20s。每个P波后面均有QRS波。

2）Ⅱ度房室传导阻滞：①Ⅱ度一型（莫氏一型，又称文氏现象）：P-R间期逐渐延长，R-R间期逐渐缩短，直至发生1次心室漏搏。脱漏前后两个R波距离小于最短R-R间期的2倍。②Ⅱ度二型（莫氏二型）：P-R间期正常或延长而固定，P波规律出现，部分P波后无QRS波，房室阻滞的比例为2：1或3：1。脱漏前后两个R波距离为R-R间期的简单倍数。

3）Ⅲ度房室传导阻滞：P波与QRS波之间无固定关系，P-P间隔与R-R间隔各有其固定的规律，心房率比心室率快，心室心律为交界性或心室自身节律。

5. 鉴别诊断

（1）迷走神经张力过高：小儿无任何自觉症状，一般在静卧后、按压颈动脉或眼球后P-R间期延长，但在直立或运动后P-R间期常缩短至正常。

（2）Ⅱ度窦房传导阻滞：Ⅱ度房室传导阻滞中，心室漏搏中无QRS但仍有P波，Ⅱ度窦房传导阻滞的漏搏中无QRS也无P波。

（三）治疗措施

1. 一般治疗　对病因明确者应积极治疗病因。根据原发病及临床症状给予对症处理。

2. 药物治疗

（1）Ⅰ度和Ⅱ度一型房室传导阻滞：无须特殊治疗。

（2）Ⅱ度二型房室传导阻滞：心动过缓者（ < 60次/分）可试用阿托品，每次0.01~0.03mg/kg，每日3~4次口服或皮下注射。也可用山莨菪碱，或小剂量异丙肾上腺素5~10mg，每日2~3次，舌下含化。如症状明显或发生阿-斯综合征，可静脉滴注异丙肾上腺素，每分钟0.1~0.25μg/kg，同时吸氧、纠正酸中毒。

（3）Ⅲ度房室传导阻滞：先天性无症状者，一般不需使用药物治疗，但应跟踪随访，每年复查动态心电图。发生阿-斯综合征或心力衰竭可静脉滴注异丙肾上腺素、吸氧、纠正酸中毒。后天性如重症心肌炎患儿，应使用糖皮质激素、异丙肾上腺素、阿托品等药物，如效果仍不佳时应装临时起搏器，直至炎症被控制、阻滞减轻或消失后停用。

3. 其他治疗　安置人工起搏器适应证如下：①阿-斯综合征或心力衰竭。②伴频发或多源性室性期前收缩或室性心动过速。③房室传导阻滞在房室束以下，QRS波畸形宽大。④中度或重度活动受限。⑤婴儿心室率持续 < 55次/分，1岁以上低于40次/分；并发先天性心脏病者 < 60次/分。⑥急性心肌炎或心内手术后发生严重完全性房室传导阻滞。⑦新生儿期伴有呼吸窘迫综合征。可先装临时起搏器，如2周内仍未恢复，则安置永久起搏器。

（四）预后

本病预后不一，非手术引起的获得性者，可能完全恢复，手术引起者预后较差。先天性Ⅲ度房室传导阻滞，尤其是不伴有其他先天性心脏病者预后较好；Ⅰ、Ⅱ度房室传导阻滞经治疗去除病因及诱发因素，心室率正常，无低心排血量症状或心源性脑缺氧综合征，心电图正常，随访 3 年无复发且无器质性心脏病者为治愈。

（五）预防

对可能引起发作的器质性心脏病、感染以及药物影响，应积极监测和治疗，对心脏手术时应尽量减少对房室传导区的创伤。

（丁燕燕）

第二节　心力衰竭

心力衰竭（heart failure，简称心衰）是指心脏工作能力（心肌收缩或舒张功能）下降使心排血量绝对或相对不足，不能满足全身组织代谢需要，出现肺循环和（或）体循环瘀血的病理生理状态。《成人慢性心力衰竭诊断和治疗指南》（2005 年，ACC/AHA）中定义心力衰竭为由于心脏器质性或功能性疾病损害心室充盈和射血能力而引起的临床综合征。由于并非所有患者在就诊时即有容量负荷过重，因此，主张使用"心力衰竭"这一术语替代旧的术语"充血性心力衰竭"。心力衰竭是小儿时期危重症之一，特别是急性心力衰竭，起病急，进展快，如不早期诊断及处理，则严重威胁小儿的生命。

一、病因

引起小儿心力衰竭的病因很多，根据血流动力学及病理生理改变可大致分为以下几种：①心肌收缩功能障碍（心肌衰竭）包括各种原因所致的心肌炎、扩张性心肌病等。②心室前负荷过重（容量负荷过重）包括左向右分流型先天性心脏病、瓣膜反流性疾病、输液过多过快等。③心室后负荷过重（压力负荷过重）左室压力负荷过重见于高血压、主动脉瓣狭窄、主动脉缩窄等；右心室压力负荷过重见于肺动脉高压、肺动脉瓣狭窄等。④心室充盈障碍包括缩窄性心包炎、限制性心肌病或肥厚性心肌病等。

另外，支气管肺炎、贫血、营养不良、电解质紊乱和缺氧等都是儿童心力衰竭发生的诱因。

二、发病机制

心力衰竭的发病机制比较复杂，不同原因所致的心力衰竭以及心力衰竭发展的不同阶段其机制都有所不同，但其基本机制多为心肌收缩和心肌舒张功能障碍。心衰时由于心排血量下降，组织氧供不足，机体动用各种储备力量进行代偿。这些代偿机制初始对机体是有益的，使心功能维持在正常水平，但是长期维持最终发生失代偿，并且代偿机制也有负性效应，最终发生心力衰竭。心力衰竭的发生不仅由于血流动力学的障碍，同时还有神经体液因素的参与，并且心肌重构在其发生中起重要作用。

1. 血流动力学机制　心排血量主要根据以下因素进行控制和调节：前负荷；后负荷；心肌收缩力；心率。

（1）前负荷：按照 Frank - Starling 定律，心脏前负荷的增加使回心血量增加，心室舒张末期容积增加，心肌纤维拉长，从而增加心肌收缩力和心排血量。若容量过度增加，心肌牵张超过一定的长度，心排血量反而下降。

（2）后负荷：心脏后负荷的增加常以心肌肥厚作为主要的代偿机制，使心排血量在相当长时间内维持正常。随着疾病发展，心肌细胞结构和功能进一步破坏，使心功能下降，心力衰竭随之发生。

2. 神经内分泌体液机制　心力衰竭时，体内出现一系列的神经内分泌和体液因子的变化进行代偿。神经内分泌的长期慢性激活促进心肌重构，加重心肌损伤和心功能恶化，又进一步激活神经内分泌系统和细胞因子等形成恶性循环。

（1）交感肾上腺素能系统：心力衰竭时，交感神经兴奋性增高，大量去甲肾上腺素和肾上腺素释放入血，血中儿茶酚胺水平增高，借以增强心肌收缩力、加快心率、收缩外周血管和维持血压起代偿作用。但这种交感神经兴奋增高及儿茶酚胺持续增高对机体是有害的。①直接心肌毒性作用；②心肌细胞β肾上腺素能受体密度下调（重度心力衰竭可减少50%）和β肾上腺素能受体对β肾上腺素能受体激动药的反应性明显降低，降低心肌收缩力；③交感神经兴奋并刺激肾素–血管紧张素–醛固酮系统（rennin angiotensin aldosterone system，RAAS），导致外周血管阻力增高，水钠潴留，心肌氧耗加大；④损害舒张功能。

（2）肾素–血管紧张素–醛固酮系统：心力衰竭时 RAAS 激活，血中肾素、血管紧张素Ⅰ、Ⅱ及醛固酮水平均明显增高，导致外周血管阻力增加、水钠潴留及血容量增加，前后负荷增加，对心力衰竭起代偿作用。同时，血管紧张素Ⅱ及醛固酮的分泌增加，使心脏、血管平滑肌细胞和内皮细胞发生了一系列改变，结构发生重构，促进心力衰竭恶化。近年来通过生物化学分子生物学技术的发展，发现在肾外组织尤其是脑和心血管系统，还存在局部组织的 RAAS。心力衰竭时心脏局部组织 RAAS 活性增高，通过细胞自分泌、旁分泌产生的血管紧张素Ⅱ也参与心肌收缩性及血管收缩性的调节，并有促生长作用引起心室肥厚及血管平滑肌生长（心室和血管重构）。

（3）利钠肽类：对心力衰竭发病机制中神经内分泌变化，也注意到具有血管扩张、利尿和排钠作用的心脏保护因子，如利钠肽类、前列腺素、血管内皮舒张因子和肾上腺髓质素等。已证实有 3 种利钠肽，即心房利钠肽、脑利钠肽（brain natriuretic peptide，BNP）和 C–利钠肽。BNP 具有利尿、排钠和扩张血管的作用，并且有抑制肾素、醛固酮和交感神经系统作用。心力衰竭时，由于心室扩张、容量负荷过重导致心室壁应力增加，刺激心室肌细胞合成和分泌 BNP，其增高程度与心力衰竭严重程度呈正相关。因此，血浆 BNP 水平可作为评定心力衰竭进程和判断预后的指标。

（4）其他：研究表明许多炎症细胞因子参与了心力衰竭的发生和发展，如肿瘤坏死因子、白细胞介素、单核细胞趋化蛋白等。此外，内皮素、血管加压素和生长激素等多种血管活性物质可能参与了心力衰竭的发生。

3. 心肌重构　心肌重构是由于一系列复杂的分子和细胞机制导致心肌结构、功能和表型的变化，包括心肌细胞肥大、凋亡，胚胎基因和蛋白的再表达，心肌细胞外基质的量和组成的变化等。在初始的心肌损伤以后，有各种不同的继发性介导因素直接或间接作用于心肌而促进心室重构，形成恶性循环，心力衰竭进行性恶化。

三、临床表现

年长患儿心力衰竭的临床表现与成年人相似，而婴幼儿时期则不完全相同。其特点分述如下。

1. 年长患儿心力衰竭

（1）心肌功能障碍的表现

1）心脏扩大：由于心肌收缩功能减低，导致心室腔扩张或肥厚。但急性心肌炎、快速性心律失常、肺静脉阻塞等的早期心功能减低时，心脏扩大常不明显。

2）心动过速：心力衰竭时由于心排血量绝对或相对减少，通过反射引起交感神经兴奋及迷走神经抑制，引起代偿性心率增快。

3）心音改变：心音低钝，重者常出现奔马律，舒张期奔马律常为心力衰竭的重要体征。

4）可见脉压小，少部分患儿可出现交替脉，四肢末端发凉。

（2）肺瘀血的表现

1）呼吸急促：呼吸频率增快（间质性肺水肿所致），如心力衰竭进展导致肺泡和支气管水肿，则呼吸频率更加增快，重者可有呼吸困难与发绀。

2）肺部啰音：肺泡水肿可出现湿啰音。支气管黏膜水肿或肺动脉和左房扩大（尤其是左向右大分流量型先天性心脏病）压迫支气管可出现哮鸣音。

3）咳泡沫血痰：肺泡和支气管黏膜瘀血所致。

（3）体循环瘀血的表现

1）肝增大：肝由于瘀血肿大伴触痛。肝大小常表示容量负荷过重的程度。

2）颈静脉怒张：可见颈外静脉膨胀（半坐位）。压迫肿大肝时，颈静脉充盈更明显（肝颈静脉回流征阳性）。

3）水肿。

2. 婴幼儿心力衰竭　婴幼儿心力衰竭最显著的临床表现是呼吸急促，尤其是在哺乳时更加明显。喂养困难，多表现为食量减少及进食时间延长，但哺喂困难缺乏特异性。常伴有显著多汗（可能与交感神经兴奋有关），体重增长缓慢。正常婴幼儿的肝虽可于肋下可触到 1～2cm，但如肿大超过此范围，尤其是短期内改变，更有临床意义。婴幼儿容量血管床相对较大，极少表现周围性水肿，婴儿眼睑轻度水肿较常见。婴幼儿心力衰竭少见咳泡沫血痰。婴儿由于颈部较短，皮下脂肪较丰满，颈静脉怒张常不明显。

四、辅助检查

1. X线检查　心脏扩大，可见心搏动减弱（透视下），肺瘀血（上叶肺静脉扩张，肺纹理增多、模糊，肺野透光度降低，肺门阴影增宽模糊）或肺水肿（以肺门为中心的对称性分布的大片状阴影）表现。

2. 超声心动图　超声心动图测定心功能和血流动力学监测是非创伤技术，它具有无创、操作简单、可重复性等优点。

（1）射血分数（ejection fraction，EF）：为心脏每搏量与左心室舒张末期容量之比，即左心室舒张期末容量与左心室收缩期末容量之差，除以左心室舒张期末容量。是反映左心室泵血功能敏感的指标，是应用最广泛的左心室收缩功能指标之一。EF 正常值为56%～78%。按照美国超声心动图学会制定的指南，以二维超声心动图检测的 EF <55% 为不正常，中度及重度异常分别为44% 及30%。

（2）短轴缩短率（fractional short，FS）：为左心室收缩时缩短的百分率，即左室舒张期末内径与左室收缩期末内径之差，除以左室舒张期末内径。其意义与 EF 相同。左心室收缩不完全同步或对称、室壁增厚、运动差异、室隔平坦均可影响 FS 的检测。FS 正常值为28%～38%，心力衰竭时 FS 降低（<25%）。

（3）心肌做功指数：亦称 Tei 指数，是用于评价心室整体功能（收缩功能和舒张功能）的指标。多采用脉冲多普勒检测血流的方法，亦可应用 TDI 技术测定 Tei 指数。测量方法简便、重复性强，且不受心率、心室几何形态和压力影响。根据脉冲多普勒二尖瓣口血流图和左心室流出道血流图计算 Tei 指数。按照下列公式计算，Tei 指数 =（ICT + IRT）/ET。其中 ICT 为等容积收缩时间，IRT（IVRT）为等容舒张时间，ET 为射血时间。Tei 指数从出生到 3 岁之间有所下降，但 3 岁以后至成人阶段保持相对稳定。心力衰竭患者 Tei 指数明显延长。

（4）脉冲多普勒超声心动图：测定心室舒张功能，正常的二尖瓣、三尖瓣流速曲线呈正向双峰。第1峰较高，出现在心室快速充盈期，称 E 峰。第2峰较低，出现在心房收缩期，称 A 峰。E 波的峰值流速，舒张功能异常者常有 E 峰减低。A 波的峰值流速，舒张功能异常者 A 峰增高。E 峰/A 峰的血流速度的比值，是敏感反映心室舒张功能的指标，舒张功能异常者 E/A 减低。二尖瓣血流 E 波减速时间（DT）正常值为（193 ±23）ms。舒张功能异常 DT 延长，可用于评价快速充盈率。

（5）组织多普勒显像（tissue Doppler imaging，TDI）：是采用特殊滤波装置将高频率和低振幅的血流信号删除而保留低频率和高振幅的室壁运动信号，并以色彩、频谱或曲线选择性地显示室壁运动的频率或振幅信息的显像技术。TDI 可反映心肌局部收缩和舒张功能。

3. 有创性血流动力学测定　目前主要采用 Swan - Ganz 气囊漂浮导管和温度稀释法。气囊漂浮导管可进行心脏血管内压力（肺动脉压力，肺动脉楔压）测定，结合热稀释法测每分钟心排血量，并计算出血流动力学参数。①每搏输出量和心排血指数：每搏输出量即心脏在单位时间内泵出的血量，因为每搏量受体表面积影响大，故以单位体表面积的每搏输出量即心排血指数来估价心排血功能更为正确。②外周血管阻力和肺血管阻力：可代表左、右心室后负荷，小儿患者常按体表面积计算，即外周血管阻力指数及肺血管阻力指数。③心室每搏做功指数：可反映心室的容量和压力做功。心肌收缩性能是决定心排血量的重要因素。左、右心室每搏做功指数是衡量心室收缩性能的指标。

一般来讲，肺小动脉楔压反映左心前负荷，肺动脉楔压增高（正常值为 $2\sim14\text{mmHg}$），提示肺瘀血或肺水肿。而中心静脉压反映右心前负荷。

4. 脑利钠肽　脑利钠肽（BNP）是心肌分泌的重要肽类激素，心力衰竭时由于室壁应力增加，导致其分泌和释放增加。BNP 循环水平升高与心室容量负荷过重、心室功能和血流动力学密切相关。心力衰竭时，患者循环中 BNP 水平升高，并与心力衰竭的严重程度呈正相关，可作为辅助诊断心力衰竭的客观生化标记物。BNP 水平有助于心力衰竭病情轻重程度和心功能的判断以及心力衰竭治疗的监测。BNP 和 NT - pro BNP 两者以 1：1 比例存在，故均可作为诊断标记物。NT - pro BNP 具有更高的血浆浓度稳定性（半衰期为 $60\sim120\text{min}$，生理活性相对稳定，冻存 -70℃ 活性可保存数月；BNP 半衰期为 20min）。美国 FDA 已批准检测血浆 BNP 作为辅助诊断心力衰竭的方法。欧洲心力衰竭指南（2001 年）建议以血浆 BNP 的检测作为筛选诊断心力衰竭的指标，以鉴别心源性和非心源性呼吸急促。

五、诊断

1. 心力衰竭诊断　心力衰竭的诊断是综合病因、病史、症状、体征及客观检查而作出的。首先应有明确的器质性心脏病的诊断或具有引起心力衰竭的病因，其次心力衰竭的症状和体征是诊断心力衰竭的重要依据（参见临床表现）。

2. 心力衰竭类型的判断

（1）急性心力衰竭和慢性心力衰竭：依据心力衰竭发生速度、发展过程及机体是否具有充分时间发挥其代偿机制，将心力衰竭分为急性和慢性。

1）急性心力衰竭：是由于突然发生心脏结构或功能异常，导致短期内心排血量明显下降，器官灌注不良和静脉急性瘀血。急性心力衰竭可表现为急性肺水肿或心源性休克。见于心脏手术后低心排血量综合征、暴发性心肌炎和川崎病并发心肌梗死。

2）慢性心力衰竭：是逐渐发生的心脏结构和功能异常或急性心力衰竭渐变所致。一般均有代偿性心脏扩大或肥厚及其他代偿机制参与，心室重构是其特征。稳定的慢性心力衰竭患儿在多种因素作用下（如感染、心律失常、中断治疗等）可促发突然出现急性加重表现，又称慢性心力衰竭急性失代偿期（急性发作）。

（2）左侧心力衰竭、右侧心力衰竭和全心力衰竭

1）左侧心力衰竭：指左心室代偿功能不全引起，临床上以肺循环瘀血及心排血量降低表现为主。

2）右侧心力衰竭：指右心室代偿功能不全引起，临床上以体循环瘀血表现为主。单纯右侧心力衰竭主要见于肺源性心脏病、肺动脉瓣狭窄及肺动脉高压等。

3）全心力衰竭：左、右心室同时受累，左侧与右侧心力衰竭同时出现；或者左侧心力衰竭后肺动脉压力增高，使右心负荷加重，经长期后右心衰竭相继出现。

（3）收缩性心力衰竭和舒张性心力衰竭

1）收缩性心力衰竭：是由于心室收缩功能障碍导致心脏泵血功能低下并有静脉瘀血的表现。临床特点为左心室扩大、左心室收缩期末容量增大和射血分数降低（LVEF≤40%）。

2）舒张性心力衰竭：是由于心室舒张期松弛和充盈障碍导致心室接受血液能力受损，表现为左心室充盈压增高并有静脉瘀血的表现。临床通常采用多普勒超声心动图记录的二尖瓣和肺静脉血流频谱估测左室舒张功能。

（4）低心排血量型心力衰竭和高心排血量型心力衰竭

1）低心排血量型心力衰竭：指心排血量降低，有外周循环异常的临床表现，如外周血管收缩、发冷、苍白等。

2）高心排血量型心力衰竭：由于容量负荷过重导致的心力衰竭，心排血量正常或高于正常。主要见于左向右分流型先天性心脏病、急性肾小球肾炎的循环充血、甲状腺功能亢进、严重贫血、脚气病、体动-静脉瘘等。

3. 心力衰竭临床状况评估　纽约心脏病学会（NYHA）提出一项小儿心脏病患者心功能分级方案来评价心力衰竭的程度，主要根据患者自觉的活动能力分为4级。Ⅰ级：体力活动不受限制。学龄期儿童能够参加体育课并且能和同龄儿童一样参加活动。Ⅱ级：体力活动轻度受限。休息时无任何不适，但一般活动可引起疲乏、心悸或呼吸困难。学龄期儿童能够参加体育课，但是能参加的活动量比同龄儿童小。可能存在继发性生长障碍。Ⅲ级：体力活动明显受限。少于平时一般活动即可引起症状，例如步行15min，就可感到疲乏、心悸或呼吸困难。学龄期儿童不能参加体育，存在继发性生长障碍。Ⅳ级：不能从事任何体力活动，休息时亦有心力衰竭症状、并在活动后加重。存在继发性生长障碍。以上的心功能分级适用于儿童。

婴儿可按 Ross 等提出的心力衰竭分级，见表8-3。

表8-3　婴儿心力衰竭 Ross 分级评分法

	评分		
	0	1	2
喂养情况			
奶量（ml/次）	>100	60~100	<60
时间（ml/次）	<40	>40	-
	0	1	2
体格检查			
呼吸频率（次/分）	<50	50~60	>60
心率（次/分）	<160	160~170	>170
呼吸型	正常	异常	
外周灌注	正常	减少	-
S$_3$ 或舒张期隆隆样杂音	无	存在	-
肝肋下缘（cm）	<2	2~3	>3

注：S$_3$：第三心音；舒张期隆隆样杂音示左向右分流型先天性心脏病婴儿提示分流量大，肺动脉血流量显著增加。

0~2分心力衰竭；3~6分轻度心力衰竭；7~9分中度心力衰竭；10~12分重度心力衰竭。

六、治疗

急性心力衰竭以循环重建和挽救生命为目的。慢性心力衰竭的治疗目标为改善症状，提高运动耐量，改善生活质量，降低病死率。目前慢性心力衰竭的治疗已从过去短期应用改善血流动力学药物（如利尿药、正性肌力药和血管扩张药）的治疗转为长期应用神经内分泌拮抗药（如血管紧张素转化酶抑制药和 β 受体阻滞药）修复性的治疗策略，以改善衰竭心脏的功能。

1. 病因治疗　急性风湿热需用抗风湿药物，如肾上腺皮质激素、阿司匹林等。先天性心脏病需介入或手术矫治，内科抗心力衰竭治疗往往是术前准备，术后也需继续治疗一个时期。如心力衰竭由重度贫血、甲状腺功能亢进以及病毒性心肌炎引起，需及时治疗原发疾病。

积极防治心力衰竭的诱发因素，如控制感染和心律失常，纠正水、电解质酸碱平衡失调。

2. 一般治疗

（1）休息和镇静：休息可减轻心脏负荷。应尽量避免患儿烦躁，必要时适当应用镇静药。

（2）限盐限水：控制钠盐摄入，限制液体入量，一般控制在60~80mL/kg。

（3）吸氧：对于呼吸急促和发绀的患儿及时给予吸氧。

3. 药物治疗

（1）正性肌力药物

1）洋地黄类药物：洋地黄（digitalis）作用于心肌细胞膜上的 $Na^+ - K^+ - ATP$ 酶抑制其活性，使细胞内 Na^+ 浓度升高，通过 $Na^+ - Ca^{2+}$ 交换使细胞内 Ca^{2+} 升高，增强心肌收缩。除正性肌力作用外，洋地黄还具有负性传导作用（减慢房室结传导）及负性频率作用。此外，心力衰竭时，洋地黄可改善压力感受器的敏感性和功能，直接抑制过度的神经内分泌活性（主要是交感活性）。

洋地黄对左心瓣膜反流、心内膜弹性纤维增生症、扩张性心肌病和某些先天性心脏病等所致的充血性心力衰竭均有益。迄今为止洋地黄类药物仍是儿科临床上应用广泛的强心药物之一。

强心苷的治疗量与正性肌力作用呈线性关系，即小剂量有小作用，随剂量递增正性肌力作用亦见加强，直到出现中毒为止。儿科最常应用的洋地黄制剂为地高辛，可口服和静脉注射。地高辛的负荷量为 0.03 ~ 0.04mg/kg，首次给总量的 1/2，余量分 2 次，隔 6 ~ 8h 给予。负荷后 12h 给维持量，每天维持量为负荷量的 1/5，分 2 次给予，疗程据病情而定。心肌炎和心肌病的患儿对洋地黄耐受性差，一般在常规剂量的基础上减 1/3 ~ 1/2。

在用药过程中注意心率和心律的变化，如出现心律失常要考虑洋地黄中毒的可能，常见的心律失常类型包括室性期前收缩、房室传导阻滞和阵发性心动过速等。此外，洋地黄中毒常常还有胃肠道和神经系统的症状。洋地黄中毒时应立即停用洋地黄和利尿药，同时补充钾盐，并针对心律失常进行治疗。

2）非洋地黄类正性肌力药：通过增加心肌细胞内环磷酸腺苷含量等机制，增加细胞 Ca^{2+} 浓度或通过增加心肌肌钙蛋白对 Ca^{2+} 的敏感性发挥正性肌力作用。

常用药物包括以下两种：

β 肾上腺素能受体激动药：主要药物有多巴胺和多巴酚丁胺，多用于紧急情况的急性心力衰竭，危重难治性心力衰竭和心源性休克患儿。联合应用常取得较好疗效。但是只能通过静脉滴注用药，并具有正性变速作用及致心律失常作用，且使心肌氧耗量增加，临床应用受到限制。

多巴胺的生物学效应与剂量大小有关，小剂量 2 ~ 5μg/（kg·min）主要兴奋多巴胺受体，增加肾血流量，尿量增多；中等剂量 5 ~ 15μg/（kg·min）主要兴奋 β_1 肾上腺素能受体，增加心肌收缩力及肾血流量；大剂量 >15μg/（kg·min）主要兴奋 α_1 肾上腺素能受体，使肾血流量减少，可引起外周血管阻力和肺血管阻力增加及心率加快，从而更增加心肌氧耗量。中等剂量对小儿较为适宜。急性心力衰竭伴有心源性休克或低血压以及少尿者宜选用多巴胺，但肺血管阻力升高者宜慎用。多巴胺的正性变速性作用及心肌氧耗量增加为其缺点，使用时避免漏出血管外（局部坏死），禁与碱性药伍用（失活）。

多巴酚丁胺主要作用于 β_1 肾上腺素能受体，亦作用于 β_2 肾上腺素能受体。本药适用于不伴有低血压的急性心力衰竭，尤其是手术后低心排血量综合征宜选用。其血流动力学效应优于多巴胺，但增加心排血量的作用与剂量和年龄呈正相关，即新生儿及婴儿较儿童效果差。易产生耐药性，一般用药不超过 24 ~ 72h。

多巴胺和多巴酚丁胺联合应用，常取得较好疗效。对心源性休克患儿各 7.5μg/（kg·min），肺动脉楔压不升高，心排血量增高，血压上升。

磷酸二酯酶抑制药：此类药物具有正性肌力及血管扩张作用，能明显改善心力衰竭患儿的血流动力学，不影响心率，也不影响心肌氧耗量。适用于心脏手术后心力衰竭或持续肺动脉高压者。长期治疗不良反应多，对长期生存率可能有不利影响，故多用于急性心力衰竭或难治性心力衰竭的短期治疗，治疗持续时间多不超过 1 周。常用药物包括氨力农和米力农。米力农静脉首次剂量 50μg/kg（10 ~ 15min），维持量以 0.25 ~ 0.5μg/（kg·min）静脉滴注维持。

（2）利尿药：通过抑制肾小管的不同部位，阻止钠和水的再吸收产生利尿作用，从而直接减轻水肿，减轻前负荷，缓解心力衰竭症状。

1）襻利尿药：主要作用于 Henle 襻上升支，能可逆性地抑制 Na^+、K^+、Cl^- 的转运，抑制钠、氯的再吸收。由于钠钾交换，故尿内排钠、氯及钾。利尿作用强大迅速，用于急性心力衰竭伴有肺水肿或重症及难治性心力衰竭患儿。此类药包括呋塞米（速尿）、布美他尼等。

2）噻嗪类利尿药：主要作用在远端肾曲小管，抑制钠的再吸收，远端钠与钾的交换增多，亦促进钾的排出。此类药包括氢氯噻嗪（双氢克尿塞）等，用于轻、中度水肿患儿。

3）保钾利尿药：包括螺内酯、氨苯蝶啶及阿米洛利等。螺内酯主要作用于远端肾曲小管和集合管，竞争性抑制醛固酮的作用，并可抑制醛固酮引起的心肌间质纤维化。目前一般在 NYAH 心功能Ⅲ级和Ⅳ级的患者在常规治疗基础上可加用小剂量螺内酯治疗。如出现高血钾或肾功能不全，螺内酯应适当减量或停用。

同类的利尿药一般无协同作用，尚可增加不良反应，不主张合用。保钾和排钾利尿药合用是常用的联合方式，有明显协同作用，并防止低钾，可不必补钾。肾功能不全者禁用保钾利尿药。在用药过程中注意体液或电解质紊乱情况，如低钠血症、低钾血症、低血容量等。心力衰竭症状控制后，不能将利尿药作为单一治疗，应与 ACEI 和 β 受体阻滞药联合应用。

（3）血管扩张药：血管扩张药对心力衰竭的血流动力学影响，可因患儿的临床情况而异，对左心室充盈压增高者，血管扩张药可使心排血量增加；反之，对左室充盈压降低或正常者，则可使心排血量减少。故应用血管扩张药时，应预先了解患者的左心室充盈压情况（常以肺动脉楔压为指标），并在治疗中进行必要的监测。对于依赖升高的左心室充盈压来维持心排血量的阻塞性心瓣膜病（如二尖瓣狭窄、主动脉瓣狭窄及左心室流出道梗阻）的患儿不宜应用强效血管扩张药。

选用血管扩张药应按患儿血流动力学变化特征与药物作用及其效应而定，前负荷过度者，宜选用扩张静脉药；后负荷过度者，宜选用扩张小动脉药；前后负荷均过度者，宜选用均衡扩张小动脉和静脉药。但上述原则，必须结合具体病情而选用。

常用药物包括以下几种。

1）硝普钠：能释放一氧化氮，使环磷酸鸟苷升高而松弛血管平滑肌。直接扩张小动脉、静脉的血管平滑肌，具有作用强、生效快和持续时间短的特点。硝普钠对急性心力衰竭（尤其是左心衰竭与肺水肿）伴有外周血管阻力明显增加者效果显著，在婴幼儿心脏手术出现的低心排血量综合征，常与多巴胺或多巴酚丁胺联合应用。本药需静脉滴注给药，应临时配制并且避光使用，开始量宜小，递增到有效剂量。静滴过程中应密切注意低血压或氰化物中毒（头痛、呕吐、呼吸急促、心动过速及意识改变），必要时测血硫氰酸盐（thiocyanate）水平（应 <5mg%）。

2）硝酸甘油：有较强的直接扩张静脉血管平滑肌的作用。对心室充盈压增高及急性肺水肿者，可静脉滴注硝酸甘油。前负荷降低时不宜使用，以免使心排血量减少加重。本药治疗常可产生耐药性。为防止耐药性发生，可采用最小有效剂量，间歇用药，补充巯基供体（如 N-乙酰半胱胺酸或蛋氨酸），加用卡托普利等方法。可从 $0.25\sim0.5\mu g/$（kg·min），每天 6 小时静脉滴注开始，每天递增 $0.25\sim0.5\mu g/$（kg·min），疗程多不超过 7d。

3）酚妥拉明：主要阻滞 α_1、α_2 肾上腺素能受体，扩张小动脉，降低后负荷。但因可增加去甲肾上腺素的释放，因而有增快心率的不良反应。目前临床应用逐渐减少。

4）血管紧张素转化酶抑制药：治疗心力衰竭疗效突出，已超越单独的血管扩张作用，目前已广泛用于临床。

（4）血管紧张素转化酶抑制药及血管紧张素Ⅱ受体拮抗药：血管紧张素转化酶抑制药（angiotensin converting enzyme inhibitor，ACEI）不仅能缓解心力衰竭的症状，还可降低患儿的死亡率并改善长期预后。ACEI 能够防止心室重构，包括无症状的心力衰竭患者，被誉为慢性心力衰竭治疗的"基石"，成为能使顽固性充血性心力衰竭患者延长寿命的少数药物之一。

ACEI 作用机制主要包括以下几方面。①血流动力学效应：扩张小动脉和静脉，降低心脏前、后负荷，使心肌氧耗量减少及减少冠状血管阻力、增加冠状动脉血流、增加心肌供氧、保护心肌；②抑制 RAAS：阻断循环或心脏组织血管紧张素Ⅱ的生物效应，防治心脏重构从而保护心肌；③抗自由基：含有巯基的 ACEI 具有清除氧自由基，防止脂质过氧化，保护心肌；④作用于缓激肽系统：使缓激肽的降解减少，加强内源性缓激肽作用，激活 β_2 受体，产生一氧化氮与前列腺素，发挥扩张小动脉和保护细胞的作用。

小儿先天性心脏病并发心力衰竭、心内膜弹性纤维增生症和扩张性心肌病常选用此药。目前主张只要没有应用禁忌，心力衰竭患者应尽早开始并坚持长期 ACEI 治疗。儿科临床上应用最多的是卡托普利和依那普利。应从小剂量开始，如果耐受逐渐增加剂量，直到最大耐受剂量或靶剂量（目标剂量），而不按症状改善与否及程度来调节剂量。ACEI不宜用于严重肾功能不全、高钾血症、双侧肾动脉狭窄及明显主动脉瓣及二尖瓣狭窄等疾病。不良反应有低血压、肾功能恶化、高血钾、咳嗽和血管性水肿等。

血管紧张素受体拮抗药（angiotensin receptor blocker，ARB）可同时阻断血管紧张素转化酶和非血管紧张素转化酶介导的血管紧张素Ⅱ生成效应，理论上其阻断血管紧张素Ⅱ的作用更完全。目前已有资料尚不足以证明ARB治疗心力衰竭的疗效与ACEI相当或更佳，故仍以ACEI为治疗首选。ARB不影响缓激肽降解和前列腺素合成，无ACEI常见不良反应（咳嗽、血管神经性水肿），因此，常用于不能耐受ACEI不良反应患者的替代治疗。

（5）β受体阻滞药：β受体阻滞药主要通过阻断内源性神经激素，抑制交感神经系统而发挥作用。①保护心脏：阻止儿茶酚胺毒性对心肌的损害，减少去甲肾上腺素引起的心肌细胞内钙负荷过重，减少儿茶酚胺代谢过程中产生的氧自由基。②β肾上腺素受体上调：可使β受体数量及密度增加，恢复β受体正常的敏感性。③减慢过快心率，减少氧的消耗及增加心肌能量的贮备。④降低前、后负荷：通过抑制儿茶酚胺直接对血管的收缩作用；间接改变RAAS，扩张血管，减轻水钠潴留。⑤改善心肌舒张功能。

儿童β受体阻滞药治疗经验有限。使用时应注意以下几点。①目前主要用于扩张性心肌病引起的心力衰竭。对血流动力学稳定（未静脉应用血管活性药物）的左心室收缩功能不全的Ⅱ级和Ⅲ级心力衰竭患儿，在ACEI、利尿药和洋地黄类药物应用的基础上可谨慎使用。②宜用选择性 $β_1$ 受体阻滞药（如美托洛尔和比索洛尔）和非选择性 $β_1$、$β_2$ 和 $α_1$ 受体阻滞药（如卡维地洛）。③部分患者使用β受体阻滞药后病情恶化或不能耐受而停止治疗，故剂量宜从小量开始，严密观察下缓慢增加剂量，美托洛尔初始剂量为0.5mg/（kg·d），分2次服，2～3周逐渐增加剂量可达2mg/（kg·d）。卡维地洛剂量初始为0.05～0.1mg/（kg·d），分2次口服，每1～2周递增1次，每次增加0.1mg/（kg·d），最大耐受量0.3～0.5mg（kg·d），在第1次用药和每次加剂量后需观察2h，注意心动过缓或者低血压。④不适用于急性心力衰竭，因其起效常需2～6个月。

（6）心肌代谢赋活药：能量代谢障碍可作为引起心力衰竭的原因，也可作为心力衰竭的继发后果。近年来多推荐应用辅酶 Q_{10}、1，6二磷酸果糖和磷酸肌酸等心肌代谢赋活药物。

4. 舒张性心力衰竭的治疗　目前关于舒张功能衰竭的治疗仍是经验性和对症的。首先寻找和治疗基本病因，如通过介入或者外科手术治疗主动脉缩窄、主动脉瓣狭窄、左心室流出道梗阻，缩窄性心包炎行心包切除术，积极控制高血压等。其次，需改善心室的顺应性，增加心室的充盈，从而改善心室舒张功能。主要药物包括以下几种：①β受体阻滞药：可减慢心率，降低心肌收缩力，延长心室充盈时间，从而改善心室舒张功能。肥厚性心肌病，尤其是梗阻性肥厚性心肌病，β受体阻滞药常为首选药物。②钙通道阻滞药：可改善心室舒张功能，阻滞钙通道，使进入细胞内 Ca^{2+} 减少，改善心肌的去收缩活动；且具有一定的负性肌力作用，而改善心室的舒张、增加充盈率和充盈度。常选用维拉帕米、地尔硫䓬等药物。③ACEI：抑制血管紧张素Ⅱ的产生，从而抑制心室肥厚；改善舒张期的心肌伸展性和降低室壁应力。④利尿药或静脉扩张药：急性期或急剧恶化期，临床表现为肺瘀血或水肿者应采用利尿药（袢利尿药）或静脉扩张药（硝酸酯类）。

5. 难治性心力衰竭的治疗　心力衰竭的患者，经常规合理的最佳治疗方法，效果不满意，仍不能改善症状或症状持续恶化，称难治性心力衰竭。难治性心力衰竭的治疗需注意以下几方面。

（1）针对病因和诱因进行治疗：仔细分析造成难治性心力衰竭的病因和诱因并采取相应的治疗措施予以纠正。

（2）控制液体潴留：难治性心力衰竭患者肾灌注减少常使肾对利尿药的反应减弱，常需要两种利尿药联用或大剂量静脉利尿药或与能够增加肾血流的药物，如多巴胺静脉滴注合用。经以上治疗水肿仍难以消退，也可考虑透析疗法（超滤或血滤）。

（3）合理使用神经体液拮抗药：难治性心力衰竭患者使用ACEI易出现低血压和肾功能不全，β受体阻滞药易使心力衰竭恶化。故这两类药物只能耐受小剂量或者不能耐受。对于低血压及周围低灌注者，不能使用这两类药物。有明显液体潴留者不能应用β受体阻滞药。

（4）血管活性药物联合应用：联合使用血管扩张药（硝普钠或硝酸甘油）和正性肌力药物（多巴胺、多巴酚丁胺或米力农）常有相加作用，改善心功能、利尿，稳定临床状况。有条件者应采用球囊漂浮（Swan－Ganz）导管监测血流动力学指标以指导临床用药。

（5）机械辅助治疗：应用常规疗法强化治疗无效时可酌情选用以下机械辅助疗法。

1）主动脉内球囊反搏：将一根带气囊导管置于降主动脉近端，气囊导管（根据气囊充气量多少，有4~40mL等不同容积，供不同体重儿童选用）连接在压力泵上，用心电图控制气泵的节律，在心室舒张时快速气囊充气，以提高主动脉内舒张压从而提高冠状动脉灌注压，心肌供血增加；心室收缩前，气囊快速排气，减少左室射血阻力，降低后负荷从而改善心功能。

2）左心机械辅助循环：是将左心室的血引入主动脉，以减轻左心室做功，同时保障体内重要脏器的供血。适应证为心脏移植患者的过度治疗；心源性休克（心脏手术后低心排综合征、暴发型心肌炎）经治疗无效者。

3）心脏再同步化治疗（cardiac resynchronization therapy，CRT）：指通过置入右心室及左心室电极，同时起搏左右心室，通过多部位起搏恢复心室同步收缩，临床研究证实，对于药物治疗无效并伴有左心室收缩不同步的重度心力衰竭患者，CRT可以改善心功能，并可减少进行性心力衰竭导致的死亡。

2006年中华医学会心电生理和起搏分会心脏再同步治疗慢性心力衰竭的建议中认为，凡是符合以下条件的慢性心力衰竭患者，除非有禁忌证，均应接受CRT：LVEF≤35%；窦性心律；左心室舒张末期内径≥55mm；使用优化药物治疗，仍为NYHA 3~4级；心脏不同步（QRS≥120ms）。

（6）心脏移植：心肌病终末期心力衰竭和对于药物治疗和外科干预无效的复杂先天性心脏病晚期心力衰竭患者，心脏移植作为一种治疗手段被逐渐接受。发达国家心脏移植术后5年存活率为65%左右。除了供体心脏短缺外，心脏移植的主要问题是移植排异，也是术后死亡的主要原因。

6. 研究中的治疗方法

（1）药物治疗：包括内皮素受体拮抗药、肾上腺髓质素、生长激素、肿瘤坏死因子单克隆抗体等都是研究中有治疗前景的药物。

（2）心力衰竭的细胞移植：近年来，采用自体骨髓源性干细胞移植修复心肌细胞的再生已成为研究的热点。自体骨髓来源的干细胞具有取材方便、无免疫源性、具有多向分化潜能、合乎伦理学要求等特点。细胞移植所采用的途径主要经冠状动脉注入、开胸手术时注入心外膜下和经导管注入心内膜下3种。自体骨髓干细胞移植治疗心力衰竭是很有前途的新方法，临床研究已开始进行，但要广泛应用于临床尚有许多问题待解决，而目前还没有促使干细胞对心肌组织特异性靶向趋化的有效方法，干细胞在损伤心肌中的生存条件还需要进一步阐明。

（3）基因治疗：是在分子水平上纠正致病基因的结构或表达缺陷。心力衰竭的基因治疗，目前仍在实验阶段尚未应用于临床。但近年由于分子生物学理论和技术的进展，分子心血管病学的研究亦取得了飞速的进展，对心力衰竭的治疗展示了良好的发展前景。

（丁燕燕）

第三节　感染性心内膜炎

一、概述

感染性心内膜炎（infective endocarditis，IE）是由于致病微生物直接侵袭心内膜而引起的炎症性疾病，在心瓣膜表面形成的赘生物中含有病原微生物。引起心内膜感染的因素有：①病原菌侵入血流，引起菌血症、败血症或脓毒血症，并侵袭心内膜。②先天性或后天性心脏病患儿，尤其在心脏手术后，有人工瓣膜和心内膜补片者，有利于病原菌的寄居繁殖。③免疫功能低下如应用免疫抑制剂、器官移植应用细胞毒性药物者易发病。致病微生物主要为细菌，偶见霉菌、病毒、立克次体。近20年来，本病在小儿有显著增多的趋势。根据起病缓急和病情程度，本病可分2类：①急性感染性心内膜炎：原无心脏病，发生于败血症时，细菌毒力强，病程<6周。②亚急性感染性心内膜炎：在原有心脏病的基础上感染毒力较弱的细菌，病程>6周。随着抗生素的广泛应用和病原微生物的变化，前者已大为减少。

二、诊断思路

（一）病史要点

1. 现病史　询问患儿有无发热、乏力、食欲低下、全身不适、盗汗、关节痛、肌痛、皮肤瘀点、腹痛、恶心、呕吐、腰痛、血尿、便血、头痛、偏瘫、失语、抽搐、昏迷等。发病前有无扁桃体炎、龋齿、皮肤感染、败血症、拔牙等小手术、静脉插管、心内手术等。

2. 过去史　询问有无室间隔缺损、动脉导管未闭等先天性心脏病及后天性心脏病病史，有无心脏手术、人工瓣膜或心内膜补片等病史，询问患儿有无外伤史。

3. 个人史　询问出生时喂养及生长发育情况。

4. 家族史　询问家属中有无心脏病患者。

（二）查体要点

1. 一般表现　注意有无体温升高、苍白、精神不振。寻找各器官有无栓塞表现，如指、趾尖有无红色疼痛性 Osler 结，手、脚掌有无出血性红斑（Janeway 斑），有无指甲下条纹状出血，眼结膜出血，有无脾肿大及压痛等。有无杵状指、趾。有无肾区叩击痛、脑膜刺激征、偏瘫。视网膜有无卵圆形出血红斑。有无心力衰竭表现如肝大、水肿等。

2. 心脏检查　对原有先天性心脏病或风湿性心脏病等患者，听诊时注意心脏有无出现新杂音或心脏杂音性质改变。原有杂音可变响变粗，原无杂音者可出现乐鸣性杂音且易多变。

（三）辅助检查

1. 常规检查

（1）外周血常规表现为白细胞增多、中性粒细胞升高、进行性贫血，可有血小板减少。

（2）血沉增快，CRP 升高。

（3）血培养阳性。

（4）特殊检查：原有心脏病者心电图、X 线胸片等有相应异常。超声心动图检查可确定赘生物的大小、数量、位置及心瓣膜损坏情况。

2. 其他检查　尿常规中可出现蛋白及红细胞。血清球蛋白、γ球蛋白可升高，循环免疫复合物、类风湿因子、抗心内膜抗体、抗核抗体可升高。

（四）诊断标准

1. 临床指标（2001 年中华儿科学会心血管组制定）

（1）主要指标

1）血培养阳性：分别 2 次血培养有相同的感染性心内膜炎常见的致病菌（如草绿色链球菌、金黄色葡萄球菌、肠球菌等）。

2）心内膜受累证据：应用超声心动图检查有心内膜受累证据（有以下征象之一）：①附着于心脏瓣膜或瓣膜装置、心脏、大血管内膜、置入人工材料上的赘生物。②心内脓肿。③瓣膜穿孔、人工瓣膜或缺损补片有新的部分裂开。

3）血管征象：重要动脉栓塞，脓毒性肺梗死或感染性动脉瘤。

（2）次要指标

1）易感染条件：基础心脏疾病、心脏手术、心导管术或中心静脉内插管。

2）症状：较长时间的发热（≥38℃），伴贫血。

3）心脏检查：原有心脏杂音加重，出现新的反流杂音或心功能不全。

4）血管征象：瘀斑、脾肿大、颅内出血、结膜出血，镜下血尿或 Janeway 斑（手掌和足底有直径 1~4mm 的出血红斑）。

5）免疫学征象：肾小球肾炎，Osler 结（指和趾尖豌豆大的红或紫色痛性结节），Roth 斑（视网膜的卵圆形出血红斑，中心呈白色），或类风湿因子阳性。

6）微生物学证据：血培养阳性，但未符合主要指标中的要求。

2. 病理学指标

（1）赘生物（包括已形成的栓塞）或心内脓肿经培养或镜检发现微生物。

（2）存在赘生物或心内脓肿，并经病理检查证实伴活动性心内膜炎。

3. 诊断依据

（1）具备以下①～⑤项中任何之一者可确诊为感染性心内膜炎：①符合临床指标中主要指标 2 项。②符合临床主要指标 1 项和次要指标 3 项。③有心内膜受累证据并符合临床次要指标 2 项。④符合临床次要指标 5 项。⑤符合病理学指标 1 项。

（2）有以下情况时可排除感染性心内膜炎诊断：①有明确的其他诊断可解释临床表现。②经抗生素治疗≤4 天临床表现消除。③抗生素治疗≤4 天，手术或尸检无感染性心内膜炎的病理证据。

（3）临床考虑感染性心内膜炎，但不具备确诊依据时仍应进行治疗，根据临床观察及进一步的检查结果确诊或排除感染性心内膜炎。

（五）诊断步骤

诊断步骤见图 8-1。

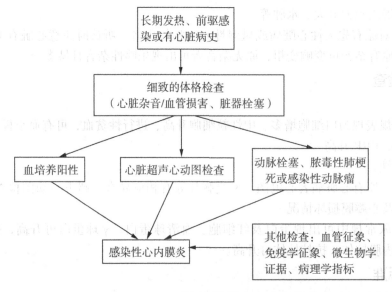

图 8-1 感染性心内膜炎诊断流程图

（六）鉴别诊断

（1）本病如以发热为主要表现者须与伤寒、败血症、结核、风湿热和系统性红斑狼疮等鉴别。

（2）本病如以心力衰竭为主要表现者须与伴有低热者的先天性或后天性心脏病并发心力衰竭者相鉴别。

（3）与活动性风湿性心脏炎的鉴别比较困难，但感染性心内膜炎有栓塞、脾大、杵状指及血培养阳性，特别是二维超声心动图检查发现较大赘生物等均可与上述诸病相鉴别。

（4）手术后感染性心内膜炎须与心包切开综合征及术后灌注综合征鉴别，后二者均为自限性疾病，经休息、服用阿司匹林或糖皮质激素治疗后可痊愈。

三、治疗措施

（一）经典治疗

1. 一般治疗　卧床休息，加强营养，维持水、电解质平衡，补充维生素及铁剂，对病情严重或一般情况较差者可输血、血浆及静脉滴注免疫球蛋白等支持治疗。

2. 药物治疗　应尽早、足量、足疗程、联合、静脉应用具有杀菌作用的抗生素，然后再根据血培养结果及药物敏感情况改用敏感而有效的抗生素，最好选用药物敏感试验阳性的两种抗生素，疗程至少4～6周。对伴有严重并发症或病情顽固者疗程可达8周。

（1）致病菌不明者：青霉素与苯唑西林及奈替米星三者联用，前二者剂量、疗程见下述，奈替米星每日6～7.5mg/kg，每日静脉滴注1次，疗程为6～8周。根据卫生部医政司建议，<6岁不用氨基糖苷类抗生素，≥6岁者应用时须监测听力或测定血药浓度。

（2）草绿色链球菌：青霉素与氨基糖苷类抗生素如奈替米星等联用，青霉素每日30万U/kg，每4小时静脉推注或静脉滴注1次，疗程4～6周。也可选用头孢菌素如头孢呋辛、头孢曲松。对青霉素耐药者应用万古霉素（或去甲万古霉素），但有较大不良反应，万古霉素剂量为每日40mg/kg，分2～4次静脉滴注。替考拉宁（壁霉素）不良反应少，每次12mg/kg，第1日每12小时1次，以后每次6mg/kg，每日1次。

（3）葡萄球菌：对青霉素敏感者用青霉素与利福平联用，青霉素剂量、疗程同前，利福平每日10mg/kg，分2次口服，疗程6～8周。对青霉素耐药者选用苯唑西林（新青霉素Ⅱ）或奈夫西林（新青霉素Ⅲ），均为每日200mg/kg，分4～6次静脉推注或静脉滴注，疗程4～6周。耐甲氧西林金黄色葡萄球菌（MRSA）感染者可用万古霉素或去甲万古霉素、替考拉宁，与利福平联用。

（4）肠球菌：可应用青霉素、氨苄西林＋舒巴坦，对青霉素耐药者选用头孢匹罗、亚胺培南、万古霉素，可与氨基糖苷类抗生素如奈替米星等联用。疗程4～6周。耐万古霉素肠球菌（VRE）感染者可用替考拉宁。

（5）真菌：两性霉素B每日1mg/kg静脉滴注，并用5－氟胞嘧啶每日150mg/kg，分4次口服，疗程6～8周。

3. 其他治疗　手术治疗指征：①瓣膜功能不全导致难治性心力衰竭。②主动脉瓣或二尖瓣人造瓣膜置换术后感染性心内膜炎，经内科治疗不能控制感染者，应手术切除感染的人造组织或瓣膜。③先天性心脏病患者，如动脉导管未闭、室间隔缺损等并发感染性心内膜炎经内科治疗无效者，应进行导管结扎或缺损修补术。④反复发生的严重或多发性栓塞，或巨大赘生物（直径1cm以上），或赘生物阻塞瓣口。⑤内科疗法不能控制的心力衰竭，或最佳抗生素治疗无效，或霉菌感染。⑥新发生的心脏传导阻滞。

（二）治疗步骤

治疗步骤见图8－2。

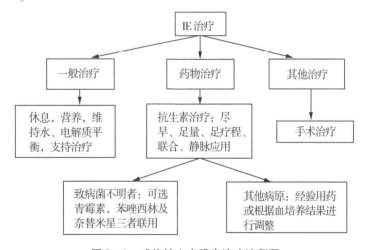

图8－2　感染性心内膜炎治疗流程图

四、预后

本病小儿的病死率为20%～40%。预后取决于下列因素：①治疗的早晚，治疗越早，治愈率越高。②致病菌的毒性及破坏性，金黄色葡萄球菌及真菌性心内膜炎的预后较差。③免疫功能低下或经治疗后免疫复合物滴度不下降者预后差。④抗生素治疗后赘生物不消失者预后差。治愈者由于心内膜瘢痕形成而造成严重的瓣膜变形和腱索增粗、缩短，可导致瓣膜狭窄和（或）关闭不全。

用药后体温逐渐降至正常，心脏杂音减弱甚至消失，栓塞征减轻或消失，血沉常在治疗后1个月或疗程结束时恢复正常，停药后血培养3次均无菌生长，临床上即达到治愈标准可给予出院，定期随访。

五、预防

本病复发率达10%，复发与下列情况有关：①治疗前病程长。②对抗生素不敏感或疗程不足。③有严重肺、脑或心内膜的损害。复发病例再治疗时应联合用药，加大剂量和延长疗程。故需积极治疗原发病，疗程要足。必要时使用长效青霉素预防性治疗。

（丁燕燕）

第九章

消化系统疾病

第一节 小儿厌食症

厌食，是指小儿长时期见食不贪，食欲减退或缺乏，甚至拒食，医学上称之为"小儿厌食症"。据调查资料表明，城镇中 60% 的学龄前儿童均有不同程度的厌食。随着独生子女的增多，小儿厌食症有增无减。究其原因，与饮食习惯和饮食方式有密切的关系。同时，与缺少某些微量元素也有一定的关系。

一、诊断

（一）病史

喂养不当，嗜食高蛋白高糖饮食史。

（二）症状及体征

（1）不思纳食，食之无味，甚或拒食，大便正常或干结。食量明显少于同年龄正常儿童。

（2）病程持续 2 个月以上。

（3）体重下降不增，毛发稀黄、干枯。

（4）并发症：严重者可并发中度以上贫血、营养不良、维生素 D 缺乏病、智力发育障碍、机体抗病能力降低而反复感染。

（5）排除其他外感染、内伤慢性疾病。

（三）辅助检查

D - 木糖吸收排泄率降低；尿淀粉酶降低；血、头发的锌、铜、铁等多种微量元素含量低。

二、治疗

（一）一般治疗

改变不规律的生活，尽可能改善或酌情改换生活境。

（二）消化酶制剂

多酶片，每次 0.3 ~ 0.6g，3 次/d，饭后服。含淀粉酶、胰酶、胃蛋白酶，可促进糖类的消化。

（三）锌制剂

1. 葡萄糖酸锌　儿童服用量为，3 岁以下 5 ~ 10mg，4 ~ 6 岁 10 ~ 15mg，6 岁以上 15 ~ 20mg。以上均为锌的剂量，1d 只需服 1 次，亦可以将 1d 量分 2 ~ 3 次服用。口服液：每瓶 10mL，含锌 10mg；冲剂：每袋 10g，含葡萄糖酸锌 70mg，相当于含锌 10mg。

2. 甘草锌　儿童服用量按锌元素计算，1d 每千克体重 0.5 ~ 1.5mg，相当于 80mg 规格片剂的1/8 ~ 1/3。一般常用量为（80mg 片剂）1 ~ 2 片。

（四）维生素

复合 B 族维生素，每次 1 片，2~3 次/d，饭后服。

（丁燕燕）

第二节　功能性消化不良

功能性消化不良（functional dyspepsia，FD）是指有持续存在或反复发作的上腹痛、腹胀、早饱、嗳气、厌食、胃灼热、泛酸、恶心及呕吐等消化功能障碍症状，经各项检查排除器质性疾病的一组小儿消化内科最常见的临床综合征。功能性消化不良的患儿主诉各异，又缺乏肯定的特异病理生理基础，因此，对这一部分患者，曾有许多命名，主要有功能性消化不良、非溃疡性消化不良（non ulcer dyspepsia，NUD）、特发性消化不良（idiopathic dyspepsia）、原发性消化不良（essential dyspepsia）、胀气性消化不良（flatulent dyspepsia）以及上腹不适综合征（epigastric distress syndrome）等。目前国际上多采用前三种命名，而"功能性消化不良"尤为大多数学者所接受。

一、流行病学

FD 发病十分普遍，美国东北部郊区 507 名社区青少年调查发现，5%~10% 的受调查者具有典型的消化不良症状。西伯利亚青少年消化不良调查表明，女性患病率为 27%，男性为 16%。意大利北部校园儿童研究表明 3.5% 存在溃疡样消化不良的表现，3.7% 存在动力障碍样消化不良，但本研究中未纳入 12 岁以上的青少年，所以患病率低。一项在儿科消化专科门诊进行的研究表明，4~9 岁功能性胃肠病患儿中，13.5% 被诊断为消化不良，10~18 岁中有 10.2% 有消化不良。

在我国此病有逐年上升的趋势，以消化不良为主诉的成人患者约占普通内科门诊的 11%、占消化专科门诊的 53%。国内儿科患者中功能性消化不良的发病率尚无规范的统计。

二、病因及发病机制

FD 的病因不明，其发病机制亦不清楚。目前认为是多种因素综合作用的结果。这些因素包括了饮食和环境、胃酸分泌、幽门螺旋杆菌感染、消化道运动功能异常、心理因素以及一些其他胃肠功能紊乱性疾病，如胃食管反流性疾病（GERD）、吞气症及肠易激综合征等。

1. 饮食与环境因素　FD 患者的症状往往与饮食有关，许多患者常常主诉一些含气饮料、咖啡、柠檬或其他水果以及油炸类食物会加重消化不良。虽然双盲法食物诱发试验对食物诱因的意义提出了质疑，但许多患儿仍在避免上述食物并平衡了膳食结构后感到症状有所减轻。

2. 胃酸　部分 FD 的患者会出现溃疡样症状，如饥饿痛，在进食后渐缓解，腹部有指点压痛，当给予制酸剂或抑酸药物症状可在短期内缓解。这些都提示这类患者的发病与胃酸有关。

然而绝大多数研究证实 FD 患者基础胃酸和最大胃酸分泌量没有增加，胃酸分泌与溃疡样症状无关，症状程度与最大胃酸分泌也无相关性。所以，胃酸在功能性消化不良发病中的作用仍需进一步研究。

3. 慢性胃炎与十二指肠炎　功能性消化不良患者中有 30%~50% 经组织学检查证实为胃窦胃炎，欧洲不少国家将慢性胃炎视为功能性消化不良，认为慢性胃炎可能通过神经及体液因素影响胃的运动功能，也有作者认为非糜烂性十二指肠炎也属于功能性消化不良。应当指出的是，功能性消化不良症状的轻重并不与胃黏膜炎症病变相互平行。

4. 幽门螺杆菌感染　幽门螺杆菌是一种革兰阴性细菌，一般定植于胃的黏液层表面。幽门螺杆菌感染与功能性消化不良关系的研究结果差异很大，有些研究认为幽门螺杆菌感染是 FD 的病理生理因素之一，因为在成人中，功能性消化不良患者的胃黏膜内常可发现幽门螺杆菌，检出率在 40%~70%。但大量的研究却表明：FD 患者的幽门螺杆菌感染率并不高于正常健康人，阳性幽门螺杆菌和阴性幽门螺杆菌者的胃肠运动和胃排空功能无明显差异，且幽门螺杆菌阳性的 FD 患者经根除幽门螺杆菌治疗后其消化不良症状并不一定随之消失，进一步研究证实幽门螺杆菌特异性抗原与 FD 无相关性，甚至其特异血清型 CagA 与任何消化不良症状或任何原发性功能性上腹不适症状均无关系。目前国内学者的共识意见为幽门螺杆菌感染为慢性活动性胃炎的主要病因，有消化不良症状的幽门螺杆菌感染者可归属于 FD 范畴。

5. 胃肠运动功能障碍　许多的研究都认为 FD 其实是胃肠道功能紊乱的一种。它与其他胃肠功能紊乱性疾病有着相似的发病机制。近年来随着对胃肠功能疾病在生理学（运动 - 感觉）、基础学（脑 - 肠作用）及精神社会学等方面的进一步了解，并基于其所表现的症状及解剖位置，罗马委员会制定了新的标准，即罗马Ⅲ标准。罗马Ⅲ标准不仅包括诊断标准，亦对胃肠功能紊乱的基础生理、病理、神经支配及胃肠激素、免疫系统做了详尽的叙述，同时在治疗方面也提出了指导性意见。因此罗马Ⅲ标准是目前世界各国用于功能性胃肠疾病诊断、治疗的一个共识文件。

该标准认为：胃肠道运动在消化期与消化间期有不同的形式和特点。消化间期运动的特点则是呈现周期性移行性综合运动。空腹状态下由胃至末端回肠存在一种周期性运动形式，称为消化间期移行性综合运动（MMC）。大约在正常餐后 4~6 小时，这种周期性、特征性的运动起于近端胃，并缓慢传导到整个小肠。每个 MMC 由 4 个连续时相组成：Ⅰ相为运动不活跃期；Ⅱ相的特征是间断性蠕动收缩；Ⅲ相时胃发生连续性蠕动收缩，每个慢波上伴有快速发生的动作电位（峰电位），收缩环中心闭合而幽门基础压力却不高，处于开放状态，故能清除胃内残留食物；Ⅳ相是Ⅲ相结束回到Ⅰ相的恢复期。与之相对应，在Ⅲ期还伴有胃酸分泌、胰腺和胆汁分泌。在消化间期，这种特征性运动有规则的重复出现，每一周期约 90 分钟左右。空腹状态下，十二指肠最大收缩频率为 12 次/分，从十二指肠开始 MMC 向远端移动速度为 5~10cm/min，90 分钟后达末端回肠，其作用是清除肠腔内不被消化的颗粒。

消化期的运动形式比较复杂。进餐打乱了消化间期的活动，出现一种特殊的运动类型：胃窦 - 十二指肠协调收缩。胃底出现容受性舒张，远端胃出现不规则时相性收缩，持续数分钟后进入较稳定的运动模式，即 3 次/分的节律性蠕动性收缩，并与幽门括约肌的开放和十二指肠协调运动，推动食物进入十二指肠。此时小肠出现不规则、随机的收缩运动，并根据食物的大小和性质，使得这种运动模式可维持 2.5~8 小时。此后当食物从小肠排空后，又恢复消化间期模式。

在长期的对 FD 患者的研究中发现：约 50% FD 患者存在餐后胃排空延迟，可以是液体或（和）固体排空障碍。小儿 FD 中有 61.53% 胃排空迟缓。这可能是胃运动异常的综合表现，胃近端张力减低、胃窦运动减弱以及胃电紊乱等都可以影响胃排空功能。胃内压力测定发现，25% 功能性消化不良胃窦运动功能减弱，尤其餐后明显低于健康人，甚至胃窦无收缩。儿童中，FD 患儿胃窦收缩幅度明显低于健康儿。胃容量 - 压力关系曲线和电子恒压器检查发现患者胃近端容纳舒张功能受损，胃顺应性降低，近端胃壁张力下降。

部分 FD 患者有小肠运动障碍，以近端小肠为主，胃窦 - 十二指肠测压发现胃窦 - 十二指肠运动不协调，主要是十二指肠运动紊乱，约有 1/3 的 FD 存在肠易激综合征。

6. 内脏感觉异常　许多功能性消化不良的患者对生理或轻微有害刺激的感受异常或过于敏感。一些患者对灌注酸和盐水的敏感性提高；一些患者即使在使用了 H_2 受体拮抗剂阻断酸分泌的情况下，静脉注射五肽胃泌素仍会发生疼痛。一些研究报道，球囊在近端胃膨胀时，功能性消化不良患者的疼痛往往会加重，他们疼痛发作时球囊膨胀的水平显著低于对照组。因此，内脏感觉的异常在功能性消化不良中可能起到了一定作用。但这种感觉异常的基础尚不清楚，初步研究证实功能性消化不良患者存在两种内脏传入功能障碍，一种是不被察觉的反射传入信号，另一种为感知信号。两种异常可单独存在，也可以同时出现于同一患者。当胃肠道机械感受器感受扩张刺激后，受试者会因扩张容量的逐渐增加而产生感知、不适及疼痛，从而获得不同状态的扩张容量，功能性消化不良患者感知阈明显低于正常人，表明患者感觉过敏。

7. 心理 - 社会因素　心理学因素是否与功能性消化不良的发病有关一直存在着争议。国内有学者曾对 186 名 FD 患者的年龄、性别、生活习惯以及文化程度等进行了解，并做了焦虑及抑郁程度的评定，结果发现 FD 患者以年龄偏大的女性多见，它的发生与焦虑及抑郁有较明显的关系。但目前尚无确切的证据表明功能性消化不良症状与精神异常或慢性应激有关。功能性消化不良患者重大生活应激事件的数量也不一定高于其他人群，但很可能这些患者对应激的感受程度要更高。所以作为医生，要了解患者的疾病就需要了解患者的性格特征及生活习惯等，这可能对治疗非常重要。

8. 其他胃肠功能紊乱性疾病

（1）胃食管反流性疾病（GERD）：胃灼热和反流是胃食管反流的特异性症状，但是许多 GERD 患者并无此明显症状，有些患者主诉既有胃灼热又有消化不良。目前有许多学者已接受了以下看法：有少数 GERD 患者并无食管炎，许多 GERD 患者具有复杂的消化不良病史，而不仅是单纯胃灼热与酸反流症状。用食管 24 小时 pH 监测研究发现：约有 20% 的功能性消化不良患者和反流性疾病有关。最近 Sandlu 等报告，20 例小儿厌食中，12 例（60%）有胃食管反流。因此，有充分的理由认为胃食管反流性疾病和某些功能性消化不良的病例有关。

（2）吞气症：许多患者常下意识地吞入过量的空气，导致腹胀、饱胀和嗳气，这种情况也常继发于应激或焦虑。对于此类患者，治疗中进行适当的行为调适往往非常有效。

（3）肠易激综合征（IBS）：功能性消化不良与其他胃肠道紊乱之间常常有许多重叠。约有 1/3 的 IBS 患者有消化不良症状；功能性消化不良患者中有 IBS 症状的比例也近似。

三、临床表现及分型

临床症状主要包括上腹痛、腹胀、早饱、嗳气、厌食、胃灼热、泛酸、恶心和呕吐。病程多在 2 年内，症状可反复发作，也可在相当一段时间内无症状。可以某一症状为主，也可有多个症状的叠加。多数难以明确引起或加重病情的诱因。

1989 年，美国芝加哥 FD 专题会议将功能性消化不良分为 5 个亚型：反流样消化不良（reflux like dyspepsia）、运动障碍样消化不良（dysmotility like dyspepsia）、溃疡样消化不良（ulcer like dyspepsia）、吞气症（aerophagia）及特发性消化不良（idiopathic dyspepsia）。目前采用较多的是 4 型分类：①运动障碍样型；②反流样型；③溃疡样型；④非特异型。

1. 运动障碍样消化不良　此型患者的表现以腹胀、早饱及嗳气为主。症状多在进食后加重。过饱时会出现腹痛、恶心，甚至呕吐。动力学检查约 50% ~60% 患者存在胃近端和远端收缩和舒张障碍。

2. 反流样消化不良　突出的表现是胸骨后痛，胃灼热，反流。内镜检查未发现食管炎，但 24 小时 pH 监测可发现部分患者有胃食管酸反流。对于无酸反流者出现此类症状，认为与食管对酸敏感性增加有关。

3. 溃疡样消化不良　主要表现与十二指肠溃疡特点相同，夜间痛，饥饿痛，进食或服抗酸剂能缓解，可伴有反酸，少数患者伴胃灼热，症状呈慢性周期性。内镜检查未发现溃疡和糜烂性炎症。

4. 非特异型消化不良　消化不良表现不能归入上述类型者。常并发肠易激综合征。

但是，2006 年颁布的罗马Ⅲ标准对 FD 的诊断更加明确及细化：指经排除器质性疾病、反复发生上腹痛、烧灼感、餐后饱胀或早饱半年以上且近 3 个月有症状，成人根据主要症状的不同还将 FD 分为餐后不适综合征（postprandial distress syndrome，PDS，表现为餐后饱胀或早饱）和腹痛综合征（epigastric pain syndrome，EPS，表现为上腹痛或烧灼感）两个亚型。

四、诊断及鉴别诊断

（一）诊断

对于功能性消化不良的诊断，首先应排除器质性消化不良。除了仔细询问病史及全面体检外，应进行以下的器械及实验室检查：①血常规；②粪隐血试验；③上消化道内镜；④肝胆胰超声；⑤肝肾功能；⑥血糖；⑦甲状腺功能；⑧胸部 X 检查。其中①~④为第一线检查，⑤~⑧为可选择性检查，多数根据第一线检查即可基本确定功能性消化不良的诊断。此外，近年来开展的胃食管 24 小时 pH 监测、超声或放射性核素胃排空检查以及胃肠道压力测定等多种胃肠道动力检查手段，在 FD 的诊断与鉴别诊断上也起到了十分重要的作用。许多原因不明的腹痛、恶心及呕吐患者往往经胃肠道压力检查找到了病因，这些检查也逐渐开始应用于儿科患者。

（二）功能性消化不良通用的诊断标准

（1）慢性上腹痛、腹胀、早饱、嗳气、泛酸、胃灼热、恶心、呕吐、喂养困难等上消化道症状，持续至少4周。

（2）内镜检查未发现胃及十二指肠溃疡、糜烂和肿瘤等器质性病变，未发现食管炎，也无上述疾病史。

（3）实验室、B超及X线检查排除肝、胆、胰疾病。

（4）无糖尿病、结缔组织病、肾脏疾病及精神病史。

（5）无腹部手术史。

（三）儿童功能性消化不良的罗马Ⅲ诊断标准

必须包括以下所有项：

（1）持续或反复发作的上腹部（脐上）疼痛或不适。

（2）排便后不能缓解，或症状发作与排便频率或粪便性状的改变无关（即除外肠易激综合征）。

（3）无炎症性、解剖学、代谢性或肿瘤性疾病的证据可以解释患儿的症状。

诊断前至少2个月内，症状出现至少每周1次，符合上述标准。

（四）鉴别诊断

1. 胃食管反流　胃食管反流性疾病功能性消化不良中的反流亚型与其鉴别困难。胃食管反流性疾病具有典型或不典型反流症状，内镜证实有不同程度的食管炎症改变，24小时食管pH监测有酸反应，无内镜下食管炎表现的患者属于反流样消化不良或胃食管反流性疾病不易确定，但两者在治疗上是相同的。

2. 具有溃疡样症状的器质性消化不良　包括：十二指肠溃疡、十二指肠炎、幽门管溃疡、幽门前区溃疡、糜烂性胃窦炎。在诊断功能性消化不良溃疡亚型前，必须进行内镜检查以排除以上器质性病变。

3. 胃轻瘫　许多全身性的或消化道疾病均可引起胃排空功能的障碍，造成胃轻瘫。较常见的原因有糖尿病、尿毒症及结缔组织病。在诊断功能性消化不良运动障碍亚型时，应仔细排除其他原因所致的胃轻瘫。

4. 慢性难治性腹痛（CIPA）　CIPA患者70%为女性，多有身体或心理创伤史。患者常常主诉有长期腹痛（超过6个月），且腹痛弥漫，多伴有腹部以外的症状。大多数患者经过广泛的检查而结果均为阴性。这类患者多数有严重的潜在的心理疾患，包括抑郁、焦虑和躯体形态的紊乱。他们常坚持自己有严重的疾病并要求进一步检查。对这类患者应提供多种方式的心理、行为和药物联合治疗。

五、预防

并非所有的功能性消化不良的患儿均需接受药物治疗。有些患儿根据医生诊断得知无病及检查结果亦属正常后，可通过改变生活方式与调整食物种类来预防。如建立良好的生活习惯，避免心理紧张因素和刺激性食物，避免服用非甾体类消炎药。对于无法停药者应同时应用胃黏膜保护剂或H_2受体拮抗剂。

六、治疗

（一）一般治疗

一般说来，治疗中最重要的是在医生和患者之间建立一种牢固的治疗关系。医生应通过详细询问病史和全面细致的体格检查取得患者的信赖。经过初步检查之后，应与患者讨论鉴别诊断，包括功能性消化不良的可能。应向患者推荐合理的诊断和检查步骤，并向患者解释他们所关心的问题。经过诊断性检查之后，应告诉患者功能性消化不良的诊断，同时向他们进行宣教、消除疑虑，抑制"过分检查"的趋势，将重点从寻找症状的原因转移到帮助患者克服这些症状。

医生应该探究患者的生活应激情况，包括患者与家庭、学校、人际关系及生活环境有关的事物。改变他们的生活环境是不太可能的，应指导患者减轻应激反应的措施，如体育锻炼和良好的饮食睡眠习惯。

还应了解患者近期的饮食或用药的改变。要仔细了解可能使患者症状加重的食物和药物，并停止使用。

（二）药物治疗

对于功能性消化不良，药物治疗的效果不太令人满意。目前为止没有任何一种特效的药物可以使症状完全缓解。而且，症状的改善也可能与自然病程中症状的时轻时重有关，或者是安慰剂的作用。所以治疗的重点应放在生活习惯的改变和采取积极的克服策略上，而非一味地依赖于药物。在症状加重时，药物治疗可能会有帮助，但应尽量减少用量，只有在有明确益处时才可长期使用。

下面介绍一下治疗功能性消化不良的常用药物：

1. 抗酸剂和制酸剂

（1）抗酸剂：在消化不良的治疗用药中，抗酸剂是应用最广泛的一种。在西方国家这是一种非处方药，部分患者服用抗酸剂后症状缓解，但也有报告抗酸剂与安慰剂在治疗功能性消化不良方面疗效相近。

抗酸剂（碳酸氢钠、氢氧化铝、氧化镁、三硅酸镁）：在我国常用的有碳酸钙口服液、复方氢氧化铝片及胃达。这类药物对于缓解饥饿痛、反酸及胃灼热等症状有较明显效果。但药物作用时间短，须多次服用，而长期服用易引起不良反应。

（2）抑酸剂：抑酸剂主要指 H_2 受体拮抗剂和质子泵抑制剂。

H_2 受体拮抗剂治疗功能性消化不良的报道很多，药物的疗效在统计学上显著优于安慰剂。主要有西咪替丁、雷尼替丁及法莫替丁等。它们抑制胃酸的分泌，无论对溃疡亚型和反流亚型都有明显的效果。

质子泵抑制剂奥美拉唑，可抑制壁细胞 $H^+ - K^+ - ATP$ 酶，抑制酸分泌作用强，持续时间长，适用于 H_2 受体拮抗剂治疗无效的患者。

2. 促动力药物　根据有对照组的临床验证，现已肯定甲氧氯普胺（胃复安）、多潘立酮（吗丁啉）及西沙比利对消除功能性消化不良诸症状确有疗效。儿科多潘立酮应用较多。

（1）甲氧氯普胺：有抗中枢和外周多巴胺作用，同时兴奋 $5 - HT_4$ 受体，促进内源性乙酰胆碱释放，增加胃窦 - 十二指肠协调运动，促进胃排空。儿童剂量每次 0.2mg/kg，3～4 次/日，餐前 15～20 分钟服用。因不良反应较多，故临床应用逐渐减少。

（2）多潘立酮：为外周多巴胺受体阻抗剂，可促进固体和液体胃排空，抑制胃容纳舒张，协调胃窦 - 十二指肠运动，松弛幽门，从而缓解消化不良症状。儿童剂量每次 0.3mg/kg，3～4 次/日，餐前 15～30 分钟服用。1 岁以下儿童由于血脑屏障功能发育尚未完全，故不宜服用。

（3）西沙比利：通过促进胃肠道肌层神经丛副交感神经节后纤维末梢乙酰胆碱的释放，增强食管下端括约肌张力，加强食管、胃、小肠和结肠的推进性运动。对胃的作用主要有增加胃窦收缩，改善胃窦 - 十二指肠协调运动。降低幽门时相性收缩频率，使胃电活动趋于正常，从而加速胃排空。儿童剂量每次 0.2mg/kg，3～4 次/日，餐前 15～30 分钟服用。临床研究发现该药能明显改善消化不良症状，但因心脏的不良反应，故应用受到限制。

（4）红霉素：虽为抗生素，也是胃动素激动剂，可增加胃近端和远端收缩活力，促进胃推进性蠕动，加速空腹和餐后胃排空，可用于 FD 小儿。

3. 胃黏膜保护剂　这类药物主要有硫糖铝、米索前列醇、恩前列素及蒙脱石散等。临床上这类药物的应用主要是由于功能性消化不良的发病可能与慢性胃炎有关，患者可能存在胃黏膜屏障功能的减弱。

4. 5 - HT₃ 受体拮抗剂和阿片类受体激动剂这两类药物促进胃排空的作用很弱，用于治疗功能性消化不良患者的原理是调节内脏感觉阈。但此类药在儿科中尚无用药经验。

5. 抗焦虑药 国内有人使用小剂量多塞平和多潘立酮结合心理疏导治疗功能性消化不良患者，发现对上腹痛及嗳气等症状有明显的缓解作用，较之不使用多塞平的患者有明显提高。因此，在对 FD 的治疗中，利用药物对心理障碍进行治疗有一定的临床意义。

（丁燕燕）

第三节　胃食管反流

胃食管反流病（gastroesophageal reflux disease，GERD）是最常见的食管疾病，是因食管下端括约肌的机能缺陷，引起胃液或胆汁从胃反流入食管，是婴幼儿顽固性呕吐和生长发育迟缓的重要原因。

一、病因及发病机制

病因与发病机制有：①食管下端括约肌抗反流屏障破坏：食管下端环状肌有括约肌功能，因此能防止胃食管反流发生，其抗反流功能受神经及消化道激素的调节，如胃泌素、前列腺素等，当其抗反流因素受到破坏时，反流量增加，因此产生胃食管反流。②食管酸廓清延缓：正常情况下，食管本身具有以下防御功能——食管下端括约肌能阻止反流作用；食管的蠕动向远端清除进入食管的反流液；吞咽含碳酸氢钠的唾液、中和酸度及清洗刺激物。当上述功能受到损伤时，使酸清除延缓。

二、诊断

（一）病史采集要点

1. 婴儿 婴儿胃食管反流症有四大症状，即吐奶、体重不增、出血和肺部症状，其中以吐奶最常见。正常情况下，食管下端括约肌保持一定的张力，形成一个高压带，将胃和食管分隔开来，阻止胃内容物反流入食管，而且食管的蠕动波还能将反流物推回胃中。刚出生不久的婴儿食管下端括约肌还未发育完善，张力较低，5~7 周后才能建立起有效的抗反流屏障，并随年龄增长逐渐完善。此外，婴儿的食管下端括约肌到咽部的距离相对成人为短，卧位时间较长，哭闹时腹压升高。如果喂养不当，吞气过多，引起胃扩张，就容易发生胃食管反流。患儿出生后不久即出现反复呕吐，随年龄增大而加重，严重者甚至每次喂奶后均呕吐。呕吐多不费力，非喷射性，但也有部分为喷射性呕吐，平卧位和嗳气时更易出现。也有患儿不喂奶时也常呕吐。反复呕吐引起营养不良、体重不增或下降。由于胃食管反流，胃酸等腐蚀食管黏膜，还可造成食管炎，甚至引起食管黏膜血管破损、出血。此外，胃食管反流时，若胃内容物误入气管则可引起肺部反复感染。

（1）呕吐：新生儿及婴儿患者85%生后第1周即呕吐，逐渐成为食后呕吐，呈喷射状，吐出物为胃内容物，偶有呕血。

（2）生长发育落后：由于呕吐造成长期热量摄入不足而致营养不良、生长发育缓慢、消瘦。亦可因反流性食管炎引起痉挛与狭窄，少数病儿有贫血症状。

（3）其他：呕吐物或反流物如吸入肺部可致肺部感染，久之形成肺纤维化，产生原发性肺间质纤维化。个别患儿对酸性反流液高度敏感，可诱发支气管痉挛，引起哮喘发作。反流液刺激咽喉者，反射性喉痉挛，可造成窒息，甚至猝死。

2. 较大儿童 年长儿可诉胸骨后烧灼痛、嗳气、上腹部不适。胃灼热、反流、非心源性胸痛和吞咽困难及一些肺部症状是 GERD 的常见表现。一旦出现上述症状时应首先想到 GERD 的可能，但 GERD 有时可有完全不同的临床表现。患儿有食管症状可伴或不伴食管黏膜损害，有或未证实病理性酸反流的量；另一些患儿有食管黏膜损害但不一定伴有反流症状；还有患儿表现为各种各样食管外表现，可无或很少伴有食管症状，因而给 GERD 的诊断带来一定的困难。在较大儿童直至成人患者，胃灼热和反流是 GERD 的主要症状，这 2 个症状对于 GERD 有很高的特异性。

（1）胃灼热：胃灼热伴或不伴有胃内容物反流至口腔是最突出的症状。胃灼热典型者为胸骨后烧灼感，向咽喉或口放射，最常见于餐后，由于平躺、躯体弯曲过度或猛烈的抬举而发生，常因急剧进餐、吃柑橘、辛辣食品、高脂肪餐和饮酒而诱发。胃灼热的严重性与食管炎的严重度无关。在 Barrett's 食管或有食管外表现的 GRED 患者，胃灼热可能很轻或缺如。

（2）反流：反流是指胃内容物反流入食管，且常反流入口，应与呕吐相区别。反流常伴有胃灼热，反流物为典型的酸性物，更为重要的是反流可引起食管外表现。

（3）吞咽困难：是 GERD 的常见症状，若患者尚能吞咽肉食（肉片、牛排）、带皮的蔬菜和硬面食品等，吞咽困难的存在将被怀疑。吞咽困难可为机械性梗阻或非机械性梗阻引起。机械性梗阻可能继发于与反流有关的狭窄、癌（如 Barrett's 食管引起腺癌或鳞状上皮癌）或食管环；非机械性梗阻吞咽困难可继发于蠕动功能障碍含有低幅度收缩和传递不良，或继发于反流引起敏感性蠕动收缩和食管痉挛，糜烂性食管炎的存在和严重性也是重要的决定因素，糜烂性或溃疡性食管炎患者进硬食常有吞咽困难，给充分治疗后 GERD 可消失。

（4）非器质性上消化道症状表现：如消化不良、腹胀、嗳气或不消化，当缺乏胃灼热或酸反流主要症状时，上述症状对 GERD 无特异性，有些患者仅诉胃灼热。

（5）食管外表现：①哮喘最为常见，抗反流治疗可改善哮喘症状。虽 1/3 哮喘患者有食管功能障碍而无食管症状，但询问有关反流和胃灼热史在哮喘患者是重要的。哮喘时存在 GERD 的线索包括缺乏过敏源、哮喘开始在少年、哮喘前存在反流症状、夜间咳嗽、肥胖、哮喘发作前有胃灼热或激烈进食后胃灼热、对常用的哮喘治疗有对抗。②心绞痛样胸痛：又称为非心源性胸痛，是 GERD 的另一个突出表现。为位于胸骨下方烧灼样或压榨样痛，以下几点应考虑源于食管引起的胸痛：A. 伴有食管症状，如胃灼热、吞咽困难或反流；B. 疾病发生在餐后或仰卧位置；C. 用抗酸剂疼痛减轻；D. 疼痛持续几小时或几天而无心肺恶化。但值得注意的是不少冠心病和心源性胸痛患者常并存有食管症状，因此建议诊断食管源性胸痛时应首先排除心源性胸痛。③耳鼻喉疾病：有喉症状而缺乏典型食管症状或症状轻微的患者，内镜检查有低的食管炎检出率，少量的酸即可引起喉病理改变。牙糜烂是 GERD 最流行的口表现，牙糜烂和齿质丢失可引起颞下肌筋膜疼痛综合征，也可有口臭、口烧灼、舌过敏等表现。

3. 并发症　胃食管反流病的并发症包括食管炎、消化性食管狭窄、食管溃疡及 Barrett 化生。食管炎常可引起吞咽痛及大量出血；消化性食管狭窄可出现对固体食物的进行性吞咽困难；食管消化性溃疡可发生与胃或十二指肠溃疡同样的疼痛，但其部位常局限于剑突区或高位胸骨后区，这些溃疡愈合慢，易复发，在愈合后常遗留狭窄。

（二）体格检查要点

胃食管反流时由于酸性胃液反流，食管长期处于酸性环境中，可发生食管炎、食管溃疡、食管狭窄、反流物吸入气管可引起反复发作的支气管肺炎、肺不张，也可引起窒息、猝死综合征等。患儿常呕吐可出现体重不增、食管炎、食管糜烂或溃疡，表现为不安、激惹、拒食，重者呕血或便血，导致缺铁性贫血。反流物吸入后可有吸入症状，肺部并发症、呛咳、窒息、呼吸暂停、吸入肺炎，并伴精神运动发育迟缓。体格检查可见相应的体征。

（三）门诊资料分析

1. 食管测压　食管测压仅用于对可疑 GERD 的开始评价，不用于 GERD 的肯定诊断，反流食管炎往往伴有 LES 压力降低（正常 15～30mmHg），LES 松弛时间也较正常明显延长（正常 2～7 秒），胃食管屏降压（正常 11～19mmHg）明显降低，因此 LES 低压可作为 GERD 严重度的评价指标。

2. 放射线检查　患者垂头仰卧位所做的 X 线钡餐检查可显示钡剂从胃反流至食管，也可采取腹部加压法。但 X 线照相的方法通常不能敏感地诊断胃食管反流病。吞钡后所做的 X 线检查很容易显示食管溃疡和消化性狭窄，但对因食管炎所致的出血患者则诊断价值不大。上消化道吞钡检查可提供食管蠕动情况，并可发现憩室、裂孔疝和肿瘤等病变；气钡双重对比检查，食管炎时可见黏膜粗糙、溃疡等病变。为了评价 GERD 及其并发症，临床用食管钡造影和同位素检查，钡检查对于评价有吞咽困难的

GERD 以及准确地诊断裂孔疝、食管狭窄、食管环等极有价值。放射线检查证实黏膜呈网状改变可提出存在 Barrett's 食管。但与 pH 监测相比，钡检查对 GERD 诊断的敏感性低，居于这个原因吞钡检查用于评价 GERD 患者受到限制。

（四）进一步检查项目

1. 食管镜检查　可对伴或不伴有出血的食管炎做出准确的诊断。食管镜结合细胞刷洗和直视下活检对鉴别食管的良性消化性狭窄和癌肿是必须的。疑有 GERD 患者一般进行内镜评价，检查指征包括：

（1）患者症状不明朗或有警报症状如出血、体重下降、吞咽困难征象，目的为排除其他疾病或并发病。

（2）有长期症状的患者，目的为排除 Barrett's 食管的筛选。

（3）用于食管炎的诊断和其严重度的评估。

（4）治疗目的：直接内镜治疗和预防慢性化。如果发现糜烂性食管炎或 Barrett'食管，大部分 GERD 可通过内镜得到诊断，虽然糜烂性食管炎也可由感染或药物引起损伤所致。

内镜检查对于 GERD 的诊断缺乏可靠的敏感性，胃灼热患者内镜检查时仅 30% ~40% 证实有黏膜破坏，包括黏膜红斑、组织脆和柱状鳞状上皮联节损害等。内镜检查提示严重食管炎的存在可指导治疗，且有助于预报对治疗的反应、复发率和慢性化。内镜检查阴性患者食管黏膜活检病理改变有助于 GERD 的诊断。反流症状持续久的患者可通过内镜筛选 Barrett's 食管，如果看不到 Barrett's 食管化生，将来患者不再需要用内镜筛选；而内镜发现有 Barrett's 食管者建议患者首选质子泵抑制剂治疗直至症状消失、食管糜烂或溃疡改变轻微。

2. 食管测压法　是在下食管括约肌处测定压力，并显示其强度，可区分正常与闭锁功能不全的括约肌。

3. 24 小时食管 pH 监测　24 小时食管 pH 监测是当前一个广为应用的研究和临床工具，对食管暴露酸量的判定、对 GERD 的认识有很大提高，可提供胃食管反流病的直接证据，了解反流的病因和异常程度，有助于肯定 GERD 诊断。24 小时 pH 监测能很好地区别正常对照组和食管炎患者，pH 监测也有助于提高诊断有食管外表现存在的 GERD 患者。pH 监测受到各种限制，所有证实食管炎患者，25% 患者 24 小时 pH 监测在正常范围内，正常对照组与有反流症状的患者也有很大的重叠。一般以 pH < 4（正常食管 pH 为 5.0~7.0）至少持续 5~10 秒作为胃食管反流发生指标。现在国内多采用便携式食管 24 小时连续 pH 监测，监测期间一般规定 pH <4 持续 5 秒或 10 秒以上判定为有胃食管反流，一般采用 6 个参数：①总 pH <4 的时间百分率（%）（正常人为 1.2% ~5%）；②直立位 pH < 4 的时间百分率（%）；③卧位 pH < 4 的时间百分率（%）；④反流次数；⑤pH < 4 长于 5 分钟的次数；⑥最长反流持续时间。有认为正常人 pH < 4 长于 5 分钟的次数大于 3 次，而反流发作长时间大于 9 分钟即为病理性反流。24 小时 pH 监测表明，每天站立位有反流者食管炎较轻，夜间卧位有反流者食管炎较重，而白天、夜间均有反流者食管炎最重。反流和症状之间的相互关系对于决定症状由反流引起是有帮助的。相互关系是通过统计学处理得出的。此相互关系可能决定于总酸暴露时间，严格的反流和症状间隔时间是不明了，多数作者认为出现间隔时间为 2~5 分钟。反流和症状之间相互关系特别用于评价患者有不能解释的胸痛。

4. 双探针 pH 监测法　将一个探针（Probe）置于食管下端括约肌上 5cm 处，另一个探针置于近端食管或咽下部，此种方法有助于评价 GERD 患者的食管外表现。有各种各样耳鼻喉症状的患者食管近端 pH 监测常有异常，如喉痛、声嘶表现反流性喉炎或酸后喉炎患者，双探针 pH 监测也用于检查大多数有发作性喉痉挛的反流异常者，有些患者有反流性咽炎而远端食管总酸暴露时间正常，在评价哮喘或慢性咳嗽患者近端食管 pH 监测的重要性很少建立，研究仍有矛盾的结果。

5. Bernstein 试验　与症状性胃食管反流的存在密切相关，灌酸可使症状迅速出现，但可被灌注盐水所缓解。

6. 食管活检　显示鳞状黏膜层变薄，基底细胞增生，这些组织学变化可见于内镜下肉眼见不到食管炎的患者。

内镜或 X 线检查的结果如何，活检或 Bernstein 试验的阳性结果与反流所致的食管炎症状具有密切关系。内镜下活检还是能连续观察 Barrett 化生柱状黏膜改变的唯一方法。

7. 试验治疗　试验治疗在 GERD 评价上是有吸引力的。OrnePrazole 试验开始用于 1992 年。英国胃肠学会资料（1999）显示其敏感性 81%，特异性 85%。尤其是对 pH 监测（－）或内镜（－）的患者若用试验治疗症状改善时也可考虑 GERD 的诊断。应当指出，单纯试验治疗也可能造成误诊，如消化性溃疡、卓－艾综合征用强酸抑制剂治疗症状也明显减轻。目前临床上普遍认为用质子泵抑制剂（PPI）试验诊断反流病准确性高，实用于临床。最近美国胃肠学会推荐凡有典型 GERD 症状的患者，在行内镜检查之前，应接受 PPI 治疗。另一些专家推荐在大多数病例中，将 PPI 试验放在 24 小时食管内 pH 监测之前进行，或者用其作为替代试验。

（五）临床类型

胃食管反流病可有典型表现（如上述）和食管外表现，其食管外表现尤应重视胃食管反流病常可伴有呼吸系统症状与疾病（如哮喘、咳嗽和纤维化），耳鼻喉科症状和体征，其他食管外症状和体征（如非心源性胸痛、牙腐蚀、鼻窦炎和睡眠呼吸暂停）等。

1. 呼吸系统表现　GERD 的食管外表现，以呼吸系统为最多见。由于反流的轻重、持续时间长短、反流物的刺激性以及个人致反流因素等具体情况不同，可有不同的表现。

（1）夜间阵咳及支气管炎：为反流物进入气道直接刺激所致。轻者，患者常于夜间或熟睡中突然出现阵咳或呛咳，需立即坐起。若长期反流、持续刺激，则可引起支气管炎，咳嗽增重，但以夜间为主。如引致气管炎的其他病因因素不明显，或抗菌治疗效果不好，要想到有 GERD 的可能。

（2）反复发作性肺炎及肺间质纤维化：反流较重、反复吸入，可导致反复发作的肺炎。患者可有反复发作的咳嗽、咳痰、气喘，尤以夜间为著，有的伴有夜间阵发性呛咳。有的患者可有胸闷、胸痛、发热等症状。胸部 X 线检查，可提示炎症征象。虽经正规抗生素治疗，症状及 X 线表现常无明显改善，或易于复发。极少数患者可并发肺脓肿或肺不张。长期、反复吸入刺激，个别患者可进一步发展为肺间质纤维化。

（3）支气管哮喘：有学者证实，高酸反流物进入气道，可引起支气管痉挛。食管滴酸试验阳性者，也能引起支气管痉挛，食管酸刺激传入神经感觉机制触发呼吸道反应，因此在食管少量酸即可引起支气管痉挛。咽喉部存在着对酸超敏感的丰富的化学感受器，受反流酸刺激，亦能引起支气管痉挛，出现哮喘。GERD 所致哮喘，多于夜间发作，无季节性，常伴反流症状，亦可伴咳嗽、呛咳、声嘶、咽喉酸辣等症状。但约 1/3 的患者可无反流症状或不明显。解痉剂的应用常难奏效，甚至加重。此夜间哮喘须与心源性哮喘相鉴别。反过来，支气管哮喘也易诱发 GERD，这是因为：①支气管痉挛时，肺充气过度，使膈肌下降，致 LES 功能减低，抗反流作用减弱；②哮喘发作时，胸内负压增大，腹内压增高，胸膜压差增长，更利于胃食管反流；③支气管扩张剂的应用，可降低 LES 张力。如原有 GERD 者，支气管哮喘可使其加重。④夜间睡眠呼吸暂停：反流性食管炎可能是夜间睡眠呼吸暂停的原因之一。反流物吸入的主要机制是膈和腹部呼吸肌的突发收缩，胃压突然增高，使胃内容物通过食管进入气管引起。呼吸暂停发生在睡眠时，少数发生在白天饭后 1 小时。

2. 非心源性胸痛　反流性食管炎或 GERD 是非心源性胸痛的主要原因。非心源性胸痛 80% 的患者是由胃食管反流引起。患者除了胸骨后、剑下疼痛的典型症状外，还可向胸骨两侧、上胸、后背放射，甚至有的放射至颈部、耳部，个别还有表现为牙痛。易与心绞痛、胸膜炎、肺炎、肋软骨炎等相混。GERD 所致胸痛也可间歇发作，有的呈剧烈刺痛，酷似心绞痛。

3. 慢性咽喉炎　为反流物刺激咽喉所致的化学性炎症。患者常有咽喉部不适、疼痛、咳嗽、喉部异物感或堵塞感，亦可有声音嘶哑。咽部检查可见充血、肿胀、淋巴滤泡增生，偶尔可见溃疡形成。喉部检查可见喉部、声带水肿，偶见溃疡或声带结节形成，病变常限于声带后 1/3 和舌状软骨间区域。咽喉炎是夜间食管喉反流的结果。喉咽与胃液接触引起水肿和炎症。

4. 口腔表现　反流物刺激，可有唇舌烧灼感，个别患者出现口腔溃疡。有的患者可有口酸、口苦、口臭及味觉损害等。有的患者唾液分泌增多，可能是酸刺激食管，反射引起的酸清除的保护性反应。与此相关，干燥综合征时，由于唾液分泌减少，对食管酸的中和清除能力减低，易诱发或加重反流物对黏膜的损害。

5. 婴儿食管外表现　婴儿食管短，LES 尚未发育好，张力低下，且以流食为主，又多采取卧位，因而较易出现胃食管反流，也更易累及食管邻近器官，食管外表现更为突出。由于小儿不能主诉，如警惕性不高，易被忽略或误诊。常见表现为呼吸道症状，如夜间阵咳、哮喘、肺炎等。由于反流的痛苦，食管炎及食管外并发症的折磨，患儿亦可表现为哭闹、睡眠不好、拒食等。久之，可出现缺铁性贫血、营养不良及发育障碍。偶尔，患儿可出现间歇性斜颈或姿势怪异（Sandifer 综合征）。

（六）鉴别诊断要点

1. 婴儿溢奶　婴儿在吃完奶后，变动体位或刚躺下，就会马上吐奶，这种情况为溢奶，是一种生理现象。是因为婴儿的胃成水平状，一变动体位，使胃无法保持水平位置，就会发生溢奶现象。待婴儿长到 6 个月以后，会自然好转。

2. 幽门痉挛　婴儿不论躺着或抱着，每次吃奶以后 10 分钟左右就会呕吐，这种现象大多由于幽门痉挛引起。幽门痉挛使乳汁不能顺利地流入十二指肠，就会出现呕吐。

3. 先天性幽门肥厚性狭窄　婴儿每次吃完奶，马上就呕吐，而且不论是改变体位，改变饮食，还是使用药物都不能使其症状得到缓解。体格检查在婴儿胃上中部偏右处，摸到像红枣大小的硬块，则可能是先天性幽门肥厚性狭窄，必须手术治疗。

4. 其他　GERD 所致非心源性胸痛易与心绞痛、胸膜炎、肺炎、肋软骨炎等相混。食管源性心绞痛样胸痛，多与体位有关，仰卧、弯腰易发生，坐起站立可缓解；冷饮或刺激性饮料食物亦可诱发等可资鉴别。

三、治疗

（一）治疗原则

首选非手术疗法包括饮食控制、体位疗法和药物疗法，新生儿、婴儿胃食管反流经内科治疗绝大部分数月后可明显改善。若经上述治疗 6 个月后仍有吐奶或其他症状，可考虑手术治疗。

（二）治疗计划

应根据婴儿胃食管反流的不同程度采取相应措施，无并发症者的治疗包括：

1. 饮食控制　饮食宜少量多次，选择质地柔软而营养丰富的食物，避免吃过热或过冷的食物。由于胃食管反流与胃的充盈度关系较大，因此，食品应稠厚，以减少容量。

2. 体位疗法　对轻、中度的胃食管反流婴儿，喂奶时应将婴儿抱在半直立位，喂奶后维持半卧位 1 小时左右，睡眠时床头抬高 20～30 厘米，保持头高脚低位。通常在 2 周内就可使呕吐减轻。重度患儿应 24 小时持续维持休位治疗，可让患儿睡在倾斜 30° 的床板上（头高脚低），取俯卧位（趴着睡），以背带固定，或抬高床头 20～30 厘米。

3. 药物治疗　目前用于胃食管反流的药物主要有两大类，一是抗酸剂，不仅能中和胃酸，还可促进幽门窦胃泌素的产生，升高血清胃泌素的浓度，从而增加食管下端括约肌的压力；另一种是 H_2 受体拮抗剂如西咪替丁，其机制是抑制胃酸分泌，减少胃酸反流至食管，从而减轻症状。具体用药包括：

（1）餐后 1 小时和临睡时予以制酸剂：可中和胃酸，并可能增加食管下段括约肌张力。

（2）应用 H_2 阻滞剂以降低胃液酸度（有时合并应用其他药物）。

（3）应用胆碱能激动剂如氯贝胆碱、甲氧氯普胺餐前 30 分钟和临睡前口服。

（4）西沙比利。

（5）质子泵抑制剂：如奥美拉唑或兰索拉唑，是促进消化性食管炎快速愈合的最有效药物。研究证实有严重食管炎患者用质子泵抑制剂治疗可预防黏膜并发症尤其是狭窄的发生。奥美拉唑已被获准长期应用于腐蚀性食管炎再复发的预防。

4. 其他

（1）避免应用引起胃酸分泌的强刺激剂：如咖啡、酒精。

（2）避免应用降低下食管括约肌张力的药物：如抗胆碱能药物、食物（脂肪、巧克力）和吸烟（被动）。

5. 并发症的治疗　除大量出血外，由食管炎引起的出血无须紧急手术，但可复发。食管狭窄应采用积极的内科治疗，并反复扩张（如在内镜下采用气囊或探条）以达到和维持食管的畅通，若扩张恰当，不会严重影响患者的进食。奥美拉唑，兰索拉唑或抗反流手术（如 Belsey、Hill、Nissen 等）常用于有严重食管炎、出血、狭窄、溃疡或难治性症状的患者，而不管是否有裂孔疝的存在。该类手术也可应用电视辅助下的腹腔镜进行。内科或外科治疗对 Barrett 化生的效果并不一致，目前推荐内镜检查（每 1～2 年一次）以监视这种化生恶变的可能。

（三）治疗方案的选择

1. 内科治疗

（1）体位：使病儿处于 45°～60° 半坐位，有的主张至少应保持在 60°，多数病儿呕吐即可消失。对较大儿童，轻者进食后 1 小时保持直立位；严重者可用 30° 倾斜的床上俯卧位，或 50° 角仰卧。

（2）喂养：饮食以少量多餐为主，喂稠厚乳汁防止呕吐。治疗期禁食酸果汁，食物用米糊调稠喂饲。

（3）药物：药物治疗主要是应用 H_2 受体拮抗剂来抑制胃酸分泌。一般 1～2 周可缓解症状。并发有食管炎时，予西咪替丁每日 30～40mg/kg，分 4 次口服；可在食后 15～30 分钟加服抗酸药，同时用甲氧氯普胺每次 0.1mg/kg，每日 4 次。多潘立酮可使胃肠道上部的蠕动和张力恢复正常，促进胃排空，增强胃窦和十二指肠运动，协调幽门的收缩，还可增强食管的蠕动和食管下部括约肌的张力，因此对本病有较好疗效。儿童每次 0.6mg/kg，每日 3～4 次；不能口服者，可使用栓剂，6 个月以下小儿用时需密切监护。十六角蒙脱石可保护食管黏膜，促进受损上皮修复与再生，还因其对 H^+ 的缓冲作用，对胃蛋白酶的抵抗作用及对胆盐、胆酸的螯合作用等，亦可用于本病的治疗。

2. 外科治疗　经内科治疗 6～8 周无效者，有严重并发症、严重食管炎或缩窄形成的，可考虑手术治疗，一般采用胃底折叠术，效果良好。

四、预后

当没有食管炎或呼吸道并发症的胃食管反流，一般预后是良好的。抗反流手术对缓解症状以及食管黏膜损伤的愈合有效率达 85%，但长期随访发现有 10% 的复发率。抗反流手术的并发症是食管狭窄。

（丁燕燕）

第四节　急性胃炎

急性胃炎（acute gastritis）系由不同病因引起的胃黏膜急性炎症。病变严重者可累及黏膜下层与肌层，甚至深达浆膜层。临床上按病因及病理变化的不同，分为急性单纯性胃炎、急性糜烂性胃炎、急性腐蚀性胃炎及急性化脓性胃炎，其中临床上以急性单纯性胃炎最为常见，而由于抗生素广泛应用，急性化脓性胃炎已罕见。儿童中以单纯性与糜烂性多见。

一、病因

（一）微生物感染或细菌感染

进食污染微生物和细菌毒素的食物后引起的急性胃炎中，多见沙门菌属、嗜盐杆菌及某些病毒等。细菌毒素以金黄色葡萄球菌为多见，偶为肉毒杆菌毒素。近年发现幽门螺杆菌也是引起急性胃炎的一种病原菌。

（二）化学因素

（1）药物：水杨酸盐类药物如阿司匹林及吲哚美辛等。

（2）误食强酸（如硫酸、盐酸和硝酸）及强碱（如氢氧化钠和氢氧化钾）引起胃壁腐蚀性损伤。

（3）误食毒蕈、砷、灭虫药及杀鼠剂等化学毒物，均可刺激胃黏膜引起炎症。

（三）物理因素

进食过冷、过热的食品或粗糙食物均可损伤胃黏膜，引起炎症。

（四）应激状态

某些危重疾病如新生儿窒息、颅内出血、败血症、休克及大面积灼伤等使患儿处于严重的应激状态是导致急性糜烂性胃炎的主要原因。

二、发病机制

（1）外源性病因可严重破坏胃黏液屏障，导致氢离子及胃蛋白酶的逆向弥散，引起胃黏膜的损伤而发生糜烂、出血。

（2）应激状态使去甲肾上腺素和肾上腺素大量分泌，内脏血管收缩，胃血流量减少，缺血、缺氧进一步使黏膜上皮的线粒体功能降低，影响氧化磷酸化过程，使胃黏膜的糖原贮存减少。而胃黏膜缺血时，不能清除逆向弥散的氢离子；缺氧和去甲肾上腺素又使碳酸氢根离子分泌减少，前列腺素合成减少，削弱胃黏膜屏障功能，导致胃黏膜急性糜烂性炎症。

三、临床表现及分型

（一）急性单纯性胃炎

起病较急，多在进食污染食物数小时后或 24 小时发病，症状轻重不一，表现上腹部不适、疼痛，甚至剧烈的腹部绞痛。厌食、恶心、呕吐，若伴有肠炎，可有腹泻。若为药物或刺激性食物所致，症状则较轻，局限上腹部，体格检查有上腹部或脐周压痛，肠鸣音可亢进。

（二）急性糜烂性胃炎

多在机体处在严重疾病应激状态下诱发，起病急骤，常以呕血或黑粪为突出症状，大量出血可引起晕厥或休克，伴重度贫血。

（三）急性腐蚀性胃炎

误服强酸、强碱史，除口腔黏膜糜烂、水肿外，中上腹剧痛、绞窄感、恶心、呕吐、呕血和黑便，并发胃功能紊乱，急性期过后可遗留贲门或幽门狭窄，出现呕吐等梗阻症状。

四、实验室检查

感染因素引起者其末梢血白细胞计数一般增高，中性粒细胞比例增大。腹泻者，粪便常规检查有少量黏液及红、白细胞。

五、影像学检查

（一）内镜检查

胃黏膜明显充血、水肿，黏膜表面覆盖厚的黏稠炎性渗出物，糜烂性胃炎则在上述病变上见到点、圆、片、线状或不规则形糜烂，中心为红色新鲜出血或棕红色陈旧性出血，伴白苔或黄苔，常为多发亦可为单个。做胃镜时应同时取胃黏膜做幽门螺杆菌检测。

（二）X 线检查

胃肠钡餐检查病变黏膜粗糙，局部压痛，但不能发现糜烂性病变，且不能用于急性或活动性出血患者。

六、诊断与鉴别诊断

急性胃炎无特征性临床表现，诊断主要依靠病史及内镜检查，以上腹痛为主要症状者应与下列疾病鉴别。

（一）急性胰腺炎

有突然发作的上腹部剧烈疼痛，放射至背部及腰部，血清淀粉酶升高，B超或CT显示胰腺肿大，严重患者腹腔穿刺可抽出血性液体且淀粉酶增高。

（二）胆管蛔虫症

骤然发生上腹部剧烈绞痛，可放射至左、右肩部及背部，发作时辗转不安，剑突下偏右压痛明显，可伴呕吐，有时吐出蛔虫，B超见胆总管内有虫体异物。

七、治疗

1. 单纯性胃炎　以对症治疗为主，去除病因，解痉止吐，口服黏膜保护剂，对细菌感染尤其伴有腹泻者可选用小檗碱、卡那霉素及氨苄西林等抗生素。有幽门螺杆菌者，则应做清除治疗。

2. 糜烂性胃炎　应控制出血，去除应激因素，可用 H_2 受体拮抗剂：西咪替丁 $20\sim40mg/$（kg·d），法莫替丁 $0.4\sim0.8mg/$（kg·d），或质子泵阻滞剂奥美拉唑 $0.6\sim0.8mg/$（kg·d），以及应用止血药如巴曲酶注射，凝血酶口服等。

3. 腐蚀性胃炎　应根据腐蚀剂性质给予相应中和药物，如口服镁乳氢氧化铝、牛奶和鸡蛋清等治疗强酸剂腐蚀。

（丁燕燕）

第五节　慢性胃炎

慢性胃炎（chronic gastritis）是指各种原因持续反复作用于胃黏膜所引起的慢性炎症。慢性胃炎发病原因尚未明了，各种饮食、药物、微生物、毒素以及胆汁反流，均可能与慢性胃炎的发病有关。近年的研究认为幽门螺杆菌的胃内感染是引起慢性胃炎最重要的因素，其产生的机制与黏膜的破坏和保护因素之间失去平衡有关。

一、病因及发病机制

（一）幽门螺杆菌

自从1983年澳大利亚学者Warren和Marshall首次从慢性胃炎患者的胃黏液中分离出幽门螺杆菌以来，大量的研究表明，幽门螺杆菌与慢性胃炎密切相关：在儿童中原发性胃炎幽门螺杆菌感染率高达40%，慢性活动性胃炎高达90%以上，而正常胃黏膜几乎很难检出幽门螺杆菌。感染幽门螺杆菌后，胃部病理形态改变主要是胃窦黏膜小结节，小颗粒隆起，组织学显示淋巴细胞增多，淋巴滤泡形成，用药物将幽门螺杆菌清除后胃黏膜炎症明显改善；此外成人健康志愿者口服幽门螺杆菌证实可引发胃黏膜的慢性炎症，并出现上腹部痛、恶心及呕吐等症状；用幽门螺杆菌感染动物的动物模型也获得了成功，因此幽门螺杆菌是慢性胃炎的一个重要病因。

（二）化学性药物

小儿时期经常感冒和发热，反复使用非甾体类药物如阿司匹林和吲哚美辛等，使胃黏膜内源性保护物质前列腺素 E_2 减少，胃黏膜屏障功能降低，而致胃黏膜损伤。

（三）不合理的饮食习惯

食物过冷、过热、过酸、过辣、过咸，或经常暴饮暴食、饮食无规律等均可引起胃黏膜慢性炎症，食物中缺乏蛋白质及 B 族维生素也使慢性胃炎的易患性增加。

（四）细菌、病毒和（或）其毒素

鼻腔、口咽部的慢性感染病灶，如扁桃腺炎、鼻旁窦炎等细菌或其毒素吞入胃内，长期慢性刺激可引起慢性胃黏膜炎症。有报道40%的慢性扁桃腺炎患者其胃内有卡他性改变。急性胃炎之后胃黏膜损伤经久不愈，反复发作亦可发展为慢性胃炎。

（五）十二指肠液反流

幽门括约肌功能失调时，使十二指肠液反流入胃增加。十二指肠液中含有胆汁、肠液和胰液。胆盐可减低胃黏膜屏障对氢离子的通透性，并使胃窦部 G 细胞释放胃泌素，增加胃酸分泌，氢离子通过损伤的黏膜屏障并弥散进入胃黏膜引起炎症变化、血管扩张及炎性渗出增多，使慢性胃炎持续存在。

二、临床表现

小儿慢性胃炎的症状无特异性，多数有不同程度的消化不良症状，临床表现的轻重与胃黏膜的病变程度并非一致，且病程迁延。主要表现是反复腹痛，无明显规律性，通常在进食后加重。疼痛部位不确切，多在脐周。幼儿腹痛可仅表现不安和正常进食行为改变，年长儿症状似成人，常诉上腹痛，其次有嗳气、早饱、恶心、上腹部不适及泛酸。进食硬、冷、辛辣等食物或受凉、气温下降时可引发或加重症状。部分患儿可有食欲缺乏、乏力、消瘦及头晕，伴有胃糜烂者可出现黑便。体征多不明显，压痛部位可在中上腹或脐周，范围较广泛。

三、实验室检查

（一）胃酸测定

浅表性胃炎胃酸正常或偏低，萎缩性胃炎则明显降低，甚至缺酸。

（二）幽门螺杆菌检测

包括胃镜下取胃黏液直接涂片染色，组织切片染色找幽门螺杆菌，幽门螺杆菌培养，尿素酶检测。其次是非侵袭法利用细菌的生物特性，特别是幽门螺杆菌的尿素酶水解尿素的能力而形成的呼气试验（^{13}C – 尿素呼气）检测幽门螺杆菌。血清学幽门螺杆菌 IgG 抗体的测定，因不能提供细菌当前是否存在的依据，故不能用于目前感染的诊断，主要用于筛选或流行病学调查。以上方法中，以尿素酶法最为简便、快速，常一步完成。^{13}C – 尿素呼气试验，因此法价格昂贵，临床普及受到限制。

（三）其他检查

在 A 型萎缩性胃炎（胃体胃炎）血清中可出现壁细胞抗体、胃泌素抗体和内因子抗体等。多数萎缩性胃炎的血、尿胃蛋白醇原分泌减少，而浅表性胃炎多属正常。恶性贫血时血清维生素 B_{12} 水平明显减少。

四、X 线钡餐检查

X 线钡餐检查对慢性胃炎的诊断无多大帮助。依据国外资料，胃镜确诊为慢性胃炎者 X 线检查显示有胃黏膜炎症者仅 20% ~25%。虽然过去多数放射学者认为，胃紧张度的障碍、蠕动的改变及空腹胃内的胃液，可作为诊断胃炎的依据，但近年胃镜检查发现，这种现象系胃动力异常而并非胃炎所致。

五、胃镜检查

胃镜检查是慢性胃炎最主要的诊断方法，并可取黏膜活体组织做病理学检查。慢性胃炎在胃镜下表现为充血、水肿，反光增强，胃小凹明显，黏膜质脆易出血；黏液增多，微小结节形成，局限或大片状伴有新鲜或陈旧性出血点及糜烂。当胃黏膜有萎缩改变时，黏膜失去正常的橘红色，色泽呈灰色，皱襞变细，黏膜变薄，黏膜下血管显露。病理组织学改变，上皮细胞变性，小凹上皮细胞增生，固有膜炎症细胞浸润，腺体萎缩，炎症细胞主要是淋巴细胞及浆细胞。

六、诊断与鉴别诊断

慢性胃炎无特殊性表现，单凭临床症状诊断较为困难，对反复腹痛与消化不良症状的患儿确诊主要依靠胃镜检查与病理组织活体检查。根据有无腺体萎缩诊断为慢性浅表性胃炎或慢性萎缩性胃炎。根据炎症程度分为轻度（炎症浸润仅限于黏液的浅表 1/3）、中度（炎症累及黏膜的浅层 1/3 ~ 2/3）及重度（炎症超过黏膜浅层 2/3 以上）；若固有层内有中性粒细胞浸润则说明"活动性"。此外，常规在胃窦大弯或后壁距幽门 5cm 内取组织切片染色，快速尿素酶试验或细菌培养，或 ^{13}C - 尿素呼气试验检查幽门螺杆菌，如阳性则诊断为"幽门螺杆菌相关性胃炎"。发现幽门口收缩不良，反流增多，胆汁滞留胃内，病理切片示纤维组织增生，常提示胃炎与胆汁反流有关。

鉴别诊断：在慢性胃炎发作期时，可通过胃镜、B 超、24 小时 pH 监测综合检查，排除肝、胆、胰、消化性溃疡及反流性食管炎。在胃炎发作期，应注意与胃穿孔或阑尾炎早期鉴别。

七、预防

早期去除各种诱发或加重胃炎的原因，避免精神过度紧张、疲劳与各种刺激性饮食，注意气候变化，防止受凉，积极治疗口腔及鼻咽部慢性感染灶，少用对胃黏膜有刺激的药物。

慢性胃炎尚无特殊疗法，无症状者无须治疗。

（1）饮食：宜选择易消化无刺激性食物，少吃冷饮与调味品。

（2）根除幽门螺杆菌：对幽门螺杆菌引起的胃炎，尤为活动性胃炎，应给予抗幽门螺杆菌治疗。

（3）有腹胀、恶心、呕吐者，给予胃动力药物，如多潘立酮及西沙比利等。

（4）高酸或胃炎活动期者，可给予 H_2 受体阻滞剂（西咪替丁、雷尼替丁和法莫替丁）。

（5）有胆汁反流者，给予胃达喜、熊去氧胆酸与胆汁酸结合及促进胆汁排空的药。

（何　茹）

第十章

儿童常见神经心理行为异常

第一节　精神发育迟缓

精神发育迟缓（mental retardation，MR）是以生物、心理、社会多种因素引起的智力发育明显落后于正常水平和适应生活能力缺陷为主要特征的发育障碍性疾病。其特征主要包括：智力发育明显低于正常水平（IQ<70~75）；影响下述互为相关的两项或更多的适应性技能，如沟通、自我照顾、居家生活、社会交往、使用社区设施、自我引导、健康卫生与安全、学业、娱乐与工作；其年龄发生在 18 岁以前。

一、流行病学

WHO 1977 年报道，在发达国家，重度 MR（包括极重度、重度和中度）的患病率为 4‰，轻度 MR 高至 30‰。我国曾对八省市和六个农村地区进行了 0~14 岁儿童智力低下的流行病学调查，调查人数为 85 170 人，总患病率为 1.2%，其中城市患病率 0.7%，农村患病率 1.41%。重度 MR（包括中度、重度和极重度）占 39.4%，轻度 MR 占 60.6%，轻：重为 1.5：1。性别方面，男孩患病率城市为 0.78%，农村为 1.43%；女孩患病率，城市为 0.62%，农村为 1.39%。

二、临床表现

世界卫生组织将 MR 分为四级，即极重度（IQ 0~20）、重度（IQ 20~35）、中度（IQ 35~50）和轻度（IQ50~70 或 75）。不同程度的 MR，其临床表现如下：

1. 极重度　约占 MR 的 1%~5%，有明显的神经系统功能障碍，没有语言或仅能偶尔说简单的单词，感知觉明显减退，缺乏自卫和防御能力，不知躲避危险，生活不能自理，有的运动功能受阻而不会行走。

2. 重度　占 MR 的 8%。患儿在生后不久即被发现发育延迟，诸如运动功能发育落后，语言理解差。言语含糊不清，难与正常同龄儿童交往，情感幼稚，易冲动，在训练下能学会自己吃饭及基本的卫生习惯，但生活上仍需他人照顾，长大后，可有部分自我照顾能力及防卫能力，在监护下从事最简单的劳动。

3. 中度　占 MR 的 12%。早年发育落后，说话发音不正确，词汇贫乏，无抽象性思维。对周围环境辨别能力差，只能认识事物的表面和片断现象，经过训练后可学会自我生活照顾，但仍需监护，能学会一些社交及职业技能，学习可达小学 2 年级水平，长大后可作非技术性劳动维持生活。

4. 轻度　占 MR 的 75%。这类儿童早年发育与正常儿童相差无几，直至入小学后才发现智力问题造成的学习困难，患儿分析综合能力差，言语发育较好，但理解能力仍差，抽象词汇极少，情感较丰富，但缺乏主动性和积极性，有基本的社交能力，经过强化辅导，能够达到小学 6 年级水平，长大后能做简单的机械性工作。

三、诊断

1. 标准　历年来，智能发育迟缓的诊断标准一直在发生改变，根据国际上 WHO 的 ICD - 10、美国的 DSM - Ⅳ 和我国的分类，现已统一为三条，即智力水平、适应性技能的程度和发生的生理年龄。

（1）智力水平：智力比一般水平显著低下，智商低于 70 以下（婴儿只作发育延迟的诊断）。

（2）适应性技能：MR 至少有下列两项缺陷：

1）沟通：此项技能包括不能用说话、文字、图画、手势、面部表情、姿势等理解和表达信息。

2）自我照顾：包括进食、穿衣、个人卫生与仪容等技能方面的问题。

3）居家生活：包括不能自己作衣物整理、食物准备与烹饪、购物与预算、不懂得住家安全与日常家务等。

4）社会交往：指与他人交往时无主动和互动能力，不能接受并应答特定的情境提示，不会识别感情、规范自己的行为、控制冲动、发展与他人的友谊等。

5）使用社区设施：不会去商店或市场购物、使用社区中的公共设施如学校、图书馆、公园。不能从邻近社区获得服务如修理店、医院等。

6）自我引导：无所选择，不能学习并遵守时间，不会根据场所、时间与个人兴趣而发起活动，不能完成必要的任务和寻找适当的帮助，不会解决熟悉或不熟悉的困难。

7）健康卫生与安全：不具有维持个人健康的饮食习惯，不懂得生病、治疗与预防，不懂守法和基本的安全规则，不能保护自己免受侵犯。

8）学业：学习困难，在写字、阅读、运算等方面，均较同龄儿童明显落后。

9）娱乐：缺乏娱乐兴趣，和他人不能进行社交游戏，兴趣狭窄，缺乏注意，举止不当。

10）工作：缺乏工作技能如不能完成任务、注意时间短、不能接受劝告，自我管理差等。

（3）年龄：MR 发生于 18 岁之前。

2. 评定

（1）智力测定：MR 的智力评定是要求采取标准化的智力测验方法以获得智商。我国自 20 世纪 70 年代末期，陆续引进多种筛查和诊断性的智力测验，并进行了标准化，获得了我国的常模，如丹佛发育量表、图片词汇浏览、入学准备测验、画人试验、贝莉婴儿发育量表、学龄前期和学龄初期的韦氏智力量表（WPPSI）、儿童期的韦氏智力量表（WISC - R）等。不过，在我国使用最普遍的诊断性智力量表还是韦氏智力量表中的 WPPSI 和 WISC - R。该量表属于一般能力测验，特点是采用项目分类，获得语言和操作两大能力的分数和总的智商，智商的均数定为 100，标准差为 15，MR 是指智商低于均数减两个标准差，即 70 以下。

（2）社会适应测定：MR 的适应性能力评定在我国常用的是 Vineland 社会适应量表，多年来，该量表一直是适应性行为的标准化测验。在诊断 MR 中，通常将智力测验和社会适应量表的结果进行综合分析。而这两种测试仅仅是评定过程中的一部分，不是全部。

（3）其他：详细地采集病史，从患儿父母和直接照顾者获得生长发育的情况，在自然环境中直接观察患儿认知或适应技能，在游戏或交往中，了解儿童的活动能力和社会交往能力，为诊断和干预提供依据。

四、鉴别诊断

1. 儿童孤独症（autism）　孤独症儿童大部分有不同程度的智能迟缓，但还伴有刻板和重复动作、强迫地坚持同一方式的怪异行为、与周围环境没有沟通、与他人无眼神交往、与父母无情感表示、起病于 36 个月内、活动和兴趣范围十分狭窄等特征，这些在智能迟缓儿童中常缺如或不明显。

2. 语言障碍　儿童明显地表现为语言功能低下，如开口迟、词汇贫乏、词不达意，在生活环境中因不能与他人进行有效沟通而不合群，甚至出现行为问题，如易发脾气、有进攻性行为等。在智力测验中，语言智商明显低于操作智商，通常在一个标准差以上，而操作智商在正常范围中。智能迟缓儿童是全面能力的落后，不仅仅表现在语言功能上，这是两者之间明显的差别。

五、治疗和康复

MR 的治疗原则是早期发现、早期诊断、早期干预。WHO 提出对 MR 的康复应采用医学、社会、教育和职业训练的综合措施，使患儿的潜力和技能得到发展，帮助他们成为家庭和社会残而不废的成员。

1. 病因治疗　MR 大部分不能进行病因治疗，只有一部分遗传代谢性疾病如苯丙酮尿症可尽早开始低苯丙氨酸饮食治疗；先天性甲状腺功能减退症可用甲状腺素治疗；半乳糖血症患儿及早停止乳类食品，而以米粉、面粉等淀粉类代替。

2. 对症治疗　MR 儿童常常兴奋、冲动、自伤、伤人。据报道有20%～35%的患者兼有精神性症状，临床上常因过于强调其智力低而忽视了其精神性症状，被称之为"诊断阴影"。为此，可适当应用一些抗精神病药物，如氯丙嗪、奋乃静、氟哌啶醇、可乐亭、维斯通等降低患儿的警觉症状，如烦躁、激惹、注意涣散；改善情感症状，如呆滞或易变的情感、焦虑、社交退缩和抑郁；改善行为症状，如重复刻板的动作；改善注意缺陷症状，如多动、注意困难、冲动等。

3. 康复治疗　重度和极重度 MR 往往有身体畸形和神经系统功能障碍，在大运动和精细运动方面不仅明显功能受阻，而且因不良姿势造成骨骼畸形。目前已主张 MR 的早期诊断和早期干预，针对个体特点，康复治疗包括以下内容：

（1）物理治疗：针对大肌肉、大关节运动的训练，使 MR 患儿在抬头、坐、站、走、跑、跳等大运动方面获得正确的技能，避免或纠正因神经功能障碍，不良姿势的形成和代偿而造成畸形，改善生活技能。

（2）作业治疗：针对精细运动，特别是手的功能训练，对改善患儿的生活技能如自喂、穿衣、画图、写字、劳动有很大的帮助。目前我国已开展了儿童感觉统合训练，这属于作业治疗中的一部分内容，在训练中着重于前庭、本体和触觉的刺激，促进 MR 儿童的适应性行为。

（3）言语和语言治疗：针对儿童说话含混不清、不开口说话、说话不流利等进行治疗。这是一种寓教于乐的训练，基于 MR 的认知水平及其行为特征，制定相应的治疗目标，改善儿童的交流能力。

（4）中医治疗：祖国医学中的针灸、推拿、按摩等对 MR 肌肉神经的刺激及功能的改善能起到一定的作用。在康复治疗中，我国采用物理治疗、作业治疗和中医治疗三结合的方式，以促进 MR 儿童大运动和精细运动能力的改善。

4. 教育训练　我国对 MR 儿童同样实行义务教育，在学前期，MR 儿童即可进行综合性的教育和训练，一些大都市如上海已开始将 MR 儿童与正常儿童在一起学习，称为"一体化"的教育，对 MR 儿童来说，特别有益。当这些儿童进入小学后，有的进入正常小学的特殊班级，有的则进入特殊教育学校，目前提出 MR 的教育训练包括 6 个领域：

（1）运动能力：大运动和精细运动。

（2）感知能力：视觉、听觉、触觉、味觉、嗅觉。

（3）认知能力：分类、配对、数概念、时间概念、基本常识。

（4）语言交流：基本沟通能力、简单指令、语言理解、表达等。

（5）生活自理：吃、穿、如厕、个人卫生等。

（6）社会适应：认识自己与家庭、交往、参与、安全等。

六、预防

禁止近亲婚配和加强计划生育指导，提高经济和文化水平，改善生活环境，防止环境污染，加强公共卫生、妇幼卫生和围生期的保健。广泛开展医学遗传咨询和婚前健康检查，有遗传性疾病、家族史，特别影响儿童神经系统发育，引起残疾的父母应实行避孕或绝育。对已怀孕的母亲，或高龄孕母应及早作产前诊断。而对已出生的婴儿普遍开展一些筛查，如苯丙酮尿症、先天性甲状腺功能低下、先天性听力障碍等疾病的筛查，以利于及早期诊断和治疗。

（何　茹）

第二节　儿童孤独症

1943 年，美国约翰斯·霍普金斯大学医院儿童精神病学医师 Kanner 对有以下一些特征的儿童命名为"早期婴儿孤独症"，即：①极度孤僻，不能与他人交往；②言语发育迟缓，失去语言交流能力；③游戏活动简单并重复；④缺乏对物体的想象和运用的能力。自此以后，对这一疾病的命名和定义不断地进行了修正。

目前，在命名上，已用"儿童孤独症（child autism）"代替了原来的"早期婴儿孤独症"。在定义上，行为特征主要包括三个方面：①社会交往障碍。②语言交流障碍。③兴趣狭窄和重复刻板的行为。年龄特征为发病一般在 3 岁以下。

一、流行病学

早期的研究报道孤独症的发病率约为 0.04%，由于定义的修正，其发病率在提高。例如英国伦敦的一个研究报道为 0.2%。最近美国的流行病学研究报道为 0.1%~0.2%，此外，对 1 300 个孤独症的家庭监测中还发现，尽管父母在患儿 18 个月时发现有些异常，大约 2 岁时带患儿去就医，但孤独症诊断的平均年龄为 6 岁，在这中间，不到 10% 的儿童在初诊时做出诊断，另有 10% 儿童列入随访中，而 80% 的孩子被转诊至其他专业医生处（其患儿的平均年龄为 40 个月），其中 40% 患儿得到明确的诊断，另有 25% 患儿的家长却被告知"无须担忧"，还有 25% 的孩子继续转诊至第三或第四个专业医生。在男女发病方面存在明显的差异，多数报道为（4~5）：1。我国尚无关于儿童孤独病的流行病学调查资料。

二、临床表现

1. 起病情况　孤独症一般在 30~36 个月内起病。1/3~1/2 的家长在患儿 1 岁以内未注意到任何异常，到 18 个月时，大多数父母虑及患儿的语言和社会交往问题，前者主要是表达性语言的延迟或偏离；后者主要是目光注视差，缺乏交流兴趣。

2. 临床特征　孤独症以缺乏社会交往、语言交流和游戏兴趣，刻板重复动作，强迫保持生活环境和方式为特征。

（1）社会交往障碍：许多孤独症患儿在婴儿时期就与父母没有任何的依恋，当母亲抱着患儿喂奶时，他们不会将身体与母亲贴近，无眼神交往，父母回家时没有愉快的表情和迎接的姿势，对人态度冷漠，对别人的呼唤无应答，当别人抚摸他时，出现躲避的方式。当他害怕时，不会寻求保护，与周围小朋友缺乏相互交往，显得极其孤僻。

（2）语言交流障碍：这一障碍在孤独症儿童中表现较为显著，具体表现如下：

1）非语言交流障碍：患儿以尖叫或哭吵表示不适或需要，拉着大人的手走向他们想要的东西，一旦拿到后不再理人。面部缺乏表情，也不用身体语言如点头、摇头、摆手等表示意思和喜怒哀乐。

2）语言发育延迟或障碍：突出表现为不开口说话，默默无语。即使有些患儿已经会说话，但词汇贫乏，明显落后于同龄儿。有些患儿则表现为自言自语或哼哼唧唧，别人完全不解其意。

另外有一些孤独症儿童，尽管有语言，但语言的内容和形式异常，不能正确使用语言进行交流，不会与别人保持同一话题，有的只是刻板重复性或模仿性的语言，而且其语音、语调、语速等方面可出现异常，也不会使用代词，经常"你""我""他"分不清。

（3）兴趣狭窄以及行为刻板

1）兴趣狭窄和异常的依恋行为：患儿对一般儿童所喜爱的玩具和游戏缺乏兴趣，而对那些不是玩具的物品如车轮、瓶盖等圆的可旋转的东西却特别感兴趣，有些患儿还对手机、毛巾等其他物品产生依恋行为。

2）日常生活习惯不愿被改变：患儿固执地要求环境一成不变，总是以同一方式去做某件事情，例如只吃固定的食物，吃饭时坐固定的位置，总是把玩具或物品排列成行，出门走同一路线，倘若打破他们的"同一规律"，就会尖叫，大发脾气或拒绝执行。

3）强迫性行为：患儿常沉湎于独特的行为中，如摸弄或嗅闻一些物品，不停转圈走，不断敲打东西，反复问同一个问题，这些刻板、古怪行为构成患儿日常生活的一部分，也可能在烦躁或兴奋时才表现出来。

（4）感觉障碍：孤独的患儿存在感觉过敏和感觉迟钝现象。感觉过敏是指对外界一般的刺激出现感觉增强的现象，例如听到突然的声音就会吓一跳或捂上耳朵；看到光线突然变化时惊恐或烦躁不安；感觉迟钝是指对疼痛或刺激若无其事，冬天穿单衣不觉冷、打针时不觉得疼、摔倒时擦破皮肤也无任何反应。有些患儿同时存在这两种异常感觉。

（5）认知和智能障碍：孤独症患儿的智能约有50%处于中度和重度低下水平（IQ 低于49），约25%为轻度低下水平（IQ 为50~75），还有25%可能在正常范围，不论患儿的智商是高还是低，临床表现的主要症状均相似，但智商低的患儿在社会交往、刻板行为和语言障碍的程度上更为严重。

孤独症患儿有一些特定的认知特征，他们的机械记忆和视觉信息处理相对较好。在非言语智能测验中表现出计算、即刻记忆和视觉空间技能比其他方面好得多，称此为"高功能"或"孤独性才能"。例如，这些患儿在2~3岁时就能认字母或数数，2~4岁认识各种标记，各类汽车名称，还有少数5岁的患儿阅读较好。一般来说，智商较好（>100）的患儿在认知功能上有一些相对的优势。

三、诊断

孤独症主要根据临床症状进行诊断。

1. 病史　详细的采集病史，包括患儿为第几胎，母亲孕期有无病毒性感染，出生时有无窒息、脑损伤、胆红素脑病，既往有无中枢神经系统感染、外伤、中毒等病史，家族中有无孤独症、认知缺陷等。

2. 临床观察　直接对患儿的观察是十分重要的。不同年龄的患儿，孤独症表现的特征有所不同。3岁以下的患儿，主要是说话明显延迟，有回声样的语言，躲避与他人身体接触，无假扮性游戏，对外界无兴趣，无共同注意。3~6岁患儿，除了有回声样语言外，还不能用语言进行交流，在诊室中可用一些简单的玩具观察其在游戏中所出现的模仿技能差、游戏水平低下等。6岁以上的患儿观察语言应用和交流的能力，并将其他类似于孤独特征的障碍如广泛发育障碍、Asperger 障碍与之区分开来。

3. 体格和神经系统检查　应当仔细作体格检查，发现先天性异常，如脆性 X 综合征常有耳和面部的特征；皮肤检查以发现神经皮肤综合征如结节性硬化引起的色素沉着。神经学检查寻找有无潜在的异常。

4. 实验室或其他检查　根据病史和临床观察，有所选择地做染色体分析，特别是脆性 X 综合征，因为这是孤独症最常见的一个原因。其他还有脑电图、脑 CT 或脑磁共振成像、智力测验等等。

四、鉴别诊断

1. 智能迟缓　其主要表现为智力明显低于同龄儿童，伴有社会适应缺陷，但无人际交往障碍和刻板重复的行为。孤独症患儿约25%智力正常，其余的可有不同程度的智能迟缓。此外，孤独症较智能迟缓明显不同的是男孩多于女孩。而且某些孤独症在计算机和机械性记忆方面有特异的能力。

2. 语言障碍　尽管语言障碍儿童也可有社会交往障碍和兴趣狭窄的表现，但程度较孤独症患儿轻。而且孤独症儿童在语言发展上常见回声样语言、对物品的机械性记忆和代词的颠倒。

3. 广泛发育障碍　该障碍也涉及儿童认知、交流和社会技能三个方面，临床上易与孤独症相混淆，但与孤独症比较，这三方面的影响程度较轻。有些研究表明广泛发育障碍儿童的社会交往及与他人的关系较孤独症儿童好，表现一种较主动的社会兴趣、一定程度的情感和较好地维持与他人的相互交往。

4. 强迫症 功能孤独症儿童常出现刻板重复动作，如个别手指动作、身体旋转等，其症状类似于强迫症，但后者无社会交流障碍和语言障碍的表现。

五、治疗

1. 行为治疗 无论在家或在学校，对孤独症儿童最重要的治疗是进行有效的行为训练。在选择训练的目标行为时，要考虑孤独症的严重程度和患儿的功能水平。常用的是行为矫正中的一些方法，如用特定地强化鼓励所期望产生的行为，取消强化以减少不期望的行为；较少使用的方法是轻度的惩罚如暂时隔离法或口头的指责等。行为矫正应及早用于患儿，而且要对患儿父母和老师进行特别训练，让他们学会应用，旨在改善患儿社会交往和语言功能，减少适应不良行为。

2. 教育治疗 儿科医生应当使教师更好地理解孤独症儿童的临床表现，使学校对患儿提供适当的教学措施。在教学上，治疗的主要目标应强调社会技能的发展和语言的交流。而学习目标则根据患儿的功能水平决定之。

在教学中，一个仔细的、有结构的环境对孤独症儿童来说十分重要。当患儿知道生活常规或作息时间安排后，他们会做得很好。在教学中要帮助患儿逐渐学会适应变化。由于孤独症儿童视觉功能优于语言功能，所以我们要给患儿更多的视觉信息。在促进患儿学习时，将所教的内容分成简单的、清楚的步骤。

3. 药物治疗

（1）氟哌啶醇：此药能改善活动过度、攻击性行为、减少刻板行为和自伤行为。合适剂量为每日 0.5～4.0mg，分 2 次服。其不良反应为迟发性运动障碍（不自主运动）目前主张在其他干预无效时应用此药，用药时间不宜过长，且剂量偏小。

（2）中枢神经兴奋剂（哌甲酯，即利他林）：减少多动和注意缺陷。用药剂量 0.3～0.5mg/（kg·d）。现认为大多数孤独症儿童用此药无明显效果，有的甚至使症状加重，例如患儿更为激惹，刻板行为增加。

（3）三环类抗抑郁药：较为常用的是丙米嗪。对孤独症伴有抑郁症者可见效。如患儿伴有遗尿，可在睡前服 12.5～25mg。近年来，5-羟色胺阻滞剂氟西汀用于减少孤独者患儿的强迫症状或仪式动作。

（4）利培酮：应用此药可改善活动过度、攻击行为和刻板动作，且不良反应较其他抗精神病药物为轻，较安全。此药从小剂量 0.25mg/d 开始，每 2 周增加 0.25mg/d，直至 1.5mg，不良反应为体重增加、便秘等。

（5）抗癫痫药：25% 孤独症儿童有癫痫，可发生在儿童早期，也可出现在青春期。一般用卡马西平或丙戊酸镁或丙戊酸钠作为首选，而苯巴比妥常引起行为问题，故不用，卡马西平的剂量为 10～20mg/（kg·d），丙戊酸钠或镁为 20～40mg/（kg·d）。

4. 家庭支持和教育 在对患儿评价和诊断之后，应当给予家庭支持。儿科医生能够帮助家庭更现实地认识这一障碍的性质，澄清对此病的错误想法，提供治疗或干预的资源或设施，并组织孤独症父母小组，使这些患儿的父母能够相互交流，探讨家庭对患儿支持的策略和方法。

孤独症儿童的父母常有焦虑、内疚和绝望，而且对患儿的态度或期望上有不切实际的行为表现，这对治疗带来严重的妨碍。所以，要给予父母支持性的咨询，消除他们不良的情绪，客观地认识问题，积极地参与患儿的治疗和教育，持之以恒。

六、预后

虽然孤独症的长期预后一般较差，但仍然有较大的差异。最近的研究报道有些患儿的预后较好。过去曾估计为 2/3 患儿在社会适应性、工作能力和独立性方面较差。所以即使患儿进入成人期后，仍需要某种程度的支持性服务。然而，约 10% 的患儿可能有较好的独立性，甚至如同"正常"人。

有 2 个重要的因素与预后有关。一是 IQ（非言语测试结果 IQ＞70），二是 5 岁左右存在有意义性的言语。相反，如果 IQ＜50，5 岁左右无言语，则可预示其预后较差。如果患儿同时伴有智能迟缓，则其功能相对智能水平落后 1 个等级，例如从轻度下降至中度或从中度下降至重度。

（何　茹）

第三节　注意缺陷多动障碍

注意缺陷多动障碍（attention – deficit hyperactivity disorder，ADHD）在 ICD – 10 中称为多动性障碍（hyperkinetic disorder），我国的 CCMD – Ⅱ – R 中称为儿童多动症，1995 年我国自然科学名词审定委员会又定名为注意缺陷障碍伴多动（attention deficit disorder with hyperactivity，ADHD），目前常用美国 DSM – Ⅳ 中的命名，即注意缺陷多动障碍。该症以注意力不集中、活动过度和冲动行为为特征，属于行为障碍，患儿常有不同程度的学习困难，但智能正常或接近正常，有时出现动作不协调、性格或其他行为的异常。

一、流行病学

本症男童发病率明显高于女童，比例为（4~9）∶1。其差异的原因之一是男童更具有冲动和攻击行为，并且容易伴随品行方面的问题，故更容易引起注意。

二、临床表现

1. 活动过度　与年龄发育不相称的活动过多是该症的特征表现之一。患儿上课时做小动作，坐不住，口中自言自语，东摸西碰，常常影响他人学习。在其他多种场合，患儿也表现为好动，且带有唐突、冒失、不顾危险、过分做恶作剧等，具有一定的破坏性，因此，该症的动作过多与正常儿童相比，不仅是量的增加，还有质的改变。

2. 注意力不集中　患儿根据外界的需要对注意进行调节的功能减弱，有意注意并集中于某一目标的能力较差，表现为主动注意明显减弱，而被动注意亢进，上课时注意力分散，不专心听讲，做事虎头蛇尾，家庭作业拖拉。但在强大动机的驱动下，或对特别感兴趣的情境，注意集中的时间可能会延长。

3. 行为冲动　患儿由于自制能力不足，表现为任性，感情冲动，平时贪玩，个性倔强，情绪变化莫测。常为一些事一时高兴一时哭闹。为了达到某一目的，可以说谎、逃学、打架、偷窃等。其冲动任性常具有事先不审慎思虑，不顾后果，带有破坏性、伤害他人或自己的特点，似乎"失去自控能力"。

三、诊断

1. 病史　注意缺陷多动障碍的病史必须由与患儿关系密切的家长提供，且正确、完整。而且要注意询问母孕期有无有害物质的接触史、有无嗜好烟酒史；围生期有无窒息史；家庭中有无多动病史；患儿发育史及健康史等。

2. 体格检查　注意患儿的生长发育，营养状况，视、听觉情况，有无贫血等，神经系统检查包括肌张力、生理反射、协调和共济运动、病理反射等。

3. 心理测评　①智力测验：常用韦氏学龄儿童智力量表（WISC – R），患儿多表现为智力正常或处于边缘水平。②学习成就和语言功能测定：国外常使用广泛成就测验（WRAT）。患儿常有学习成就低下。③注意测定：目前国内常用小儿多动注意测试仪，因注意力缺陷多动障碍、智力低下、情绪和行为障碍儿童均可出现注意持续短暂，易分散，故无特异性。

四、鉴别诊断

1. 正常儿童的多动　一般发生在 3~6 岁，以男孩为多，也表现有好动和注意集中时间短暂，但这些小儿的多动常因为外界无关刺激过多、疲劳、学习目的不明确，注意缺乏训练，行为不规范，平时未养成有规律的生活习惯等。

2. 不伴注意缺陷多动障碍的特定学习困难　这类儿童由于某种原因对上学学习感到厌烦，且因学习上屡屡受挫，而显得坐立不安，注意涣散。这是对不适宜的学校处境的反应。

3. 不伴有注意缺陷多动障碍的品行障碍　这类儿童表现出明显违反与年龄相应的社会规范或道德准则的行为，损害个人或公共利益，但无注意缺陷多动障碍行为特征，神经发育不迟缓，智力正常，未发现注意缺陷，且用中枢神经兴奋剂治疗无效。

4. 适应障碍　特别是发生在男孩的多动症需与适应障碍相鉴别。适应障碍的病儿通常少于 6 个月，且常发生于 6 岁以后。

5. 智能发育迟缓　需鉴别的主要是重度。上课时对教师讲的课不理解，听不进，在家时对大人的吩咐和教育同样如此，因而出现坐立不安、多动和注意涣散、易冲动等，如详细了解病儿的生长发育史，可发现语言和感知、运动等发育迟缓，智力测验查得 IQ 在 70 以下，且社会适应能力普遍低下。

6. 抽动 – 秽语综合征　常伴注意缺陷多动障碍，但主要表现为不自主、间歇性、多次重复的抽动，包括发音器官的抽动，症状奇特，不难鉴别。

7. 儿童少年精神分裂症　发病初期常有注意缺陷多动障碍表现，但一般起病较晚（6 岁以后），且有精神分裂症特征，如情感淡漠、人格改变、思维障碍、妄想和幻觉等，加以之鉴别。

五、治疗

注意缺陷多动障碍是由生物、心理、社会等因素引起，因此，必须进行综合治疗。

（一）药物治疗

1. 中枢神经兴奋剂

（1）哌甲酯（利他林）：药物剂量要个体化，每天自 5mg 开始，无效时逐渐增加剂量，每天总量不超过 60mg。每晨上课前半小时服药，早餐前、后均可。药物持续时间 4 ～ 6 小时，必要时中午再服上午的药量的 1/2。下午 4 时后不再服药，否则引起晚上失眠。治疗有效者症状明显改善。药物的不良反应以食欲减退、皮肤苍白（血管收缩）、头晕、腹部不适为最常见，服药 1 ～ 2 周后逐渐减轻，其他还可出现心率加速、精神紧张、失眠等。

（2）哌甲酯缓释片（专注达）：药物剂量也需要个体化，此药与利他林区别在于疗效持续 10 ～ 12 小时。每天剂量自 18mg 开始，每天早晨 1 次，在随访中调整剂量。其不良反应与利他林相同。

2. 托莫西汀　为选择性去甲肾上腺素再摄取抑制剂，日剂量 0.5 ～ 1.2mg/kg 体重，初始剂量 10mg/d，1 ～ 2 周后逐渐按体重计算日剂量，每天 1 次，疗效持续 24 小时。药物的不良反应以食欲减退、腹部不适为最常见，其他还可出现激惹、嗜睡等。

3. 三环类抗抑郁药　丙米嗪治疗本症有一定的疗效。剂量每日早晚各 12.5mg，每日最大剂量为 50mg。有癫痫或脑部器质性疾病者，不宜应用。

4. α 受体拮抗剂　常用可乐定。尤适用于注意缺陷多动障碍伴抽动 – 秽语综合征患儿。开始剂量为 0.05mg，以后缓慢增加至每日 0.15 ～ 0.5mg，分 3 次服用，可乐定可降低血压，服用时需监测血压。

（二）非药物治疗

1. 行为治疗　①阳性强化：即给予赞扬或物质奖励，巩固良好的行为。②惩罚：出现多动、注意难集中等不良行为后，家长表示不满或取消阳性强化方法中所给的奖励，或采取暂时隔离法，使患儿明白不良行为的后果，有意改正。

2. 家庭咨询　帮助家长认识该症是一种疾病，不能将患儿当成坏孩子，并纠正单纯惩罚的教育方法，既可使他们学到一些有关该症的知识和治疗方法，又可使家长之间相互交流，宣泄心中的郁闷，改变教养态度，学一点行为矫正的方法，并能够改善与儿童之间的关系，提供良好的家庭环境。这对学龄前儿童的 ADHD 尤为有效。

3. 学校干预　应当从学校教师方面了解 ADHD 儿童的学习情况及学校的行为表现。特别当 ADHD 儿童使用药物治疗后，教师的信息反馈是很重要的，因为常常只有教师才能观察到明显的疗效，如学习成绩和行为的改善等，因此，教师的信息对于[...]来说更为重要。

六、预后

78% ADHD 儿童在进入青少年期后，继续有临床表现，其中注[...]为一种心理特征。据报道 3 个因素决定儿童时期的 ADHD 是否延续至[...]史；②家庭环境不良；③同时伴有精神疾病。

七、预防

防止母亲孕期不利因素对胎儿发育的影响，加强围生期保健，防止颅脑损伤和窒息，对[...]长期的发育监测，防止铅中毒。减少来自家庭和学校的压力、对儿童有适当的期望，提供良好的[...]学习环境。

（何　茹）

[11] 江载芳
[12] 中华医学会儿科学会管系统疾病诊疗规范 [M]. 北京：人民卫生出版社, 2015.
[13] 李德爱, 陈志红, 傅平. 儿童药物的安全应用 [M]. 北京：人民卫生出版社, 2015.
[14] 赵春, 孙正芸. 临床儿科重症疾病诊断与治疗 [M]. 北京：北京大学医学出版社, 2015.
[15] 陈忠英. 儿科疾病防治 [M]. 北京：第四军医大学出版社, 2015.
[16] 陈自励. 新生儿窒息和多脏器损伤诊疗进展 [M]. 北京：人民卫生出版社, 2014.
[17] 李占忠. 临床儿科多发病诊断与治疗 [M]. 西安：西安交通大学出版社, 2014.
[18] 吴桂英. 临床儿科急危重症诊疗新进展 [M]. 西安：西安交通大学出版社, 2014.
[19] 中华医学会儿科学分会. 儿科感染性疾病诊疗规范 [M]. 北京：人民卫生出版社, 2014.
[20] 李智英. 儿科护理与风险防范 [M]. 北京：人民军医出版社, 2014.
[21] 毛萌, 李廷玉. 儿童保健学 [M]. 北京：人民卫生出版社, 2014.
[22] 孙锟, 沈颖. 小儿内科学 [M]. 北京：人民卫生出版社, 2014.